U0282081

重塑大脑
重塑人生

［美］ **诺曼·道伊奇** 著
（Norman Doidge）

洪兰 / 译

The Brain That Changes Itself

Stories of Personal Triumph from the Frontiers of Brain Science

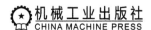

机械工业出版社
CHINA MACHINE PRESS

图书在版编目（CIP）数据

重塑大脑，重塑人生／（美）道伊奇（Doidge,N.）著；洪兰译 . — 北京：机械工业出版社，
2015.1（2025.5 重印）
书名原文：The Brain That Changes Itself：Stories of Personal Triumph from the
　　　　　Frontiers of Brain Science

ISBN 978-7-111-48975-7

I. 重… II. ①道… ②洪… III. 脑科学－研究 IV. R338.2

中国版本图书馆 CIP 数据核字（2014）第 302557 号

北京市版权局著作权合同登记 图字：01-2014-0348 号。

Norman Doidge. The Brain That Changes Itself: Stories of Personal Triumph from
the Frontiers of Brain Science.

Copyright © 2007 by Norman Doidge.

Simplified Chinese Translation Copyright © 2015 by China Machine Press.

This edition arranged with Norman Doidge through The Grayhawk Agency Ltd.
This edition is authorized for sale in the Chinese mainland (excluding Hong Kong SAR,
Macao SAR and Taiwan).

No part of this book may be reproduced or transmitted in any form or by any
means, electronic or mechanical, including photocopying, recording or any information
storage and retrieval system, without permission, in writing, from the publisher.

All rights reserved.

本书中文简体字版通过光磊国际版权经纪有限公司由 Norman Doidge 授权机械工业出版社
在中国大陆地区（不包括香港、澳门特别行政区及台湾地区）独家出版发行。未经出版者书面许
可，不得以任何方式抄袭、复制或节录本书中的任何部分。

重塑大脑，重塑人生

出版发行：机械工业出版社（北京市西城区百万庄大街 22 号　邮政编码：100037）
责任编辑：赵艳君
责任校对：董纪丽
印　　刷：固安县铭成印刷有限公司
版　　次：2025 年 5 月第 1 版第 25 次印刷
开　　本：147mm×210mm　1/32
印　　张：12.375
书　　号：ISBN 978-7-111-48975-7
定　　价：59.00 元

客服电话：（010）88361066　68326294

版权所有 • 侵权必究
封底无防伪标均为盗版

赞誉

就在几十年前，科学家们认为大脑是固定不变或"天生"的，因此绝大多数形式的脑损伤是无法治愈的。著名的精神病学家和研究者道伊奇博士，被他的病人所发生的与过去理论不符的转变震惊了，并通过采访神经科学界先驱和受益于神经康复学的病人，着手对神经可塑性这一新科学进行研究。在这里，他以引人入胜的个人化叙述手法，描绘了大脑（绝不是固定不变的）是如何拥有惊人的力量来改变自身结构，修正最具有挑战性的神经状况。道伊奇的书出色而充满希望地描绘了人类大脑无限的适应性。

——奥利弗·萨克斯博士（Oliver Sacks, MD）

20世纪最伟大的医学作家，《错把妻子当帽子》作者

诺曼·道伊奇证实，我们的所想、我们如何想，都可以改变我们的大脑。道伊奇阐释了心理治疗的基础。

——查尔斯·汉利博士（Charles Hanly, Ph.D.）

国际精神分析协会主席

这是迄今为止对这门学科所进行的最具可读性、最为卓越的阐释。

——迈克尔·梅策尼希博士（Michael M. Merzenich, Ph.D）

美国加利福尼亚大学旧金山分校凯克

综合神经科学中心神经学家

出神入化！太精彩了！我如饥似渴地阅读它！

——V.S. 拉玛钱德朗博士（V.S. Ramachandran, MD, Ph.D.）

美国加利福尼亚大学圣迭戈分校脑与认知中心主任，

《寻找脑中幻影》的作者

一场通过极其清晰的写作手法所展现出来的心智可塑性盛宴。

——雅克·潘克塞普博士 (Jaak Panksepp, Ph.D.)
美国西北大学福尔克分子疗法中心情感神经科学研究负责人

积极思考的力量最终被证实具有科学可信度。各种令人费解、创造奇迹、戳穿现实的东西……对全人类都有意义，更不用说人类的文化、学习和历史。

——《纽约时报》

太棒了！……道伊奇发现了基础科学中的一场海啸般的转变……这些影响是不朽的。

——《伦敦时报》

道伊奇颠覆了我们自以为对大脑的所有认识。

——《出版人周刊》

道伊奇……是一位阐释科学的大师，或许也是最为出色的导师。想要阅读这本书，你不必是脑外科医生，而只需要一份对大脑的好奇心。购买这本书吧，你的大脑将会非常感激你！

——《环球邮报》

读者会大声朗诵全部章节，然后将这本书分享给那些想要从书中受益的人们。（道伊奇）以一种激发敬畏的方式将科学实验和个人胜利联系起来。

——《华盛顿邮报》

一场引领人们穿越神经可塑性研究这一新兴领域的精彩旅程。

——《发现》杂志

目录

赞　誉

推荐一

"最强大脑"的秘密

推荐二

来自地球的神

导　读

每一个经验都改变大脑的联结

前　言

第 1 章

一个一直跌倒的女人……
如何因为人类感官有可塑性的发现而得救　/001

平衡感与幸福感 /002　失去平衡感的女人 /004　神奇的帽子 /007　残余效应在延长 /010　盲人看见，瘫子行路 /012
大脑是机器吗 /014　巴赫-利塔的野心 /016　用大脑去看 /018
一种功能，一个位置 /019　对功能区域特定论的抗议 /020
舌头是进入大脑的绝佳入口 /023　中风老人的奇迹复原 /024

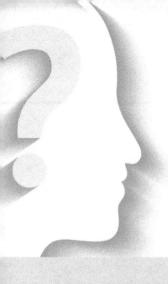

将舌头神经连在脸部肌肉上 / 028　听觉皮质变成了视觉
皮质 / 029　大脑的适应力超乎想象 / 030

第 2 章

为自己建构一个更好的大脑
被贴上"智障"标签的女人如何自我疗愈 / 032

聪明的学习障碍者 / 036　破碎的人 / 038　为自己设计
练习 / 041　治疗学习障碍的学校 / 042　强化弱点的大脑
练习 / 047　释放热爱学习的天性 / 048　用进废退的脑 / 050
改变，还来得及 / 051

第 3 章

重新设计大脑
科学家改变了大脑的知觉、记忆、思考和学习 / 052

学习可以改变大脑地图 / 054　大脑地图与外界相呼应 / 055
画出大脑地图 / 057　发现"关键期" / 059　成人大脑也有
可塑性 / 061　大脑地图是动态的 / 063　人工耳蜗使聋子听
见 / 065　大脑内部也遵循"竞争法则" / 067　为什么成人
学习新语言这么难 / 068　让诺奖得主改变心意的实验 / 069
一起发射的神经元会连在一起 / 071　改变猴子手部的大脑

地图 / 072　大脑如何组织自己 / 074　训练让神经元效率
更高 / 076　有语言困难的孩子 / 078　拯救失读症孩子的
大脑 / 080　时间处理能力 / 084　自闭症与语言障碍 / 085
关键期提前关闭了 / 088　大脑衍生神经胜肽的重要角色 / 090
都是噪声惹的祸 / 093　打开成年人的关键期 / 096　对抗老
人的认知衰退 / 097　逆转认知功能的时钟 / 101
大脑橡皮擦 / 104

第 4 章

喜好和爱的学习
大脑的可塑性教导我们对性的吸引力和爱 / 106

人类性与爱的可塑性 / 107　性可塑性的关键期 / 111　童年习
得的性滋味 / 112　性偏好是后天习得的 / 114　被网络色情重
新塑造的脑 / 115　对色情上瘾的人 / 117　打开基因开关 / 119
A片不能带来快乐 / 121　色情如何改变托马斯的脑 / 123
重新设定的美感 / 126　全面性的快乐感 / 127　爱的化学
机制 / 129　"去学习"的重要性 / 131　催产素重组大脑 / 133
爱与性最深的意义 / 136　爱与暴力的融合 / 137　重新学习
做人 / 139　性受虐狂的痛苦与快乐 / 140　超级性受虐狂弗
拉纳根 / 142　羞耻和疼痛如何变成快乐 / 144　不好的性偏
好可以改变 / 146

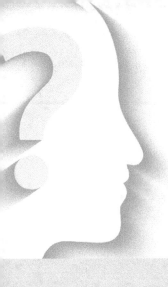

第 5 章

午夜的复活
中风的病人学习如何行动与说话 / 148

陶伯与"限制-诱导疗法" / 152　神经被剪断的手动了 / 153
习得的不用 / 158　解放银泉猴子 / 161　善待动物协会
落败 / 164　中风45年后依然可以恢复 / 165　恢复已经缩减
的大脑地图 / 167　鲁登小姐不说"can't" / 169　语言也有
"习得的无用" / 173　治疗脑性麻痹的孩子 / 176　大脑的
重组跨越了区域 / 179　生命之光 / 182

第 6 章

打开锁住的脑
利用大脑可塑性停止忧虑、偏执想法、强迫性行为和坏习惯 / 184

强迫性想法 / 185　强迫行为 / 187　强迫症大脑不会自动
换挡 / 189　为强迫症大脑解锁 / 191　用大脑皮质换挡 / 193

第 7 章

疼痛
可塑性的黑暗面 / 198

神秘的幻痛与幻肢 / 201　抓抓脸颊，幻肢就不痒了 / 203
真实与错觉的界限 / 206　幻肢被"切除"了 / 208　身体是

THE BRAIN THAT CHANGES ITSELF

大脑建构的幻象 / 209　疼痛也是大脑的建构 / 212
解除"习得的疼痛" / 215　心的力量 / 218

第 8 章

想象力

思想如何造就想象力 / 219

人如何学习新技能 / 221　心智练习造成大脑改变 / 224
靠想象增强肌肉 / 227　用思想控制机器 / 228　铺设心智的
路 / 232　将正常人变成盲人的路障实验 / 234　运算符
理论 / 235　笛卡儿的错误 / 238

第 9 章

把纠缠我们的鬼魂变成祖先

心理分析是神经可塑性的疗法 / 240

L先生的失落梦 / 241　埃里克•坎德尔对心理分析的
兴趣 / 243　海蜗牛的记忆 / 244　学习塑造基因，基因塑造
大脑 / 245　坎德尔的童年创伤 / 247　弗洛伊德对神经可塑
性的四个想法 / 248　情绪发展的关键期 / 252　心理分析将
内隐记忆变为外显记忆 / 254　"去学习"与移情 / 259
心理分析可以导致大脑的改变 / 260　重新揭露旧的神经
回路 / 261　梦是大脑在进行可塑性的改变 / 265　创伤与海

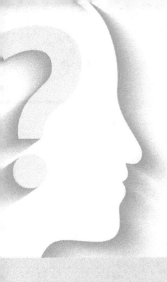

马回的改变 / 267 可塑性的矛盾：改变与僵化 / 269
把心中的鬼魂变成过去 / 271

第 10 章

返老还童
神经干细胞的发现及如何永保大脑的功能 / 273

"没有神经元可以再生" / 277 神经干细胞的再生 / 278
发现神经干细胞 / 279 运动产生新的干细胞，学习延长了它
们的寿命 / 280 教育创造了"认知储备所" / 282 如何减
少心智退化的概率 / 283 人老脑不老 / 285

第 11 章

比部分的总和还多
只有半个脑也可以拥有完整人生的女人 / 288

人为什么需要两个脑半球 / 290 不对劲的孩子 / 292 当右
脑承担了左脑的工作 / 296 星期五是个煎锅 / 301 格拉夫
曼与神经可塑性 / 304 脑细胞死亡后的奇迹恢复 / 306 受
伤士兵的大脑重组研究 / 307 四种可塑性 / 308 脑半球的
专长不是先天固定的 / 311 抑制是大脑重要的工作 / 312
米歇尔的天堂 / 315

附录 A

文化塑造的大脑

不但大脑塑造文化，文化也塑造大脑 / 319

海上的吉卜赛人 / 320　文化活动改变大脑结构 / 321
我们的大脑还停留在更新世吗 / 323　为什么人类变成了
卓越的文化传承人 / 326　改变大脑结构的非达尔文
方式 / 327　可塑性与升华：如何使我们动物的本性
文明化 / 328　夹在两个文化中间的大脑 / 331　感官和
知觉的可塑性 / 332　神经的可塑性与社会僵化 / 337
媒体如何重新组织大脑 / 339

附录 B

可塑性和理念的进步 / 346

尽善尽美性：利弊参半 / 348
从尽善尽美性到进步的理念 / 349

注释和参考文献⊖

⊖　读者可以登录http://course.cmpreading.com获取。

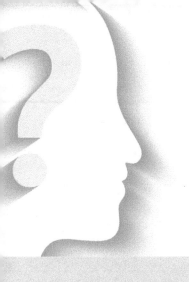

推荐序一

■ "最强大脑"的秘密

我与大脑有不解之缘。

人脑的工作方式以及人控制运动的方式，是我的专业领域。后来，我在《最强大脑》做科学评审时，见到了许多拥有"特异大脑功能"的选手，有一般意义上的"天才"，也有经过练习而后天养成的"达人"，还有身体有缺陷和障碍却拥有正常人所不能及的特殊能力的"奇人"。在为他们的脑力赞叹的同时，我也深知超强的大脑并非轻易可得。"用进废退"是大脑的基本法则，即使天生脑力过人，通常也需要成百上千次刻苦的练习，才能在大脑中建立起新的、牢固的神经联结。

阅读《重塑大脑，重塑人生》，像是重温了这些选手的故事，我可以在本书中找到和他们相似的人和故事，并深入了解他们大脑的秘密。例如心算天才、中国雨人周玮，他有语言障碍、曾被诊断为智力障碍，却在节目中解开了三道超复杂计算题，最终以满分晋级下一轮。想了解他的大脑里发生了什么，可以从本书第2章主人公杨的故事中找到启示：杨是一个从小就被贴上"智障"标签的女人，她针对学习障碍者最弱的大脑部位和功能设计练习，不但实现了自我疗愈，成了一名科学家和帮助者，而且开设了专门帮助学习障碍孩子的学校。还有：

　　80岁的老人可以在操作行动方面像50岁的人；只有一半大脑的女人基本上可以正常生活；语言障碍、自闭症、注意力障碍都可以改进；奇怪的性偏好可以改变……

　　书中这些看似是奇迹，但都是真实的故事，让我不禁深思，如果衰老的、先天不良的、受伤的大脑都可以如此，那么我们正常人的大脑又拥有多大潜力呢？很多人接受了坊间流传的"科学观点"（"成年以后大脑只能走下坡路了"，以及"老年人只能放任自己的大脑衰退"），这对成人的学习和发展、老人的大脑保健和康复是莫大的阻碍，对于整个社会而言，更是极大的脑力资源浪费。

　　我曾经在美国西北大学和芝加哥康复医院进行博士后研究，

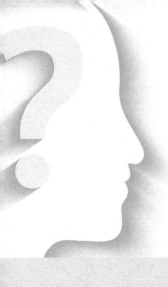

深知神经可塑性的重要性。但是，在20世纪中叶以前，"大脑是可以改变的"，"神经细胞是可以再生的"，正如16世纪时的"日心说"，还不是人人皆知的"真理"，而是被强烈排斥和批判的"谬论"。同样地，神经可塑性也有它的哥白尼、布鲁诺和伽利略，你会在本书中看到巴赫·利塔、梅策尼希、陶伯、拉马钱德朗、帕斯科 - 里昂、弗洛伊德、埃里克·坎德尔等神经可塑性先驱的故事。

- 梅策尼希在论文中花了好几页篇幅来说明成人大脑是有可塑性的，但是他的顶头上司伍尔西在这部分画了个叉，当这篇论文被刊登出来时，没有一个字讲到可塑性。

- 陶伯为了证明神经可塑性的存在而使用猴子做实验，被动物解放组织告上法庭，甚至丢了工作。

- 弗洛伊德竟然是神经可塑性的先驱之一，他最大的贡献就是发现了性可塑性的关键期。

- 诺贝尔奖得主埃里克·坎德尔曾经想从事心理分析治疗，但是他的心理分析师朋友劝他去研究大脑、学习和记忆，因为如果要了解为什么心理分析会有效，这些基本的知识是需要的。

……

《重塑大脑，重塑人生》是讲述神经可塑性的经典科普书，自出版以来，一直没有其他书可以动摇它的地位。作者诺曼·道伊奇以其精湛的叙述技巧，将曲折的真人真事与科学知识融为一炉，浑然一体，既提供了知识和趣味，又传达了意志和感动。书中的人和事充满了矛盾与挣扎，杂糅了科学与奇迹，融合了希望与局限，让你深刻意识到自己脑壳中这几斤重的东西的微小变化和自己的性格、情绪、行为的深刻关系。

我认为，机械工业出版社现在将这部经典著作引入国内是一个最佳时机。中国人从来没有像现在这样关注脑科学和大脑的可塑性，辨识物体、记忆、计算等与日常生活紧密相关的能力与大脑之间的联系从未像现在这样具体而生动地呈现在眼前。通过《最强大脑》，他们不仅认识到人类大脑拥有的惊人潜力，而且更进

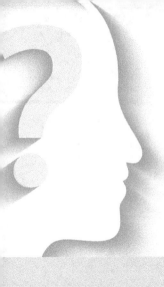

一步理解了大脑的工作原理，最重要的是，他们知道了超强的记忆力和思维能力可以通过刻苦努力获得，从这个角度来说，本书又是一本"非主流"的成功励志书。

本书不仅让我们理解神经可塑性的关键作用，更传达了很重要的人生道理：正因为人脑可塑性极强，我们才更应该有意识地爱护和塑造自己的脑，建立积极导向的神经联结，避免消极导向的神经联结。

正是因为拥有神经可塑性，你需时刻谨慎行事，因为每个经验都会在大脑中形成联结，留下痕迹，例如本书中讲述"成瘾"的时候，告诉我们，一旦一日是酒鬼，就终身都是酒鬼，你很难消除掉你的大脑对酒的渴望。但又因为拥有神经可塑性，你要永远怀抱希望，即使是再严重的先天问题（只有一半大脑），再深重的童年创伤（在婴儿期就失去母亲），再难以改掉的怪异习惯（喜欢精神不稳定的女人），都是可以通过改变神经联结的练习来重新塑造。

我衷心希望，"神经可塑性"这样一个对于普罗大众极其遥远的专业名词，会因为本书的传播和扩散而广为人知，教育、学习、成瘾、爱情、心理治疗、伤后康复，人类生活中每个日常的、关键的领域都能因此被重塑。

魏坤琳

北京大学心理与认知科学学院教授、博导

江苏卫视《最强大脑》科学评审

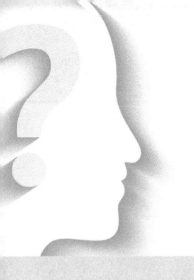

推荐序二

■ 来自地球的神

2013 年 12 月，美国度假胜地太浩湖之滨，正在举办一个顶级科学会议。一位小个子男人上台演示自己团队开发的程序，一群世界上最聪明的头脑聚精会神，认真聆听。他的程序事先并没有任何具体游戏运行策略，只能像首次接触游戏的小孩一样：看到屏幕、控制游戏与知道自己得了多少分。他只是告诉程序，尽可能得高分。

演示效果出乎意料的好，所有人都被震住了！该款软件通过反复试错，学会了三款经典游戏，甚至超过了专业玩家。对于这位小个子男人来说，演示的收获是一张震惊世界的 4 亿英镑支票——谷歌一个月后以 4 亿英镑收购他成立才两年的公司。他是谁？凭什么拿到这张支票？

他就是毕业于伦敦大学学院（UCL）的神经科学家、DeepMind 创始人戴密斯·哈萨比斯 (Demis Hassabis)。

THE BRAIN THAT CHANGES ITSELF

2007 年，他与埃莉诺·马圭尔（Eleanor Maguire）教授合作，发现 5 位因为海马体受伤而健忘的病人在畅想未来时也会面临障碍。而马圭尔教授正是当代神经可塑性研究的权威。

什么是神经可塑性（neuroplasticity）？神经可塑性是指神经系统为不断适应外界环境变化而改变自身结构的能力。传统观念认为，成年后脑细胞发育趋于停止。近年研究发现，感觉刺激及新技能学习促进大脑发展，即神经具备可塑性。例如马圭尔研究发现，因为伦敦路线复杂，所以伦敦出租车司机海马体比常人更大。

哈萨比斯是一位天才，从小是神童，他的兴趣跨越了游戏开发、神经科学、人工智能等多个领域。他的人工智能研究也深受自己的神经科学研究影响。2007 年，他对海马体的研究发现，大脑中与过去记忆有关的部位，对于规划未来同样至关重要。受益于此，再结合当下机器学习领域最热门的深度学习（deep learning）技术，他将人工智能往前推进了大大的一步。

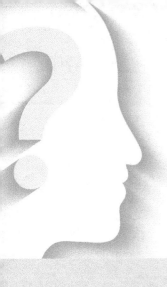

通读本书，我们会惊讶地发现，在 20 世纪也有一位类似人物。他就是神经可塑性研究先驱保罗·巴赫－利塔 (Paul Bach-y-Rita)。他与哈萨比斯一样特立独行，也是一位跨越许多学科的通才，从医学、心理药物学、眼球神经生理学、视觉神经生理学到生物医学工程。巴赫－利塔从不局限于一个领域，不懂就学。他发现父亲中风后通过康复训练恢复正常，因此开始对大脑的神经可塑性产生兴趣。他质疑了当时神经科学的一个基本假设——大脑功能区域特定论（localizationism），而将人类大脑看作一个网络结构：

> 大脑有许许多多神经回路，所谓神经回路就是一起做某个工作的神经元之间的联结。假如某一条重要回路断掉了不能通行，大脑就用其他小路来绕过它，以达到目的地。

正如巴赫－利塔所言，当我们的视觉通道出问题了，我们可以尝试换用其他通道（如触觉）来代替眼睛。我们能否开发出一台能让盲人借助舌头获得视觉的机器呢？我们能否在 20 世纪技术不成熟的条件下，开发出人类第一台富有科幻色彩的认知增强与感觉替代机器呢？巴赫－利塔与哈萨比斯一样不断挑战人类智慧极限，他真的在 20 世纪开发出来了！

伴随巴赫－利塔的努力，神经可塑性研究如今已从脑科学边缘角落跃升为热门。这本书就是一部神经可塑性研究传记，介绍了该领域的各位先驱、翘楚及著名患者的故事。作者每一章围绕一个神经可塑性的热门话题，分别介绍了相关科学家及其背后的故事：如何进行触觉代替视觉这样的感觉替代；如何战胜阅读障碍与改善老人记忆力；如何通过经颅磁刺激提高人的心智能力；如何利用神经可塑性对抗抑郁症；等等。种种看似科幻的技术，在作者笔下一一道来。难能可贵的是，作者当面采访了书中多数科学家。

其中，与我日常工作关系密切且熟悉的两位，是第 3 章介绍的梅策尼希（Michael Merzenich）与第 8 章介绍的帕斯科－里昂（Alvaro Pascual-Leone）。梅策尼希是神经可塑性圈内的翘楚，他早年创办致力于大脑教育的"科学学习"（Scientific Learning）公

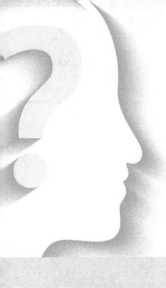

司，成功上市 10 余年后，又看到了欧美老龄化社会带来的机遇，再次创业，创办了致力于提高老年人大脑能力、延缓认知老化的 Posit Science 公司。Posit Science 公司在《美国国家科学院院刊》（PNAS）上的研究报告指出，60~87 岁的老人，经过每天一小时、一周 5 天、持续 8~10 周的听觉记忆训练后，很多人将他们的记忆时钟拨回了 10 年左右，有的人甚至可以拨回 25 年。我创办的致力于认知增强的脑科学专业公司安人心智深受其启发，第一批产品同样是针对老年人阿尔茨海默病早期预警、临床诊断与认知增强的。帕斯科－里昂也是著名脑科学专家，他是重复经颅磁刺激技术（repetitive TMS, rTMS）开创者，TMS 也是安人心智跟进与研发的认知增强设备与技术。

如今，神经可塑性研究已成为一个朝阳产业。灵敏大脑市场研究公司表明，2007 年是欧美认知训练兴起元年；从 2005 年至今，美国认知训练市场快速发展，每年新增上亿美元的风险投资，并且诞生数家欧美上市公司。虽然这门产业还非常不成熟，部分公司挂

THE BRAIN THAT CHANGES ITSELF

羊头卖狗肉，以致 2014 年 10 月 20 日，以美国斯坦福大学长寿中心为首的一些科学家，联署一份《来自学界对于认知训练产业的声明》，指出了产业发展的一些问题。历史不会重复，但总会押韵。阅读过本书的读者，会惊讶地发现，今天很多对神经可塑性的批评与当年对神经可塑性先驱巴赫－利塔的批评非常类似。

但我相信，我们处在一个最好的时代。新一代大脑黑客技术已经诞生。过去 MRI 等脑成像技术只能让你观察大脑，现在光遗传学（optogenetics）技术能打开或关闭神经元，Clarity 技术能洗掉细胞胶质，让大脑透明，CRISPR 技术可以编辑基因。现在，你可以开始确定人脑几千种不同类型的神经细胞功能，第一次研究情绪、记忆和意识来源。如果说人类登月计划开启了太空之旅第一步，继人类登月计划之后，投资巨大的人类脑计划则将为人类登临下一个宜居星球做好准备。受益于哈萨比斯与巴赫－利塔这类不断挑战人类智慧极限的跨界者，体力借助外骨骼，可以增强百倍，脑力借助增强现实头盔等各类认知增强设备，可以拥有更好的视觉、

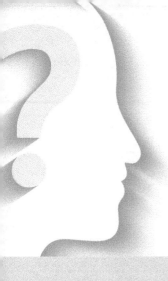

听觉、触觉、嗅觉和味觉，乃至更完美的记忆与更快速精确的决策，我们就是登临下一个星球的神。

一个新时代徐徐展开。你我将为能参与这个时代而激动。

阳志平，安人心智董事长，

"心智工具箱"公众号作者

2014年12月18日

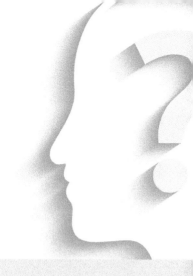

导读

■ 每一个经验都改变大脑的联结

　　20世纪神经科学最大的冲击就是擎天的两个教条
（大脑定型了不能改变；神经细胞死亡了不能再生）
被推翻了。这个划时代的改变对病人复健及教育观念
有重大影响，它颠覆了传统上"大脑受伤了，一辈子
就是如此了，不可能康复了"的观念，也挑战了过去
"笨孩子不可教，只能去读放牛班"的偏见。过去教
改说每个孩子头上都有一片天，现在，我们看到了实
验证据，的确没有不可教的孩子。现在的教育观念
是：假如这个孩子没有学会，是这个老师没有教对，
因为老师没有花时间找出孩子的长处，从他的长处切
入。从大脑实验看来，每个孩子的长处都不一样，连
双胞胎大脑处理同一事情的活化量都不尽相同，所以
没有不可教的孩子。脑科学的进步彻底改变了教育的
观点和相应的政策，这也是我急切想把这本书介绍到
中国来的原因。

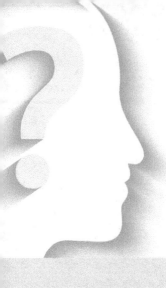

　　我们的大脑一直不停地因外界刺激而改变里面神经回路的联结，它是环境与基因互动的产物：我们的观念会产生行为，行为又会回过头来改变大脑的结构；先天（基因）决定某个行为，这个行为又会回过头改变大脑。例如阅读会改变大脑，文盲跟识字者在处理文字信息时，大脑活化区域不一样。文字是5000年前的发明，是远古祖先的时候所没有的。有人说：人会阅读是个奇迹。人的大脑并不是演化来阅读的，所以不管是什么文字，大约都有6%的人不能阅读（这叫失读症，英文是dyslexia）。在阅读时，大脑基本上调动了很多原本做其他功能的区域来负责文字的处理，就好像现在负责辨识文字的区域原来是负责处理面孔的。一个有弹性的大脑就好像一个能干的家庭主妇：要烧菜，姜没有了，用葱代替；盐没有了，用酱油代替。它是以功能为取向的，相同功能的区域可以彼此代替。我们每个人都有这种经验，你要开车到某处而主要道路断了，你一开始会待在那里不知该怎么办，然后你会找出高速公路未开之前的旧路，穿过农地，绕过断桥，你走小路的次数越多，就越能找到更短的快捷方式来到达你的目的地。大脑的可塑性就是越常用的，联结越强，不常用的就被荒草淹没了。

从书中，读者可以看到神经可塑性的先驱保罗·巴赫-利塔（Paul Bach-y-Rita）为什么敢去挑战神经学祖师爷雷蒙·卡哈的教条，去碰别人不敢去碰的神经可塑性领域，因为他不像大部分科学家那样死守一个领域，他的领域很广，既是医生，懂得心理药物学，又因研究的需要，自修弄通了眼球神经生理学、视觉神经生理学、生物医学工程学等。凡是与研究主题相关的知识他都得会，所以他花时间去把这些领域弄通，造就他的背景知识广博，这是他成功的原因。我们看到在科技整合的时代，没有什么叫课内书、课外书，知识只分有用、无用，凡是研究要用到的都要知道，21世纪已经不再分领域了。这一点常让我感叹到现在我们还有门户之见，不接受跨领域的观念，什么系毕业的人就只能做什么事，若去做了别的事，就被批评为抢别人饭碗。事实上，只有跨领域，科学才会进步，因为知识是相通的，人是多方位的。如果巴赫-利塔不是跨这么

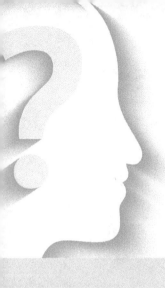

多领域，他就不会去问："眼睛对视觉是必要的吗？没有眼睛就看不到了吗？耳朵对听觉是必要的吗？"这些挑战传统大家认为理所当然的问题，才打开了神经可塑性的大门，让我们看到，其实看的不是眼睛而是我们的大脑，只要有方法把外界的信息送入大脑，没有眼睛，大脑也可以看得到。科学上常说问对了问题，答案就出来了一半，只是能够像他一样敢问这些问题的人太少了。

我们的大脑一出生时是一个很粗略的简图，因为神经还未分化完成，当婴儿生下来，眼睛开始东张西望，耳朵开始倾听生活环境中的声音时，外面的经验就开始精致化这个简图，给轮廓添上枝叶，慢慢形成我们正常的大脑。老鼠刚出生时听觉皮质是没有分化的，它一半是对高频率起反应，另一半对低频率起反应。若在发展的关键期听到某些特定频率，大脑就会有某些细胞对这个频率特别敏感，活化起来，久而久之，地图就不再是两大块，而是变成很多区块了。当每一个区块都对某个声音起反应，它的听觉皮质就被分化了。这种"只要接触到刺激就可以改变大脑"

是学习关键期最主要的特色，有人认为自闭症就是过早关掉了关键期，使他们的大脑地图没有完全分化，所以他们听到一个频率，全部的听觉皮质就都活化起来，造成自闭症或威廉氏症的孩子听力特别敏感，对我们认为是普通的声音不能忍受，会用手把耳朵盖起来，并且大声喊叫以平衡掉外来的刺激。

我们过去都忽略了噪声的伤害，最近有研究显示在持续不断噪声环境中长大的孩子都很好动和吵闹，在德国法兰克福及美国芝加哥所做的研究都发现噪声对孩子的智力有损害。研究者把刚出生的小老鼠放在白噪声的环境中长大，过了关键期后去检查它们的大脑皮质，结果发现大脑严重不正常，容易放电有癫痫。大脑扫描也发现皮质没有分化完成时，孩子无法集中注意力，他们的大脑是一片混乱、嘈杂不堪。

从实验中，我们看到大脑的可塑性跟多巴胺有关，多巴胺可以使达成目标的那个行为的神经回路固化，联结得更紧。上瘾就是这样产生的，每一次使用毒品就会产生一种蛋白质ΔFosB，它

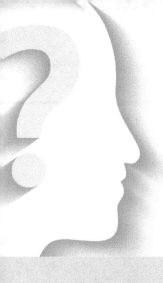

会累积在神经元上，直到多到打开某个基因的开关；这个基因的打开或关闭会造成持久性的改变，所以即使戒掉毒品，这个改变也仍然存在，对大脑的多巴胺神经元造成不可逆转的伤害。

本书集合了最近10年来大脑研究的精华，让我们看到一个行为发生的原因及可能的补救方法。例如我们每个人都有考试前"开夜车"、临时抱佛脚的经验，每个人也都有抱佛脚念的东西是现炒现卖、第二天考完就忘记的经验。这个原因在于，临时抱佛脚跟每天念书慢慢累积这两种神经回路的改变是不同的。实验者训练一批盲人读点字，盲人在上完一周课后，星期五的下午去到实验室扫描大脑，休息一个周末后，星期一来上学时，先到实验室扫描大脑再去上课。结果发现星期一的大脑地图跟星期五的不一样，星期五的大脑地图都是快速的扩张，但是星期一又回到原来的基线。这个实验做到6个月时发现，这6个月中，每一次星期一的大脑地图都回到原来的基线，6个月之后，星期一的仍然未变，但是星期五的大脑地图仍在扩张，只不过不像过去那么快了。这里最重要的是，星期一的大脑地图虽然在6个月之内一直没有改变，但是6个月以后有了明显的增大，一直到10个月时，进入高原期。这些盲人在学了10个月的点字后，休息两个月，再回来上课，实验者发现，他们星期一的地图跟两个月前一样，保持稳定。这表示每天的练习会导致短期的改变，但是永久性的改变在星期一的地图上才看到。星期五的改变是强化现有的神经回路，星期一的改变是形成全新的结构，是长新的神经联结而不是联结旧的。"开夜车"是强化现有的神经联结，如果要长久改变必须持续用功形成新联结。孔子说的"温故而知新"，现在在大脑中看到了神经机制。所以学习没有一蹴而就之事，它是要下苦功的，我们的每一个经验都在改变大脑的联结。

我们的大脑就好像玩的黏土一样，我们所做的每一件事都会改变黏土的形状，假如你开始玩的黏土是正方形，然后你把它搓成圆球，虽然它仍然可以回归正方形，但是它不再是原来的正方形，它里面分子的排列不一样了。元宵节时吃汤圆，每颗汤圆

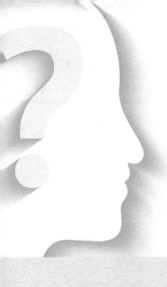

外表都一样，但是一咬下去就知道师傅搓揉的工夫，因为里面分子的排列不一样。一个有精神病的人，即使行为被治愈了，他的大脑也不可能再回到他未发病前的状态。因此我们大人的一言一行、一举一动都要非常小心，它会对孩子的大脑留下痕迹，更不要因为我们观念的错误，一定要孩子上明星学校，光耀门楣，而把孩子推进精神病院，造成一辈子的遗憾。

最后有一点一定要指出的：台湾地区一直受日本的影响，社会上流行着日本人说的右脑革命、右脑开发的谬论。在本书中，所有的科学家都指出在婴儿发展的初期，大脑的两边是很相似的，核磁共振的片子显示一开始时，声音在两个半脑处理，两岁时，新奇的声音才移到左脑去处理。我的儿子在8个月大时，给他听中文的四声声调，他在右脑处理，一岁以后换到左脑，因为那时他已经知道这个声音跟他的母语有关，但是外国人到了20岁还把四声当物理音处理（当然对他们来说，它的确是物理音，所以在右边）。我们的两个半脑一开始时都能处理信息，慢慢地处理得好的开始独揽，同时送出抑制指令，叫另一边不要做，何必两人都做同样的事情呢？各自做所擅长的事即可。因此绝对没有日本人七田真所说的"右脑先发展到3岁才长出脑梁到左脑去"的说法。有时，我很心急要把国外正确的知识介绍进来，因为脑与学习和教育的关系大家已经看到了，哈佛大学每年都在办脑与学习的研讨会，每年都有几千名老师报名。但是有不肖商人看到这个商机，利用大家崇日（换成现代流行语叫哈日）的心态，引进不正确的幼儿教育方式，不但大赚我们中国人的钱，而且残害我们的幼苗。北欧国家老早就知道太早上学，孩子还未成熟就教写字算数对孩子身心情绪发展不好，但是一些人一窝蜂地把三岁孩子送去学心算，学"潜能开发"，这是揠苗助长。本书所访问的几位脑科学家，如梅策尼希、帕斯科-里昂、格拉夫曼，都是国际知名的科学家，他们的论文发表于《科学》《自然》等国际一流的期刊上，因此，他们的实验结果是比较可信的。

　　"知识是力量"的前提是，知识必须是正确的知识，才会发挥

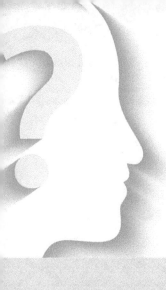

力量。正确的知识被接受了，不正确的知识就无处容身，希望本书能带给父母、老师、病人及所有人一些正确的大脑观念，让大家知道我们的大脑是如何运作才产生我们的行为，从而保护自己的大脑，让大脑为我们工作得更久。

洪兰

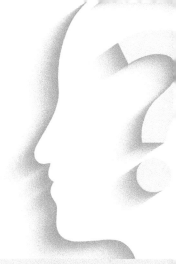

前言

　　本书是关于大脑可以自我改变的革命性发现，由大脑科学家、医生及病人亲身诉说这个惊人的改变和转换。没有手术，也没有服药，他们利用大脑当时尚未为人知的能力，改变了身体状况。有些是被诊断为无法治愈的大脑病变的病人，有些是没有特别的病变，只是想改进大脑功能的正常人，或是想防止大脑老化，保持现有能力的人。400年来，这种想法被认为根本是不可能、匪夷所思的，因为科学和医学的主流都认为大脑的生理结构定型了就不能改变。一般的看法是：过了童年期，大脑的唯一改变是开始慢慢走下坡路；如果大脑细胞没有正常地发展，或是受了伤，或者神经细胞死亡了，就不能再长出新的细胞来取代，反正都是越变越糟。大脑过了某个时期就无法改变它的结构，假如原来的路径有损坏，也不能再找到一条新的路径来执行它原来的功能。这个大脑不能改

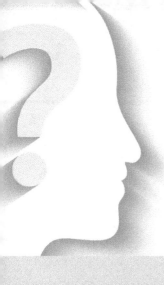

变的理论对天生大脑有损伤或心智有残缺的人，等于下了一个终生残障的判决。那些想研究健康的大脑是否可以通过运动或心智运作来增进或维持现有能力的科学家，都被告知不必浪费他们的时间去做这个无益的研究，因为大脑定型了就不能改变。神经学上的虚无主义（neu-rological nihilism），即认为脑伤的治疗是没有效的、是不必要的，这种想法弥漫在我们的文化中，甚至阻碍了我们对人性的看法，因为大脑不能改变，而人性来自大脑，所以人性也是固定了就不能改变。

这个大脑不能改变的信念主要来自三个看法：第一，脑伤病人很少能够完全恢复；第二，我们无法看到活人大脑内部神经工作的情形；第三，现代科学从一开始就认为大脑是个设计复杂、建构精美的机器，而机器虽然可以做非常多令人惊异、叹为观止的事，但它却不会改变或生长。

我会对大脑可以改变有兴趣，主要是因为我是精神科医生及心理分析师，当病人的情况没有像我预期的进步那么多时，一般人通常会归因到他大脑的硬件上。"硬件"是另一个把大脑当作机器的比喻，认为大脑好像计算机的硬盘，线路一旦固定了便永远地被固定了，每一个设计都是事先设定好了来做某一个特定功能的。

当我第一次听到人的大脑可能不是事先设定，它可以改变时，我必须自己去观察、去做实验来评估证据以说服我自己。这个调查使我走出了我的心理咨询室，进入一个新领域。

■ 发现大脑可以改变的旅行

我开始去各处旅行，会见大脑科学前沿领域卓越的科学家，这些人在20世纪60年代后期及20世纪70年代初期做了许多实验，发现了令人意想不到的结果。他们发现大脑每一次做不同的活动时，这些活动都改变了大脑的结构，每次练习都改变了大脑的神经回路，使它更适合手边的作业，假如某些部件坏掉了，其他的部件有时可以接管这项工作。那个把大脑比喻为机器、每个部件有它特定的功能、大脑是这些特定部件组合的说法，并不能解释

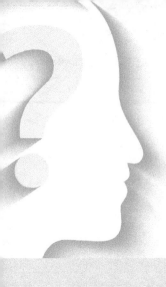

科学家所看到的现象。科学家开始把他们所看到的这个大脑基本的特性叫作神经可塑性（neuroplasticity）。

Neuro是神经元的意思，神经元是大脑和神经系统中的神经细胞。Plastic是可以改变的（changeable, malleable, modifiable）意思。一开始时，许多神经学家不敢在他们的论文中用"神经可塑性"这个名词，他们的同侪嘲笑说他们在倡导一个华而不实的看法。但是，越来越多的实验显示这个现象后，他们终于推翻了这个大脑不能改变的教条。他们发现孩子并没有被他一出生时的心智能力锁住，受损的大脑常常可以重新组织它的功能，当一部分坏掉时，其他的部分可以来替代。假如大脑的某些细胞死了，经过一阵子以后，这些细胞的功能可以被替代，许多我们认为是固定的回路，甚至基本的反射反应，都是可以改变的。有一位科学家甚至表示思考、学习和动作可以开启或关闭我们的基因，因此重塑我们的大脑结构和行为，这可以算是20世纪最惊人的发现了。

在我的旅途中，我曾拜访过一位科学家，他使一出生就眼盲的人可以重新看到东西，另一位科学家则使一出生就耳聋的人可以听得见。我见到几十年前就中风、被宣称无法复原的人，在神经可塑性治疗之下，进步了很多；我也见到有学习障碍的人，他们的智商增加了，学习进步了；我看到一个80岁的老人记忆可以恢复到他55岁时的程度；我看到人们用思想重新设定他们大脑的神经回路，改变了以前不可治愈的强迫症和创伤。我跟诺贝尔奖得主请益，他们正在激烈辩论我们应该怎么去重新思考大脑模式，因为现在我们知道了它是不停在改变的。

■ 可塑性对我们的深远影响

我认为大脑可以通过思想和动作来改变它的结构和功能的看法，是自人们第一次画出大脑的基本结构及神经元以来最重要的一件事。就像所有的革命一样，这个看法会有深远的影响，我希

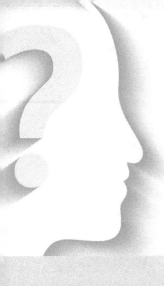

望这本书可以告诉人们这些影响是什么。神经可塑性的革命让我们了解爱、性欲、悲伤、亲密关系、学习、上瘾、文化、科技，以及心理治疗如何改变我们的大脑，所有的人文科学、社会科学、物理科学，只要是跟人性有关的学科都会受到影响，当然包括所有的训练方式。这些学科都必须能解释大脑可以改变自己的这个现象，并且了解每个人的大脑结构是不一样的，它随着我们每个人一生的遭遇而做改变。

虽然人的大脑显然低估了它自己，但是大脑的可塑性也不全然是好消息。我们的大脑虽然因此更有弹性，更能应变，同样的，它也更容易受到外界影响的伤害。神经的可塑性使我们更有弹性，但是同时也使我们更僵化，我把这个现象称为"可塑性的矛盾"（plastic paradox）。很讽刺的，我们一些最顽固、不能改变的行为习性和毛病其实也是神经可塑性的产物。一旦某个改变发生了，在大脑中变得根深蒂固，它就会阻止其他的改变发生。只有在了解神经可塑性的正向和负向效果后，我们才可能了解人类真正的潜能。

因为新名词对从事新工作的人很有用，所以我称从事研究大脑改变的科学家为"神经可塑性专家"（neuroplasticians）。

下面是我与这些神经可塑性专家会谈的经过以及被他们改造的病人的故事。

他们看到了声音。
——《出埃及记20: 18》

第 1 章

一个一直跌倒的女人……
如何因为人类感官有可塑性的发现而得救

谢丽尔·切尔茨（Cheryl Schiltz）感觉自己不断要跌倒，因为她感觉自己要跌倒，所以她就跌倒了。

当她自己站起来时，有一刹那，她看起来好像站在悬崖峭壁上，马上要掉下去。一开始，她的头晃来晃去，歪向一边，她的手臂向前伸出，想平衡她的身体，很快，她的身体前后摇晃，看起来就像一个走钢索的人失去平衡要掉下去前的一刻。只不过她的脚稳稳地站在地面上，两脚叉得很开，她看起来不像是害怕跌倒，而更像害怕有人推她。

我说："你看起来像是一个人在桥上玩跷跷板。"

"是的，我感觉我好像快要跳起来了，虽然我并不想跳。"

更仔细地观察她时，我发现当她想站直不动时，她会抽动，好像背后有个看不见的坏人在推她，一开始推这边，然后推另一边，很残忍地要将她推倒。只不过这个坏人是在她身体里面，而且已经住了 5 年。假如她想起来走路，必须扶着墙才能起来，即便如此，她还是走得不稳，像个喝醉酒的人。

对切尔茨来说，她没有一分钟安宁，即使她已跌倒在地，这个内在的坏人仍不放过她。

"你跌倒时是什么感觉？"我问她，"那个就要跌倒的感觉在你倒地后没有消失吗？"

"过去有的时候有，"切尔茨说，"当我失去踩在地上的感觉时……好像地窖的门打开了，把我吞了进去。"即使她已经跌倒在地上了，她还是感到身体继续往下掉，好像掉入一个无底的深渊，一直在坠。

■ 平衡感与幸福感

切尔茨的问题出在她的前庭半规管，这个专管我们平衡的器官失去了功能。她很累，这个永远感觉到自己在往下掉的恐惧使她抓狂，不能想其他的事情。她对未来充满了恐惧，这个毛病发生不久，她就丢了工作，她本来是国际商务销售代表，现在只能靠一个月 1 000 美元的残障补助金过活。她更为自己逐渐老去而担忧，她有着莫名的焦虑症。

平衡感的功能在正常时常被我们忽略，但是它却对我们的健康幸福感非常重要。20 世纪 30 年代，精神科医生 Paul Schilder 曾经研究过平衡感跟人感到自己是健康的、有着"稳定"的身体有密切的关系。当我们用"感到已经定下来了"（feeling settled）或是尘埃未定（unsettled），平衡了（balanced）或是不平衡（unbalanced），深植的（rooted）或是无根的（rootless），"脚踏实地的"（grounded）或是"悬在半空中的"（ungrounded）这些形容词时，我们用的是前庭半规管的语言。这种平衡感觉的重要性只有在像切尔茨这种病人身上才看得到，所以得这种病的人常常在心理上崩溃，被逼得去自杀。

我们有很多感觉常常自己不自觉，一直到失去了才发现它的重要性。平衡感平常效果好到天衣无缝，使我们一点都感觉不到它的存在，所以它不在亚里士多德（Aristotle）列举的五种感官之内，千百年来被人们所忽略，直到现在。

平衡感系统使我们在空间中有方向感。负责这个功能的是前庭半规管，内耳中三个半圆形的水道，它让我们知道现在自己是站直的还是躺平的，地心引力如何影响我们的身体，更让我们在三度空间中侦察到动作。第一个半规管是负责水平动作的；第二个是负责垂直动作的；第三个是负责前进或后退动作的。半规管中有许多小绒毛细胞，浸泡在液体中，当我们移动我们的头时，半规管中的液体就会冲击到这些绒毛细胞，这些细胞就送出信息到大脑中，告诉我们现在正朝着哪个方向在加速度。我们每一个动作都需要身体各个部件的协调和配合，假如我们把头向前倾，我们的大脑便告诉身体相关的部门去协调，作出相应的改变，抵消掉地心引力的影响，使我们保持平衡，这个作用是在潜意识中进行的，我们平常完全感觉不到这些大脑指令。前庭半规管送出来的信息进到大脑中一群特殊功能的神经元组合，叫作"前庭神经元组"（vestibular nuclei）。信息在这里处理后，送到对肌肉下指令的地方来协调这些肌肉。一个正常的前庭半规管跟视觉系统有很强的联结。当我们在追赶公共汽车时，我们的头会上下跳动，但是你可以在视网膜的中央维持那辆公交车的影像，因为你的前庭半规管送信息到大脑，告诉它你在跑的速度和方向，这些信息使你的大脑能转动你的眼球，使它们一直正对着你在追赶的目标——那辆公交车。

■ 失去平衡感的女人

我现在与切尔茨在保罗·巴赫–利塔（Paul Bach-y-Rita）的实验室之中。巴赫–利塔是大脑可塑性这方面研究的先驱之一。切尔茨对今天的实验抱了很大的希望，但是她尽量克制自己不要期待太高，她愿意接受这个实验的任何后果。丹尼洛夫（Yuri Danilov）是这个团队的生物物理学家，负责计算切尔茨前庭半规管收集来的资料，他是一个非常聪明的俄国人，俄文的口音很重。他说切尔茨的前庭半规管平衡系统已经失去至少95%的功能了。

依任何现行的标准来看，切尔茨的情况都是很严重的、没有希望的。现行一般对大脑的看法是大脑是由一群各有特殊功能的模块（modules）所构成，先天设定在大脑里，专门负责某项特殊功能。这些模块都是经过千百万年的演化才形成现在这个样子，一旦受伤损坏了，没有办法补救，因为无可替代。现在她的前庭半规管受损了，切尔茨能够重新得到平衡感的概率就跟视网膜病变的人想要重新恢复光明一样少。

但是今天，上述的一切要面临挑战。

切尔茨头上戴了一顶工地用的帽子，在帽子的两侧有小洞，里头装了一个仪器叫作"加速计"（accelerometer）。切尔茨的舌头上放了一条很薄的塑料带，上面嵌有微电极。帽子上的加速计会送信息到这条塑料带上，这两者都连接到旁边的计算机上。当看到自己戴这顶帽子的样子时，她笑了。她说："因为假如我不笑，我就会哭出来。"

这个仪器是巴赫-利塔众多奇形怪状仪器中的一个。这将替代切尔茨的前庭半规管，将平衡的信息从舌头送至她的大脑。这顶帽子可能可以逆转切尔茨目前的梦魇。1997 年，39 岁的切尔茨在做子宫切除手术时，因为术后感染必须服用抗生素庆大霉素（gentamicin）[⊖]，大量服用庆大霉素会破坏内耳结构，造成听力丧失（幸好切尔茨没有）、耳鸣（这个她有），以及平衡感的丧失。因为庆大霉素便宜又有效，所以医生还是爱用它，只是平常只敢短期使用，切尔茨的医生给她的用药指示远超过了安全服用的期限，造成了她目前的情况。这种因服庆大霉素而变成残障的人被称为"摇摆族"（wobblers）。

有一天，她突然发现她无法站立，她一动自己的头，整个房间就跟着动起来，她不知道是她还是那面墙引起这种动的感觉。最后，她扶着墙勉强站起来，摸到电话，打电话给她的医生。

当她到达医院时，医生给她做各种测试来看她的前庭半规管的功能还剩多少。他们把冷水及温水灌入她的耳朵，然后叫她侧着头，

⊖　这种抗生素对格兰氏染色阴性菌有效。——译者注

当他们叫她闭着眼睛站起来时，她立刻跌倒。一个医生告诉她："你根本没有平衡的功能。"最后检查的结果是，她约有2%的平衡功能尚留着。

"这个医生一点都不在乎，"她说，"他说这是庆大霉素的副作用。"说到这里，切尔茨开始激动。"为什么没有人告诉我这个药的副作用？医生说：'这是永久性的伤害。'他说完就走了，把我一个人留在诊疗室内。我母亲送我来的医院，但是她已去停车场拿车，在医院外头等我。回到车上，我母亲问：'你会没事吧？可以治好吗？'我看着她的眼睛说：'这是永久性的，永远好不了了。'"

因为切尔茨平衡器官跟她视觉系统的联结受损了，她的眼睛无法再平滑地追随移动的物体。"好像我所看到的每一样东西都是果冻做的，每次我踏出一步，每样东西都像果冻一样左右摇摆要垮下来。"

虽然她不能用眼睛追随移动的东西，她的视觉还是可以告诉她，她是不是直立着的。我们的眼睛靠着凝视横线或横条纹来告诉我们现在正在空间中的哪里。一旦光线消失了，切尔茨就立刻倒在地上。她发现视觉不是一根可靠的拐杖，因为她面前的任何动作，甚至一个人想伸出手来帮她，都会恶化她跌倒的感觉，连地毯上纵横的Z字形花纹都会使她跌倒，因为这些Z字形线条会送出假的信息使她以为她是歪的，而其实她不是。

她因为必须随时随地保持高度警觉而精神疲惫不堪。她需要很多的大脑能量来保持身体的直立状态，这些大脑能量用于记忆、计算、推理，因此，她没有余力再去处理其他的心智功能。

■ 神奇的帽子

当丹尼洛夫把计算机准备好要测试切尔茨时，我要求先让我试一下，我戴上了工地安全帽，把嵌有微电极的薄塑料带放到我的舌头上。这条塑料带叫作"舌头显示器"（tongue display），它是平的，跟一片口香糖差不多厚度。

这个加速计，或是说，这个传感器，可以侦察到二度空间的移动，当我点我的头时，这个动作就转换到计算机屏幕上的地图，使团队的人员可以操作监控它。这同样的地图投射到我舌头上那条薄薄塑料带上的 144 个电极，当我往前倾时，我的舌头前面感觉到像香槟酒泡泡炸开那种微微的电击，告诉我，我现在是往前倾。在计算机屏幕上，我可以看到我自己头的位置，当我的头往后面仰时，我的舌头后面感到香槟酒流过的感觉。同样这种香槟酒流过的感觉在我的头往左和往右倾时，都会感觉到。然后我把眼睛闭起来，用舌头来感觉我在空间中的位置。我很快就忘记这个感觉的信息是来自舌头，而能在空间中移动自如。

切尔茨把帽子拿了回去，靠着桌子来保持她的平衡。

"让我们开始吧！"丹尼洛夫说，一边在调整控制钮。

切尔茨把帽子戴起来，闭上眼睛。她用两根手指按着桌面，身体往后仰。她并没有跌倒，虽然她完全不知道什么是直，什么是横，除了舌头上香槟酒的流动感觉之外。她把手指从桌上移开，她并没有摇摆，她开始哭泣，成串的眼泪掉了下来。她可以重新生活了，只要戴上帽子，她就是安全的，她第一次戴上帽子，那个不断要跌倒的感觉便离开了她，5年来，这是第一次她没有这种掉入无底洞的感觉。她今天的目标是在没有任何帮忙之下，独立站20分钟。对任何人来说（更不要说"摇摆族"）直挺挺地站20分钟是需要训练和技术的，不信的话，去问白金汉宫前的警卫。

她看起来很安详，她做小小的修正，身体的抽动停止了，那个在她身内，推她、撞她的恶魔也消失了。她的大脑在解人工平衡器官所送进来的码，对她来说，这平静是一个奇迹，一个神经可塑性的奇迹，因为她舌头上这些刺刺麻麻的感觉通常是上达到大脑的身体感觉皮质区处理触觉的地方，现在通过一条新的神经回路，去到大脑负责平衡的地方了。

"我们现在致力于把这个仪器变小，小到可以藏在口中，"巴赫-利塔说，"要像牙医的牙齿矫正器那样，这是我们的目标，这样，她或任何受这种苦的人，都能有正常的生活。我们希望像切尔茨这样的病人以后可以戴着这个辅助器说话、吃饭而不被别人发现。"

"这不只是对受到庆大霉素伤害的病人有利，"他继续说，"昨天《纽约时报》（*New York Times*）上有篇报道，老人家易摔跤，老人对摔跤的恐惧大于被坏人抢。大约有1/3的老人摔过跤，因为他们恐惧摔跤，所以他们待在家中不敢出门，结果他们越不用四肢，四肢就越脆弱。我认为一部分的原因是他们的平衡感（就像他们的听觉、味觉、视觉及其他的感觉器官一样）开始衰退了。这个仪器可以帮助他们。"

"时间到了。"丹尼洛夫关掉了仪器。

◎ 切尔茨的舞蹈

现在是第二个神经可塑性的奇迹。切尔茨取下头上的工地安全帽，取出了舌上的传感器。她露齿而笑，眼睛闭着，不扶东西站着而没有跌倒。然后，她张开她的眼睛，仍然没有扶桌子，抬起了她的一只脚，现在她是金鸡独立，用一只脚在平衡身体。

"我爱死这个家伙了。"她说，并走过去给巴赫－利塔一个拥抱。她向我走过来，充满了感激之情，为她能够感受她脚下的世界而激动不已，她也给我一个大拥抱。

"我觉得身体像下了锚一样稳定，我不必再去想我的肌肉在哪里，我可以去想别的事情了。"她转向丹尼洛夫，给他一个亲吻。

"我必须强调为什么这是一个奇迹。"丹尼洛夫说。他认为自己是一个由下而上信息处理过程的怀疑者，"她几乎没有任何天然的侦察神经细胞，在刚刚 20 分钟里，我们给她提供了一个人工的侦察器。但是真正的奇迹是现在发生的事情：我们已经除去了辅助的仪器，她已没有了人工的或天然的平衡器官，但是她仍然没有摔倒，我们唤醒了她体内一些不知名的力量。"

第一次他们让切尔茨戴这顶帽子时，切尔茨只戴了一分钟。他们注意到切尔茨在取下帽子后，"残余效应"（residual effect）大约维持了 20 秒，是她戴帽子的 1/3 时间。然后，切尔茨戴帽子戴了两分钟，残余效应就增加到 40 秒。然后他们逐渐增加到 20 分钟，预期残余效应大约到 7 分钟，不过他们得到的结果是她戴帽子时间的 3 倍，维持了整整 1 个小时，而不是 1/3。今天，巴赫－利塔说他们要试试看，如果再戴 20 分钟会不会得到训练效果（training effect），使残余效应维持得更长。

切尔茨开始耍宝，炫耀给别人看，"我可以像女人一样地走路了，这对别人可能不重要，但是对我来说意义重大，我不必再把脚张得大大的走路了。"

她跳着从椅子上站起来，她弯腰去地板上捡东西来表示她现在可以做这些动作了，"上次我可以在残余效应时间里跳绳。"

"真正令人震惊的是，"丹尼洛夫说，"她不只是保持身体不跌倒，在戴了这个仪器一阵子后，她的行为几乎是正常的，她可以在平衡杆上保持不掉下来。她可以开车。这是她前庭半规管功能的恢复，当她移动她的头时，她的眼睛可以聚焦在标的物上。视觉和平衡系统之间的联结也恢复了。"

我抬头看，切尔茨正和巴赫－利塔在跳舞。

她在带他跳。

■ 残余效应在延长

为什么切尔茨可以在没有仪器的情况下跳舞而且行动正常？巴赫－利塔认为有好几个原因：其中之一，她受损的前庭半规管已经重新组织过了，过去，从受损细胞组织所发出的噪声会阻挡正常细胞送来的信息。这个仪器帮助且强化正常细胞送出的信息。他认为这个仪器也将其他的神经回路整合进来帮忙，这就是神经可塑性切入的地方。大脑有许许多多的神经回路，所谓神经回路是一起共同做某项工作的神经元之间的联结。假如某一条重要的回路断掉了不能通行，大脑就用其他的小路来绕过它，以到达目的地。"我是这样来看这件事的，"巴赫－利塔说，"假如你从这里开车到密尔瓦基（Milwaukee）而主要道路的桥梁断了，你一开始会待在那里不知道该怎么办，然后你会找公路未开以前的旧路，穿过农地，绕过断桥。你走这些小路越多次，就越容易发现有更短的快捷方式到达你的目的地。你就越来越快地抵达目的地了。"这些次要的神经回路是不常用的，但越用就越强，这是一般认为有可塑性的大脑能够重新组织自己最主要的原因。

切尔茨正在逐渐延长自己的残余效应，这个事实表明，这些不常用的神经回路正在变得越来越强。巴赫－利塔希望，通过训练，切尔茨能继续让残余效应的时间变长。

几天以后，切尔茨写电子邮件给巴赫-利塔，报告现在在家中，残余效应可以维持多久："全部残余效应是 3 个小时零 20 分钟……摇晃的感觉在我大脑中出现，就跟以前一样……我很难找到字来表达我的意思，我的头很昏，很疲倦，很沮丧。"

一个痛苦的灰姑娘的故事，从正常了再跌下来是很痛的。她觉得自己是死了，复活了，然后又死了。从另一方面讲，3 个小时零 20 分钟的残余效应时间是戴帽子 20 分钟的 10 倍。她是第一个接受治疗的摇摆族，即使残余效应时间不能够再延长下去，她还是可以一天戴 4 次帽子，从而过正常的生活。而且她很有理由去预期情况会变得更好，因为每一次戴帽子都训练她的大脑去延长残余时间……

……

结果真的有，后来的一年里，切尔茨尽量戴帽子来缓解她的痛苦，并建构残余效应。她的残余效应累积到好几个小时、好几天，甚至 4 个月。现在她完全不需要戴帽子了，而且不再认为自己是"摇摆族"的一员了。

■ 盲人看见，瘫子行路

1969 年，欧洲最顶尖的科学期刊《自然》（*Nature*）刊登了一篇颇有科幻味道的短文，挂头牌的作者是巴赫—利塔，那时他是科学家兼复健科医生，这是一个稀有的组合。这篇论文介绍了一种仪器，它能使天生的盲人可以看得见。这些病人都有视网膜病变，被认为是完全不可治愈的。

《自然》这篇论文后来上了《纽约时报》《新闻周刊》（*Newsweek*）及《生活》（*Life*）杂志，但是或许这个盲人可再见光明的说法太过不可思议，这个仪器和它的发明者很快就滑入默默无名的阴暗角落去了。

在这篇论文中，有一张图片，上面是很奇怪的仪器，一张很大的牙医治疗用椅，有可以震动的椅背，一团电线，一部巨大的计算机。这个用别人丢掉不要的部件及 20 世纪 60 年代的巨型计算机所组合起来的仪器，重达 400 磅[⊖]。

一个天生就盲的人没有任何的视觉经验，坐在椅子上，背后是一台很大的摄影机，就是那种 20 世纪 60 年代电视摄影棚所使用的摄影机。他用手摇的方式移动那台摄影机，"扫描"病人面前的景色。

⊖　1磅＝0.453 592 37千克。——译者注

摄影机把影像传到计算机中处理，再把信号传到椅背上 20×20 的 400 个刺激点的矩阵上，直接接触到盲者的皮肤，这些刺激点的作用是在景色中光线暗的部分就震动，亮的部分就不动，这个"触觉-视觉"（tactile-vision）的仪器使盲人可以阅读，辨识出人的脸孔，知道哪一个物体比较近，哪一个比较远。这使他们知道物体旋转时会改变形状，以及从哪一个角度来观察。这实验的 6 名受试者都学会了如何分辨电话等 6 个对象，即使这个电话有一半被花瓶遮住，也还能辨识得出来，因为实验是在 20 世纪 60 年代进行的，这些受试者甚至学会了辨识当时最著名的超瘦模特儿崔姬（Twiggy）。

经过一些练习后，盲人开始体验到他面前的三维空间，虽然从背上传来的信息是二维空间的。假如有人朝着摄影机丢一个球过来，受试者会自动往后跳以躲避它。假如这个震动的刺激矩阵从背部移到他们的腹部，受试者还是可以正确地知觉到摄影机前面的景象。假如对刺激点附近的皮肤搔痒，受试者并不会把搔痒和视觉刺激混在一起，他们心智的视知觉经验并不是发生在皮肤上，而是发生在世界上，他们的视知觉是复杂的。经过训练以后，受试者可以移动摄影机，然后说："那是贝蒂，她今天把长发放下来了，而且没有戴眼镜，她的嘴是张开的，她在把她的右手从身体的左边移到她的脑后。"没错，分辨率不高，但是就如巴赫-利塔所说的，视觉并不需要百分之百清楚我们才看得见。"当我们在雾夜的大街上走，看到建物筑的外廓时，"他问，"我们会因为分辨率不足而对这个建筑物少看到一些吗？当我们看一个黑白的影像时，我们会因为它没有颜色而看不见它吗？"

■ 大脑是机器吗

这个现在已经被遗忘的机器就是第一代的神经可塑性仪器（就是用一种感官去取代另一种感官），而且被证明有效，然而，因为当时被认为是不可能的事而被搁置、忽略。当时科学界的心理定势（mind-set）是假设大脑定型了就不能改变，而我们的感官，外界信息和经验进入我们大脑的路径，是先天设定的，这个想法叫作"功能区域特定论"（localizationism），到现在仍有人支持、拥护它。这个理论是说大脑像个复杂的机器，由许多部件所组成，每一个部件有它自己特殊的心理功能，存在于某一个先天设定的大脑区域（location），所以才会有这个名字出现。一个先天就设定好的大脑，每一项心理功能都有它固定的位置地点，自然就没有什么空间可以做改变了。

这个大脑像机器的看法从17世纪第一次被提出后就一直是神经科学的圭臬，它取代了过去灵魂与肉体飘忽不可掌握的神秘看法。科学家受到伽利略（Galileo，1564-1642）星球像物体一样可以被机械力量所推动这个创世纪发现的影响，纷纷相信所有自然界的功能就如一个很大的宇宙时钟，受到物理定律的规范。他们开始用这个概念去解释所有的生物，包括我们身体的器官，把它们当作机械来看。这个把大自然看成一个大机械、我们的身体器官像机器一样的看法取代了2 000年前希腊人的看法，希腊人认为大自然是一个欣欣向荣的有机体，我们的身体器官绝对不是无生命的机器。第一个"机械生物学"（mechanistic biology）的成就是威廉•哈维（William Harvey，1578-1657）划时代原创性的发现，哈维在伽利略讲学的意大利帕多瓦（Padua）读书，他发现血液如何在我们的身体内循环，心脏的功能其实是一个马达，将血液送往全身。马达当然是一个机器，所以，很快地，科学家发现如果解释要科学化，就一定要机械化，也就是说，要受到物理运动定律的规范。哈维之后，法国的哲学家笛卡儿（René Descartes，1596-1650）认为大脑和神经系统的功能也像马达一样，我们的神经其实是管线，从四肢通到大脑。他是第一个解释反射反应怎么形成的人，他认为当一个人的皮肤被碰触时，神经管线中的液体就流到了大脑，然后被机械化地反射回肢体去移动肌肉。虽然现在看起来他的理论很粗糙，但是事实上，虽不中，亦不远。科学家很快地修缮了原始的图片，说不是液体而是电流在神经之间流动。笛卡儿认为大脑是一个复杂机器的想法就是现在认为的"大脑是个计算机"，其中功能具有"区域特定性"这个看法的滥觞。像机器一样，大脑有许多部件，每一个部件都有事先规划好的位置，每一个部件执行一个单一功能，所以假如一个部件损坏了，没有东西可以替代它，因为机器是不会自己长出新的零件的。

功能区域特定论的看法也被应用到感官上，认为我们每一种感觉（视觉、听觉、味觉、触觉、嗅觉和平衡觉）都有自己特殊的受体细胞（receptor cell），专司侦察我们身边各种不同形式的能量，当受到刺激时，这些受体细胞便送出信号，沿着神经到达大脑的特定区域，在这个区域，这些信号被处理。大部分的科学家相信这些大脑区域的功能是如此专业化，以至于不可能去做别的区域的工作。

巴赫-利塔跟他的同侪不同，他不相信功能区域特定的说法，我们的感官有出乎意料的可塑性，假如其中之一受损了，有时候另一个感官可以取代它的工作，他把这种替代性称作"感官的替代"（sensory substitution）。他设计了很多实验来显示感官的替代，也发明了很多仪器来显示人有"超级感官"（supersense）。他成功地显示神经系统可以适应用摄影机来看，而不用视网膜，巴赫－利塔为盲人未来可以看得见的希望打下了基础，如视网膜的移植，用手术的方式植入眼球，使盲人可以看得见。

■ 巴赫–利塔的野心

巴赫–利塔不像大部分的科学家，死守一个领域，他让自己变成好几个领域的专家：医学、心理药物学（psychopharmacology）、眼球神经生理学（ocular neurophysiology，研究眼球肌肉）、视觉神经生理学（visual neurophysiology，研究视觉和视神经系统），及生物医学工程（biomedical engineering）。他随着研究的需求走，研究上有必要，就去把这个领域弄通。他能说5种语言，有很长一段时间住在意大利、德国、法国、墨西哥、瑞典，也住遍美国各地。他在著名科学家，甚至诺贝尔奖得主的实验室里做过事，但是他不在乎别人会怎么想他，也不参加实验室的权力斗争，好使自己可以往上爬得快一点（而学术界有许多人是精于此道的）。他在念完医学院后放弃行医，专心投入基础科学研究。他问的问题似乎都在挑战一般人的看法，例如他问："眼睛对视觉是必要的吗？没有眼睛就看不见了吗？耳朵是只为听觉而存在吗？舌头只为味觉而存在吗？鼻子只为嗅觉而存在吗?"他的心智从来没有停顿过,总是不停地工作,在他44岁时,他又回到医学领域,开始他的住院医师训练,无日无夜地在人家最不喜欢的复健医学专科工作,他的野心是把在学术上落后的复健医学带回科学主流,用实验展现神经可塑性在复健医学上的应用。

巴赫-利塔是一个完全不摆架子的人。他穿从"救世军"(Salvation Army)二手店所买来的衣服,5美元买来的西装,只要他太太一不注意,他就穿他认为最舒适的衣服去上班;他开的是25年前出厂旧的生锈老车,而他太太开的是崭新的福斯高级轿车。

他满头灰发,说话语调柔和,但是速度很快,有着西班牙地中海人的深色皮肤,浓重的犹太口音,看起来比实际年龄69岁年轻得多,对墨西哥裔玛雅人后代的太太有孩子般的依恋。

他很习惯作为一个局外人。他在纽约的布朗克斯(Bronx)长大,进到高中时,身高才4英尺⊖10英寸⊜,因为一种不知名的病使他的身体发育缓了8年,有两次被诊断为白细胞过多的血癌。每一天他都被比他高大的同学打,在他念书期间他发展出对疼痛的超级忍受力。当他12岁时,他的盲肠烂到炸开,医生发现阻碍他生长的不知名病原来是稀有的慢性盲肠炎。割掉盲肠后,他长高了8英寸,赢了第一场架。

我们开车穿越威斯康星州麦迪逊市去到他家。这是当他不在墨西哥时的住处。他不是一个自负的人,在我们谈话、相处这么长的时间内,他只有一次稍稍地对我表示了一下对他目前成就的满意。

　　⊖　1英尺=0.304 8米。——译者注
　　⊜　1英寸=0.025 4米。——译者注

"我可以把任何东西连接到另一个东西上面。"他微笑地说。

■ 用大脑去看

"我们是用大脑来看东西，不是用眼睛来看。"他说。

他的看法与一般人的看法相抵触，我们都认为人是用眼睛来看，耳朵来听，舌头来尝，鼻子来闻，皮肤来感觉。谁会挑战这个事实？但是对巴赫－利塔来说，眼睛只是负责接收到光能的改变，是我们的大脑在看，在产生知觉。

对巴赫-利塔来说，感觉怎么进入大脑并不重要，当盲人用盲杖时，他前后扫动，只有盲杖的尖端通过皮肤上的受体，送给他信息，然而这个盲杖的横扫让他知道门框在哪里、椅子在哪里，让他知道他碰到的是一只脚，因为脚会缩回去一点，这一点点的信息可以使他找到椅子坐下去。虽然他手上的感受体是他得到信息的地方，他的盲杖是他和物体中间的接口，但是他主观所知觉到的并不是手杖在手上的压力，而是房间的摆设：椅子、墙壁、脚，三维空间。手的皮肤上的感受体只是信息的一个中转站、一个数据点，皮肤表面的感受体在数据传送的过程中会失去它的主体性。

巴赫-利塔认为皮肤和它上面的触觉感受体可以替代视网膜，因为皮肤和视网膜都是二维空间的薄层，上面铺满了感受体，使图像可以在上面形成。

找到一个新的数据输送点或一个新的方式把信息送进大脑是一回事，使大脑能够解出皮肤感觉的码并让它形成图片又是另外一回事。要达到这一步，大脑一定要学一些新的东西，大脑用来处理触觉的部分必须学习适应新的信号。这个适应能力暗示着大脑是有弹性的，它可以重新组织它的感觉知觉系统。

■ 一种功能，一个位置

假如大脑可以重新组织它自己，那么，纯粹的大脑功能区域特定论就不可能是正确的。一开始时，连巴赫－利塔也支持功能区域特定论，因为它的成就太惊人了，使人不得不信。这个理论最早是布罗卡（Paul Broca）在 1861 年提出的，他是一名外科医生，他有个病人在中风后失去了说话能力，只能说一个字，不论你问他什么，他唯一的回答便是：唐，唐，唐（Tan）。在他死后，布罗卡解剖他的尸体，发现左脑额叶组织有损伤。一开始时，人们不相信说话这么重要的事只需要左脑前区一个地方的作用，直到布罗卡展示受损的细胞组织，加上也有别的病人在同一处受伤后失去了语言能力，大家才渐渐相信。现在左脑前区这块掌管说话的地方被称为布罗卡区（Broca's Area），被认为是协调舌头和嘴唇肌肉运动的区域。后来 1872 年，另一位医生威尔尼克（Carl Wernicke）发现大脑后面一点的地方受损会有另外一种语言障碍出现：不能了解语言的意思。威尔尼克认为这个受损的部位是负责字义的心理表征，跟语言的理解有关，这个区域后来被称为威尔尼克区（Wernicke's Area）。在往后的 100 年里，区域论变得更特定，因为新的研究不断找到更多的特殊功能，将大脑地图越画越精细。

　　不幸的是，这些支持功能区域特定论的病例越来越夸大，它从观察到大脑特定区域受损与某个特定心智功能丧失一系列的相关，衍生为一个概括性的理论，宣称每一个大脑功能只能有一个先天设定的位置，即"一种功能，一个位置"（one function, one location），表示假如大脑有一个部分受伤了，就不能重新组织，也无法修复它失去的功能。

　　大脑可塑性的黑暗时期开始了，任何跟"一种功能，一个位置"理念相反的东西都被忽略。1868 年，朱尔·科塔尔（Jules Cotard）研究早年有脑病变使得左脑半球（包括布罗卡区）萎缩的一群病人，但是，这些孩子都能正常地说话。这表示即使如同布罗卡所宣称的语言在左脑处理，大脑还是有足够的弹性去重新组织它的功能，如果情况逼迫它这样做的话。1876 年，索特曼（Otto Soltmann）切除小狗和小兔的运动皮质区（这是大脑专门负责动作的地方），他发现这些动物仍然可以走动。这些发现因不符合主流的看法，淹没在功能区域特定论的洪流之下。

■ 对功能区域特定论的抗议

　　巴赫-利塔在 20 世纪 60 年代初期，开始怀疑大脑的功能区域特定论。他那时在德国做研究，那个实验室是专门探讨视觉如何产生的。他们在猫的大脑视觉皮质上放探针，记录这些微电极放电的情形。他们给猫看一个图形，猫的视觉皮质区上的电极会送出电波（脑波）表示它们在处理这个图片。但是当猫的爪子偶然被摸到时，视觉皮质区也活化了，这表示它也处理触觉的信息。他们还发觉当猫听到声音时，视觉区域也活化起来。

巴赫-利塔开始觉得"一种功能，一个位置"的功能区域特定论可能是不对的，猫的视觉区至少处理两个其他的功能：触觉和听觉。他开始认为大脑大部分应该是"多重感觉区"（polysensory），即感觉皮质区能够处理一种以上感官所送进来的信息。

这是因为我们的感觉受体把从外界送进来不同种类的刺激，不论它们的来源是什么，统统转换成电流，透过神经传导下去，这些电流的形态就是大脑中的共同语言，在大脑中不再有视觉的影像、声音、味道、感觉，它统统是电流⊖。巴赫-利塔了解到，处理这些电脉冲（electrical impulses）的地方比神经科学家以为的更协调，更一致。这个看法后来得到神经科学家蒙特卡索（Vernon MountCastle）实验的支持，他发现视觉、听觉和感觉皮质区都有相同的 6 层细胞结构。对巴赫 - 利塔来说，这表示皮质的任何区域都应该可以处理传送到那儿的任何电流信号，我们大脑的模块应该没有那么专业。

在接下来的几年里，巴赫 - 利塔开始研究所有跟功能区域特定论不合的案例。因为他懂得很多国的语言，所以他可以读那些没有被翻译、比较旧的科学文献，重新发现在僵硬严谨的功能区域特定论还没有流行时的一些科学研究报告。他发现 19 世纪 20 年代，佛罗伦萨（Marie-Jean-Pierre Flourens）就已经发现大脑可以重组了。他重读常常被人引用但是很少被翻译的布罗卡的法文著作，他发现

⊖ 就好像在美国用美元，在中国香港地区用港币，但是进入中国台湾地区统统要换成台币才可以使用，大脑的通用语言是电流。——译者注

即使是布罗卡都没有关上大脑可塑性的门，是他以后的徒子徒孙曲解了他的发现。

"触觉－视觉"仪器的成功，更使巴赫－利塔重新去探讨大脑地图，毕竟这个奇迹不是来自他的仪器，而是病人那可以改变、可以适应新的人工信号的大脑。在大脑重新组织的过程中，他怀疑从触觉感官送上来的信息（本来是在大脑顶端的感觉皮质区处理的）已经重新规划路线，送到大脑后端的视觉皮质区处理了。这表示从皮肤到视觉皮质的神经回路正在发展中。

40年前，正当大脑功能区域特定论的帝国延伸到它最远的疆域时，巴赫－利塔开始提出他的抗议。他称赞功能区域特定论的成就，但是提醒大家有很多的证据显示大脑的运动和感觉功能有很大的可塑性。他有一篇论文被退稿6次，并不是因为他的证据有问题，而是他竟敢把"可塑性"这个字放在论文的标题上。在《自然》刊出他的论文后，他所敬爱的指导教授，1967年诺贝尔生理学或医学奖获得者拉格纳·格拉尼特（Ragnar Granit）请他去家里喝茶，格拉尼特因他在视网膜研究的贡献而得奖，他也帮忙使巴赫－利塔在医学院的毕业论文能够发表，格拉尼特在称赞巴赫－利塔在眼球肌肉研究上的卓越表现后，便请他太太离开房间，然后问他（纯粹是为他好）为什么要浪费时间在"大人的玩具"上？但是巴赫－利塔仍然坚持，并且开始把大脑可塑性的证据在一系列的书和论文中陈列出来，并且发展他自己的理论来解释这些替代现象背后的原因。

■ 舌头是进入大脑的绝佳入口

巴赫-利塔最大的兴趣变成了解释大脑的可塑性，但是他继续发明感觉替代的仪器。他跟工程师一起工作来缩小"牙医诊疗椅"——计算机-摄影机这个仪器以便盲人使用。过去，这个笨重的刺激震动板已经被薄如纸的塑料片所取代，这个塑料片只有一块美元直径大小，上面布满了微电极，可以放入口中，贴在舌头上。他认为舌头是最理想的"大脑-机器接口"，是进入大脑的绝佳入口，因为它没有一层死去的皮肤这种不敏感的东西在上面。计算机也缩小了很多，摄影机过去是一个皮箱的大小，现在已经可以装在眼镜架上了。

他同时也致力于其他感觉替代仪器的发明，他接受美国太空总署（NASA）的研究资助，发展出航天员在太空所戴的电子"感觉"手套。现行的手套太笨重，航天员很难拿取小对象或做精细动作。所以在手套的外面他放了许多电子侦察器，可以把电子信号传到手上。然后他把制造这种手套所学的知识应用到帮助麻风病人身上。麻风杆菌蚕食了皮肤和周边神经，使麻风患者的手失去感觉。这个手套和航天员的手套一样，外面有电子侦察器，可以把信息送到健康的皮肤上，在那里神经仍然是好的，这健康的皮肤就变成手的感觉神经入口。他接着开始研发盲人可以用的手套，帮助盲人辨识计算机屏幕。他甚至有一个研究计划是把电极放在避孕套上，使脊椎受伤病人的阴茎能有感觉以达到性高潮。这个计划的前提是性兴奋是在大脑中的，就像其他的感觉经验一样，所以避孕套上的传感器会接受性动作的感觉，把它转换成电脉冲，送到大脑处理性兴奋的地方去，以达到高潮。他研究的其他应用包括给人们"超级感官"，例如夜间视觉的红外线眼镜；他替海军发明了一个仪器，使官兵在水里可以感受到他们身体的方向；另一个是告诉外科医生手术刀的正确位置，他在外科手术刀上装了电子传感器，再把传感器送出来的信息送到医生舌头上的一个小仪器，将信息传送到大脑，这个仪器目前在法国已经测试成功。

■ 中风老人的奇迹复原

巴赫-利塔最早对大脑复健的了解来自他父亲奇迹性的康复。他父亲是西班牙卡塔兰（Catalan）[⊖] 的诗人及学者。1959 年,65 岁、丧妻的派德洛·巴赫-利塔（Pedro Bach-y-Rita）中风了，半边脸和半边身体麻痹，不能说话。

巴赫-利塔的哥哥乔治（现在是加利福尼亚州的精神科医生），被告知他的父亲没有复原的希望，应该送进疗养院去养老。乔治那时是墨西哥医学院的学生，便把父亲接到墨西哥与他同住。一开始，他安排父亲去美国英国医院（American British Hospital）做复健。这医院只有一般的 4 周复健课程。因为当时没有人相信更多的治疗会带给大脑什么好处。4 周之后，他父亲一点进步也没有，他还是一样的无助，需要被人抱进抱出、上厕所或洗澡，乔治通过园丁的帮忙，亲自照顾他父亲。

⊖　Catalan是西班牙境内的少数民族，所讲的语言与西班牙语不同。——
　　译者注

"幸好他是一个矮小的人，只有 118 磅，我们可以处理得来。"乔治说。

乔治完全不懂复健，他对这方面的无知变成上帝的恩赐，因为他的成功完全来自他违反所有的复健规则，完全不知道现行的悲观理论。

"我决定与其教他困难地走路，还不如教他爬。我说：'你是从爬开始学走路的，你先爬一阵子。'我们买了护膝给他，我们握着他的四肢，感到他的手和脚软弱无力，根本不能支撑他，所以一开始时，很困难。"一旦派德洛可以稍微支撑自己一点后，乔治就要他用墙来帮助他弱的那边肩膀和手臂。"靠着墙爬了几个月后，我就带他去花园中爬，结果遭来邻居的非议，他们责备我不孝，让大教授像狗一样在地上爬，我唯一的模式是婴儿学会走路的方式，所以我们在地上玩游戏，我滚弹珠，我爸要截住这些弹珠，或者我把铜板抛在地上，他要用虚弱的右手把钱捡起来。我们试着把所有的正常生活经验变成练习，我们利用洗脸盆来运动。他用好的左手扶着脸盆，用弱的右手（这只手没有什么控制力，而且会有抽搐的痉挛动作出现），在脸盆中转，顺时针转 15 分钟，逆时针转 15 分钟。盆子的边缘使他的手不会乱飞，我们是循序渐进，每一步都与上一个步骤有重叠的地方，渐渐地，他开始进步，一阵子以后，他帮助设计练习的步骤，他想要进步到可以坐下来跟我及其他医学院学生一起吃饭。"派德洛每天花很多小时练习，但他逐渐在进步，从爬到用膝盖移动，到站起来，到走路。

派德洛自己练习说话，3 个月后开始有恢复语言能力的迹象，几

个月以后，他想开始写作，他会坐在打字机前，中指放在要打的键
上，然后用手臂的力量来按下这个键。当他做到了这一步以后，他
开始训练只用手腕力量，最后达到只用手指力量，一次只用一个指
头。直到最后，他恢复了正常的打字。

一年要结束时，派德洛几乎完全恢复了。在他 68 岁时开始在纽
约的市立学院（City College）全职上课教书，他很喜欢教书的工作，
一直做到 70 岁退休。然后，他又到旧金山找到一个教职，再婚，不
停地工作、爬山、旅行。他在中风后生龙活虎地过了 7 年，后来去
哥伦比亚的波哥大（Bogotá）看他的朋友，一起爬山，爬到 9 000 英
尺时，他的心脏病发作，享年 72 岁。

我问乔治他知不知道他父亲的复原是多么不平常，以及他当时
有没有想到他父亲的复原是大脑可塑性的关系。

"我当时只是想如何照顾爸爸，但是我弟弟后来用神经可塑性在
谈这件事，一开始我不懂，直到父亲死后我才了解。"

◎ 惊人的真相

派德洛的尸体运回旧金山，因为那时巴赫－利塔在旧金山工作。
那是 1965 年，在没有扫描大脑的仪器之前，尸体解剖是例行工作，
因为这是医生可以学习大脑病变的一个方式，同时也可以知道为什
么病人会死亡。巴赫－利塔请阿奎那（Mary Jane Aguilar）医生解剖。

"几天以后，阿奎那打电话给我说：'快来，我有一些东西要给
你看。'当我到达斯坦福医院时，在桌上摊开的是我父亲大脑切片的
幻灯片。"

他说不出话来。

"我感到厌恶、反胃，但是我可以看出为什么阿奎那这么兴奋。幻灯片显示我父亲中风后大脑有很大的损伤，而且一直没有痊愈，虽然他恢复了所有的功能。我当时震惊得说不出话来，我觉得麻木、没有感觉。我在想：'看看他的脑伤有多大。'阿奎那问：'人怎么可能从这么大的脑伤中复原？'"

当他仔细检查时，他发现父亲 7 年前的脑伤主要是在脑干的地方，这是大脑最接近脊椎的地方，另一个大脑受损处在皮质掌管运动的地方。从大脑皮质到脊椎的神经有 97% 被破坏了。这么巨大的伤害使得他半身瘫痪。

"我知道这表示他的大脑后来完全重新组织过，因为他和乔治做了那么多的练习。直到我看到幻灯片的那个时候，我们都不知道他的复原有多么了不起。我们都不晓得他的损伤有这么大，因为那时还没有扫描大脑的仪器。当病人复原时，我们都假设他一开始大脑的受伤就没有很严重，阿奎那要我与她联名发表报告这个病例的论文。我没有拒绝。"

他父亲的故事是第一手的证据，即使一个年纪大的人有着严重的脑伤，复原还是可能的。在详细检查他父亲的脑伤及搜索文献后，巴赫-利塔发现在 1915 年，一位美国的心理学家法兰兹（Shepherd Ivory Franz）就报告已经瘫痪 20 年的病人通过大脑刺激的练习后可以恢复一些功能。

■ 将舌头神经连在脸部肌肉上

　　父亲的复原改变了巴赫-利塔的事业路线，在44岁时，他回头去行医，在神经科及复健科进行他的住院医生训练。他了解病人要恢复，必须先有动机才行，而且训练的运动练习必须跟日常生活的活动很相近才行。

　　他把注意力转去治疗中风病人，帮助病人在中风多年后克服主要的神经上的问题。他发展出玩游戏来帮助中风的病人移动手臂的方法。他开始把所知的大脑可塑性与练习设计综合起来，传统上，复健的课程在几周后就停止了，因为病人已经停止进步，或进入"高原期"（plateau）[⊖]，医生失去了再继续下去的动机。但是巴赫-利塔基于他对神经联结再生的知识，认为这个学习曲线的高原现象只是暂时的，一部分原因是可塑性本身学习周期的关系，学习之后必须要有一段"固化"（consolidate）时期，虽然在固化时期没有显著的进步可见，生理的变化还是在内部发生着，它使新的技术变得更自动化及更精细。

　　巴赫-利塔为面部运动神经受伤的人发展出一个新的训练计划。这些人很可怜，他们面部的肌肉不能动，所以眼睛不能闭起来，不能恰当地说话，或表达情绪，因此看起来像个怪物。巴赫-利塔用手术的方式将平常连到舌头的一条神经连到病人的脸部肌肉上，然后他发展出一套大脑练习的计算机程序来训练"舌头神经"（尤其是

――――――――――
　　⊖　这是统计学上的名词，即曲线上升到某个地步后，不再上升而维持原来高度。——译者注

大脑控制这条神经的地方）作为面部神经。这些病人学会了表达正常的脸部情绪、说话及闭上眼睛。这是巴赫－利塔所谓他可以"把任何东西连接到另一个东西上"的一个例子。

■ 听觉皮质变成了视觉皮质

巴赫－利塔在《自然》期刊发表论文的 33 年后，科学家用现代版的"触觉－视觉"仪器，将病人送进扫描机，确认了从病人舌头往上传的触觉影像的确在视觉皮质区处理。

关于感觉可以重新设定这个命题的所有合理怀疑，在最近一个令人惊异的大脑可塑性实验中都得到了回答，这个实验不是重新设定触觉和视觉神经回路，而是听觉和视觉。神经科学家瑟尔（Mriganka Sur）用外科手术的方式将小雪貂的神经回路重组了一番，一般来说，视神经是从眼睛到视觉皮质，但是瑟尔用外科手术将雪貂的视神经连到了听觉皮质上，他发现这只雪貂还是可以看得见。利用放入雪貂大脑中的探针，瑟尔证明了当雪貂看东西时，听觉皮质活化了起来，在做视觉处理的工作。它的听觉皮质已经自行重新组合，现在有视觉皮质的结构了。虽然动过这个手术的雪貂并没有 20/20 的视力[⊖]，它们有 20/60 的视力，跟一般戴眼镜的人差不多。

直到最近，这种转换几乎是不可思议的，但是，巴赫－利塔用实验证明了大脑其实是比功能区域特定论拥护者所愿意承认的

⊖ 说明视力正常，即站在距视力表 20 英尺（6 米）处，大多数人和你看到的一样。——译者注

更有弹性，他使我们对大脑有更正确的了解。在他做了这些研究之前，大部分的神经科学家会说：我们有视觉皮质，位于后脑的枕叶（occipital lobe）上，处理视觉的信息；听觉皮质在我们的颞叶（temporal lobe）上，处理听觉信息。但是从巴赫－利塔的研究，我们知道这个事情不是这么简单，它其实是很复杂的，而且大脑的这些区域是很有弹性的处理者，互相联结，有能力处理一些意想不到的输入。

■ 大脑的适应力超乎想象

切尔茨并不是唯一受惠于巴赫－利塔多才多艺能力的人。他的团队从那以后已经训练了 50 多个病人来改善他们的平衡和走路。有些人的损伤跟切尔茨一样，其他人有大脑创伤、中风，或帕金森症（Parkinson's disease）。

巴赫－利塔的重要性在于，他是那一代神经科学家中，第一个了解大脑有可塑性并且把这个知识应用到临床上，解救了病人的痛苦。隐藏在他的研究和治疗中的是一个理念，我们天生的大脑比我们了解的更有适应能力，是一个全方位的机会主义者。

切尔茨的大脑发展出新的平衡感，或是盲人的大脑发展出新的神经回路使他学会辨识物体、视知觉及动作，这些改变并非神秘、不知为何的特例，而是规则本身。感觉皮质本来就很有弹性，很有适应性，当切尔茨的大脑学习去对人工的受体做反应时，它并不是做例外的事，它是在尽它的本分。最近巴赫-利塔的研究引发认知科学家克拉克（Andy Clark）的灵感，说我们是天生的机器人（natural-born cyborgs），表示大脑的可塑性使我们可以很自然地依附到机器上，如计算机和其他电子工具上。但是我们的大脑也同时重组它自己，对从最简单的工具送进来的信息作反应，例如盲人的手杖。可塑性是从史前时代就存在于大脑中的一个特性，大脑比我们所能想象的还更开放，大自然在尽力帮助我们知觉到并且了解身边的世界。它给了我们一个大脑，用改变它自己的方式在这个善变的世界中存活下来。

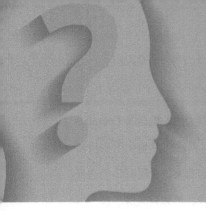

第2章

为自己建构一个更好的大脑

被贴上"智障"标签的女人如何自我疗愈

那些在大脑领域有重大发现的科学家，通常他们自己的大脑就很特别。有重大发现而自己的大脑又有缺陷的人则很少，不过，也有例外，巴巴拉·艾洛史密斯·杨（Barbara Arrowsmith Young）正是这样一个特例。

当她还是学生的时候，"不对称"是最能形容她心智的一个词。她在1951年生于加拿大的多伦多，但是在安大略省的彼得镇（Peterborough）长大。杨的听觉和视觉记忆都很好，测验成绩都在第99百分位数，她的前额叶发展得非常好，给她顽强的驱力，但是她的大脑"不对称"，也就是说，除了这些特别强的能力之外，有些能力是落后的。

这个不对称在她身上也留下了烙印，她母亲

开玩笑说，妇产科医生一定是拉着右脚把她接生出来的，因为她的右脚比左脚长，使她的骨盆移位。她的右臂伸不直，她的右半边比左半边大，她的左眼比较不灵敏，她的脊椎也是不对称的，有脊柱侧弯（scoliosis）。

杨有严重的学习障碍，她的大脑掌管语言的布罗卡区没有发展完成，所以她的咬字发音有问题，她缺乏空间推理能力。当我们要在空间中移动身体时，会先在大脑中用空间推理能力建构一个想象的途径，然后才去执行动作。空间推理对爬行的婴儿很重要，对在钻牙齿的牙医很重要，对冰上曲棍球手出击时也很重要。杨 3 岁时，有一天，她决定要去玩斗牛士和牛的游戏，她是那只牛，停在车道上的汽车是斗牛士的斗篷，她冲上前，以为她可以及时转弯，躲过汽车，但是她计算错误，冲向汽车，把她头撞破了，她母亲说假如杨能再活一年，她会非常惊奇。

空间推理能力对在大脑中形成心智地图、知道每样东西在哪里也是非常重要，我们用这种能力来安排书桌上的东西或记住我们把钥匙放在哪里。杨总是在找东西，因为她没有心智地图，一转眼就忘记了那个东西，所以她必须把所有的东西堆在眼前使她可以看得见，她的衣橱、抽屉都是打开的，如果出门，她一定走丢。

她同时还有肌肉动觉（kinesthetic）的问题。肌肉动觉使我们知道自己的身体和四肢在空间的什么地方，它使我们可以控制或协调我们的动作。它同时也帮助我们在摸到一个对象时，认出是什么东西。但是杨从来不知道她的手臂和腿离开她的左边身体有多远。虽然她很好动，像个小男孩，但是她的动作却非常笨拙，她不能用左手端一杯橘子水而不打翻它，她总是被什么东西碰得摔跤或差点摔跤。楼梯对她来说是个险恶的致命陷阱，她左边身体的触觉不断恶化，常有撞到东西留下的淤青，当她终于学会开车时，车子左边充满了撞击的凹痕。

她也是视觉障碍者，她的视觉广度非常窄，她在看书时，一次只能看到几个字母。

但是这些都不是她最弱、最头痛的问题，因为她的大脑在了解符号之间关系的部分发展不完全，所以她对语法、数学概念、逻辑、因果关系的理解有问题，她无法区分"父亲的兄弟"和"兄弟的父亲"之间有什么差别。对她来说，双重否定句（double negative）是不可能了解的。她无法看时钟来知道时间，因为她不了解长针和短针之间的关系，她无法分辨左手和右手，不只是因为她缺乏空间地图，同时还因为她无法了解"左"和"右"之间的关系。只有费尽心力，加上不断地重复，她才能学会符号之间的关系。

她会把 b 和 d 以及 p 和 q 颠倒，把 was 念成 saw，从右到左读和写。这种缺陷叫作"镜像书写"（mirror writing）。她惯用右手，但是因为她写字是从右往左写，把所写的字都抹黑了，她的老师以为她是故意的、不听管教的孩子。因为她有失读症（dyslexic），她会读错，这使她付出很大代价。她的兄弟把做实验的硫酸装在她点鼻药水的旧瓶子里，有一天，她的鼻子不通，她想点一下药水，她误读了上面的新标签，躺在床上让硫酸从鼻子流入了鼻窦，她太为自己感到羞耻，不敢告诉妈妈她又闯了祸。

不能了解因果关系，让她在社交上大大吃了亏。在幼儿园，她不能了解为什么她的兄弟也在同一个幼儿园，她却不能随时想到就去他的班上找他。她可以记住数学的计算过程，但是无法了解数学的概念。她知道 $5 \times 5 = 25$，但是不知道为什么。她的老师认为熟能生巧，给她很多的练习题回家去做，她的父亲花很多的时间亲自教她，但是都没有效果。她的母亲把简单的数学题目写在卡片上，天天给她看，因为她不会做，所以她就找了一个地方坐，使太阳能够照到她母亲高举的卡片，阳光使卡片变得透明，她就看到纸片背后的答案了。这些补救的方式都不能到达问题的根源，只是使问题更加令人痛苦罢了。

因为她极力想要有好成绩，所以她午饭时间及放学后都用来背诵，到了高中她的表现真是两极化，有时满分，有时很差。她学会用记忆来掩饰缺点，经过多次背诵后，她可以背下整页的课文。每次考试前，她都祈祷今天的考试是考事实而不是推理，如果考事实，她可以得 100 分，假如是考理解两者的关系，她就一筹莫展，顶多拿十几分罢了。

杨不了解在真实时间所发生的任何事，她了解事过境迁后"历史学家"所写的事实。因为她不了解身边正在发生的事情，所以她的时间都花在回顾过去已经发生的事上，想把这些看不懂的片段拼凑成有意义的东西。一个简短的谈话，她要在心中一直回放才能了解，电影的对白、歌词的意义这些都得在她脑海中重复至少 20 次以上才行，因为等到她听到句子末尾时，她已经不记得句子开头的意思是什么了。

她的情绪发展当然因此而不顺。因为她的逻辑不好，所以她在听花言巧语的人说话时，听不出句子里矛盾的地方，因此，她从来不知道应该去相信谁。她很难交到朋友，而且她一次也只能交一个朋友。

但是，她最苦恼的是她对所有东西的不确定性。她觉得什么都有意义，但是都不能确定这些意义是不是真的，她的口头禅是"我不了解"。她告诉她自己："我住在雾里，这个世界像棉花糖一样是软绵绵的。"像许多有严重学习障碍的孩子一样，她开始认为自己或许是疯了。

■ 聪明的学习障碍者

杨成长的时代是得不到什么资源和帮助的时代。

"在1950年的小镇，如彼得镇，你根本谈不了这些事情。"她说，"一般人的态度是你可以念书或你不能念书，那时候没有特殊教育老师，没有专科医生或心理学家可以看。'学习障碍'这个名词一直要再过20年才为人所接受。我一年级的老师告诉我父母，我是'心智障碍'（mental block），永远不能像一般人那样学习，那时只有聪明、一般、迟缓和智障四个等级。"

假如你是智障，你就会被放入"机会班"（opportunity class）。但是那个地方又不适合记忆强、拼字比赛冠军的孩子。杨的童年朋友唐纳德•弗洛斯特（Donald Frost）现在是一位雕塑家，他说："她承受很大的学业压力。她们家所有的人都是高成就者，她的父亲杰克是电机工程师，替加拿大电力公司拿到34项专利，假如你能让杰克放下书本出来应酬吃饭，那是一个奇迹。她的母亲玛莉的座右铭是：'你会成功，这是毋庸置疑的。'假如你有毛病，改掉它。'杨一直都非常敏感、热情、体贴。"弗洛斯特继续说："她把她的问题隐藏得很好，它是不许被提起的。在第二次世界大战后，当时的态度是你不要引起别人注意你的缺点，就像你不要人家注意你脸上的青春痘一样。"

杨到圭尔夫大学（Guelph of University）念儿童发展，希望能够找出自己问题的所在。在大学时，她心智的差异又一次浮现，很幸运，她的老师注意到她在儿童观察室中很能注意到别人所忽略的非语言线索，所以请她教这门课，她一开始认为老师一定弄错了。后来她进了安大略教育学院（Ontario Institute for Studies in Education, OISE），大部分的学生只要读一次或两次论文，但是杨要读20次才能抓到文章重点。她能读得下去全靠一天只睡4小时的苦读。

因为杨非常聪明，在儿童观察上又表现得这么好，她的研究所老师很难相信她有学习障碍，第一个了解到她问题的是约书亚·柯恩（Joshua Cohen），这是另一个极端聪明但是有学习障碍的安大略教育学院学生。他有一个小小的诊所，用当时标准的"补偿训练"（compensations）来帮助有学习障碍的孩子。这个方法是基于一个当时大家所接受的理论：一旦神经细胞死亡或发育不全，它没有办法修补，只能用补偿训练来解决问题，假如你不能读，就请听录音带，如果比较慢，就请多给自己一些时间，假如没有逻辑性，不了解别人在说什么，就请把重点用带颜色的笔画下来。柯恩设计了一套补偿训练的计算机软件专给杨用，但是她认为这个太浪费时间，此外，她的论文研究的正是安大略教育学院的补偿训练计划，她发现大多数的孩子并没有进步，而她自己有这么多的缺陷，她认为很难找出一条有效的路来绕过她的缺失处。因为她已经很成功地发展了记忆，所以她告诉柯恩她认为一定有更好的方法。

■ 破碎的人

有一天，柯恩建议她去看一下俄国神经心理学家鲁利亚（Aleksandr Luria）的书，因为他自己正在看。杨努力去读这些书，困难的部分不知来回读了多少遍，特别是那本《神经语言学的基本问题》（*Basic Problems of Neurolinguistics*）有一章是讲中风或脑伤病人的语法、逻辑和看时钟问题。鲁利亚生在 1902 年，在俄国大革命时代成长，他对心理分析深感兴趣，尤其是弗洛伊德创造的"自由联想法"（free association）。病人说出心中所想到的第一个字来响应治疗师的提示，他当时的目标是发展出一套可以验证弗洛伊德理论的客观测验。在他20 多岁时，他发展出第一个测谎仪，斯大林开始执政后，心理分析变成唯心论，他变成不受欢迎的科学家，他曾公开承认他犯了一些"理想主义的错误"，无可奈何，他进了医学院。

但他还是没有忘记心理分析，他悄悄地把心理分析的方法和心理学组合到神经学中，创立了一个新领域：神经心理学。他长期追踪他的病人，将个案的历史写得很清楚，不像以前的神经学家只简单地描述病人的病征。著名的科普作家、纽约有名的神经科医生萨克斯（Oliver Sacks）就说："鲁利亚的病历可以媲美弗洛伊德的病历，充满了深度细节及精准的描述。"鲁利亚有一本书《破碎的人》（*The*

Man with a Shattered World）就完全是一个病人的日志，里面是他对这个奇怪病情的看法。

1943 年 5 月底，札兹斯基（Lyova Zazetsky）来到鲁利亚工作的复健医院。札兹斯基是个年轻的俄国少尉，在对抗纳粹的斯摩棱斯克（Smolensk）战役中受了伤，脑部中弹，主要伤区在左脑深处。有很长一段时间，他昏迷不醒，当他终于醒过来时，有很奇特的症状。因为子弹碎片伤到他掌管符号之间关系的地方，他不再了解逻辑、因果关系或空间关系。他不再能区分他的左边和右边，也不了解跟关系有关的语法介词，如 in、out、before、after、with 和 without。这些介词对他来说都没有意义，他无法了解一个字、一个句子或回忆出完整的一件事，因为这些都牵涉到符号之间的关系。他只能抓住一些零星碎片，浮光掠影。但是他的前额叶是好的，所以他可以做计划、策略，形成意图，寻找相关数据，执行他的意图，因此他知道自己的缺点，所以来找鲁利亚，希望能克服这些缺点。虽然他不能读，但是可以写，因为读是一个视知觉的活动而写是一个意图的活动。他开始写零碎的日记，叫作《我会奋斗下去》（*I'll Fight On*），最后累积到 3 000 页。"我在 1943 年 3 月 2 日就已经死了，"他写道，"但是因为我身体的某种生命力，我奇迹般地活到现在。"

鲁利亚观察了他 30 年，记录札兹斯基的伤势如何影响他的心智活动。他目睹札兹斯基如何不断地奋斗以达到"活着，不仅仅是存在"(to live, not merely exist) 的人生基本要求。

◎ 破碎的脑

阅读札兹斯基的日记，杨在想："他所描绘的正是我的生活。"

"我知道'母亲'和'女儿'这两个词的意思，但是我不知道'母亲的女儿'是什么意思。"札兹斯基写道，"'母亲的女儿'跟'女儿的母亲'对我来说一模一样。我同时也不了解'象比苍蝇大吗'这个句子的意思，我所知道的就是苍蝇很小而大象很大，但是我不了解'比较大'和'比较小'是什么意思。"

看电影时，札兹斯基写道："在我还没机会弄清楚演员在讲什么时，下一幕又开始了。"

鲁利亚开始找出札兹斯基的问题所在。子弹射在他的左脑三个主要知觉交会的地方：颞叶（通常是处理声音和语言的地方）、枕叶（通常处理视觉影像）和顶叶（parietal lobe，通常处理空间关系及综合不同感官送上来的信息）。三个脑叶送上来的信息在此交会区作汇整。虽然札兹斯基可以看得见，但他无法把看到的东西汇集成整体，更糟糕的是他不知道这个符号跟另一个符号之间的关系，但是我们用词来做思考时却可以。所以札兹斯基常常用词不当，使人以为他没有足够大的网去兜住词和词的意义，他也无法将词和它的定义联系起来，他活在零碎的世界里，他在日记中写道："我永远活在大雾中……我心中一闪而过的是一些影像……一些模糊的影像突然之间出现了，又突然之间消失了……我不了解也不记得这些影像是什么意思。"

第一次，杨了解到她的问题原来是有名字、有原因的。但是

鲁利亚并没有提供一个她所需要的东西：治疗的方法。当她了解
她能力的缺陷有多大后，她变得更疲倦、更沮丧，觉得自己没有
办法再这样下去了。在地铁的月台上，她寻找一个跳下去立刻会
死的地方。

■ 为自己设计练习

就在这个时候，她读到一篇论文，加利福尼亚大学伯克利分校
的罗森威格（Mark Rosenzweig）教授正在研究在有丰富刺激和贫乏
刺激环境下长大的老鼠，在把老鼠的大脑做切片检查神经生长的情
形时，他发现有丰富刺激的老鼠大脑比较重，神经传导物质比较多，
血管的分布比较密，有更多的血液来支持大脑的工作。他是第一个
用大脑活动可以改变大脑结构的实验证明神经可塑性的科学家⊖。这
时，杨已经 28 岁了，仍然在研究所读博士。

对杨来讲，这像被闪电击中一样，茅塞顿开。罗森威格已经指
出了大脑是可以改变的，虽然很多人不相信他，但对她来说，这表
示补偿作用可能不是唯一的答案，她可以把罗森威格的实验和鲁利
亚的研究联结在一起，为她自己打开一条通路。

她把自己关起来，不跟别人接触，夜以继日地设计心智运作的
练习题，一天只睡几个小时，她没有把握这种练习一定会有效，但

⊖　罗森威格这个实验现在已是神经学上的经典实验，影响了美国的儿童
　　发展心理学及教育政策。——译者注

是她全力去练习最弱的一环——找出符号彼此之间的关系。有一个练习是去读几百张显示不同时间的时钟卡片，她请柯恩把正确的时间写在卡片背后，她每次都先洗牌使自己不会记住正确答案，她抽出一张卡片解读钟面的时间，翻过去看正不正确，再抽第二张出来，假如她答错了，她就拿出真正的时钟，慢慢地转动时针和分针去了解为什么 2∶45 指针是在"三"前面 3/4 的地方。

当她终于开始了解了之后，她再把秒针加进来。在经过几个星期的刻苦学习之后，她不但能比一般人看钟看得更快，她对别的符号的关系也有进步了。她第一次开始了解语法、算术及逻辑，最重要的是她开始了解别人在说什么了。第一次，她开始过实时的生活（real time，即以事情发生的当下来理解的生活）。

受到初试即成功的鼓舞，她开始设计练习来改进自己其他的缺陷，如空间上的困难、不知自己四肢在哪里的困惑，以及视觉上的局限。她把这些能力都练到了一般人的水平。

■ 治疗学习障碍的学校

杨后来和柯恩结婚，1980 年他们在加拿大多伦多市创立了艾洛史密斯（Arrowsmith）学校，他们一起做研究，杨继续发展大脑的练习，及管理学校每天日常生活的杂事。后来他们离婚了，柯恩在 2000 年过世。

因为很少人知道神经的可塑性或是愿意接受它，也不相信大脑可以像肌肉一样锻炼，所以她没有什么机会让人家知道她的研究。有些人批评她竟敢宣称学习障碍是可以治疗的，他们认为这是没有证据支持的，是不切实际的。但是她没有被流言打败，继续针对学习障碍者最弱的大脑部位和功能设计练习。在高科技的大脑扫描还没有发明前，她依赖鲁利亚的研究来了解大脑的什么区域处理大脑的什么功能。鲁利亚通过像札兹斯基这样的病人画出了大脑功能图，他观察士兵大脑受伤位置和心智功能缺失的关系。杨发现，在鲁利亚的病人身上发现的思维缺陷，学习障碍是其较为轻微的变式。

申请进入艾洛史密斯学校的成人和孩子要先经过 40 小时的评估，这些评估的测验是设计来判断大脑哪一种功能有缺失，这个缺失是否可以补救。通过申请的学生安静地坐在他们的计算机前面学习，其中有些被诊断为注意力缺失以及学习障碍，很多人在进这学校时是需要服用哌醋甲酯（Ritalin）药物的。当他们的练习有进步时，有些人可以停药，因为他们的注意力问题其实是学习障碍的副产品，因为不懂才会注意力游离。

那些像杨一样小时候不能看钟的孩子，现在坐在计算机前面练习看钟，这个钟有 10 只指针，不但有分针、时针、秒针，还有日、月、年的各种指针，他们安静地坐着，聚精会神地做练习，答对的题目达到某个数量后，才可以进到下一个阶段，这时他们会高兴地大叫："棒极了！"计算机屏幕会一直闪来恭喜他们。当他们完成这个课程时，他们花几秒钟就可以看出非常复杂的时钟上的时间，比我们一般人的速度还快。

在另外一张桌子上，孩子在学认波斯文字及乌都语（Urdu，印度一种方言）的字母来强化他们的视觉记忆。这些字母的形状孩子都很不熟悉，大脑的练习是需要孩子学会快速地辨认这些不熟悉的形状。

当我们说话时，大脑把一系列的符号（代表想法的词和字母）变成一系列传到舌头和嘴唇肌肉的运动指令。杨从鲁利亚的书中揣摩得知，把这一系列的肌肉运动指令组合起来的地方是左脑前运动皮质区（premotor cortex），我送了几个这方面功能有缺陷的病人到她的学校去。其中一个有这种毛病的男孩一直很受挫折，因为他的思想比他的嘴巴动得快，所以他说话时常会漏掉一段信息使别人听不懂他的话，或是找不到他要用的词从而有点口齿不清。他是很外向的人，但是常常不能正确清楚地表达自己的意思，只好闭嘴不说话。在班上，老师问他问题时，他知道答案，但是要很久才能把想法组织好，把话讲出来，所以他看起来比实际上笨，他也开始怀疑说不定他自己并没有那么聪明。

当我们写作时，大脑把想法转换成词（而词正是符号），再经过手指和手的运动把字写出来。这个孩子写字手会抽搐，因为他大脑中把符号转换成手指和手肌肉动作的容量很快就满了，所以他只好把写一个字分割成很多小的动作片段，而不能流利地写作。虽然老师要教他连在一起的手写字体，但他比较喜欢用印刷体书写（大人有这个毛病就很容易被指认出来，因为印刷体是每一个字母分开写，只有几个书写动作，对大脑来说，工作量不会太大，而写连在一起的花体字时，我们一次写好几个字母，大脑必须处理比较复杂的动作）。对这孩子来说，写作特别痛苦，因为考试时，他常常知道答案，但是来不及写，或是有时他心中想的是某一个词、字母或数字，但是写出来的是另一个。这些孩子通常被认为是粗心大意，但是事实上是大脑负荷过量，送出了错误的肌肉运动指令。

有这种问题的学生通常会有阅读困难。当我们阅读时，大脑读到句子的一部分后，就会命令我们的眼睛移到句子的后半部去，阅读需要一直不停改变眼睛运动的指令，使眼睛可以停留在我们要它停的地方以吸收信息。⊖

这个孩子的阅读非常慢，因为他会漏字、跳行，使得他分心。对他来说，阅读是超出他负荷的，使他极度疲倦地作业。在考试时，他常会读错题目。当他检查答案时，会跳过整段的答案。

在艾洛史密斯学校，这个孩子进行的大脑练习包括用手描绘复杂的线条来刺激他很弱的前运动皮质区。杨发现描红练习可以改进孩子说话、写作和阅读三个领域的表现。等到孩子毕业时，他已经可以读到下一个年级的程度（即 3 年级可以读 4 年级的书），而且平生第一次可以因喜欢而去阅读。他可以说很长的句子而不中断，他的写作也进步了很多。

⊖　阅读时眼球跳动其实不是这么简单，我们的眼睛只有在凝视时才能吸取信息，在跳动时是看不见的，我们在阅读时，视窗周边的神经细胞通常可以接受一些信息，使我们第二次的凝视点不会落在两个字中间的空白上，对这方面有兴趣的读者可以上台湾"中央大学"认知神经科学研究所的网站（http://www.ncu.edu.tw/~ncu5200/f_032.php），上面有阅读中文时，眼球跳动的数据。

在学校里，有些孩子听ＣＤ来背诵诗词以改进他们弱的听觉记忆。这种孩子因为常常忘记老师的指示而被认为不专心、懒惰。事实上，他们有大脑的问题，当一般人可以记住7个不相干的东西（如7位数的电话号码），这些人只能记得两三个。有些人强迫性地抄笔记，使自己不会忘记，有好几个病人不能把一首歌从头唱到尾，他们的大脑不胜负荷，有些人不但记不得自己要讲什么，连自己在想什么也记不得，因为用语言的思想太慢。这些毛病可以用训练死记硬背的大脑练习来改进。

杨同时也发展了专门训练社交不灵光的孩子的大脑练习，因为他们阅读非语言线索的大脑功能有问题。还有的练习是给前额叶缺失的人设计的，如在做计划上有缺失，在发展策略上迟缓，不能区分出哪些是相关有用的信息，哪些是无用的，难以形成目标并且执行完毕。这些人通常看起来散乱没有组织，不能从经验中吸取教训。杨认为这些被贴上"歇斯底里"（hysterical）或"反社会"（antisocial）标签的人在前额叶这部分发展不足。

这些大脑的练习真的改变了一个人的一生。一个美国的毕业生告诉我，当他13岁来到这所学校时，他的数学和阅读能力还处在3年级的程度。他在塔虎兹大学（Tufts University）做了神经心理学的测验后，被告知他永远不可能改进。他母亲试过10所帮助孩子改进学习障碍的学校，但是没有一所学校对他有帮助。在艾洛史密斯学校学习3年后，他的阅读和数学能力达到10年级的水平。现在他大学毕业了，在一家创投公司做事。另一位16岁进入艾洛史密斯的学生，阅读能力只有1年级的水平，他的双亲都是老师，试尽了所有的补偿训练都没有起色，但是在艾洛史密斯练习 14 个月后，他的阅读能力提高到 7 年级的水平。

■ 强化弱点的大脑练习

每个人都有一些比较弱的大脑功能，这个以大脑可塑性为基础的技术可以帮助很多人，我们的弱点若能强化，对事业会有很大的帮助，因为大部分的事业都需要用到多种大脑功能。杨用大脑练习拯救了一个很有天分的艺术家，他有一流的绘画能力和绝佳的色感，但是物体辨识能力很弱。[辨识物体的形状所需的大脑功能跟画图能力和色感的大脑功能不同，它跟孩子很喜欢玩的《华朵在哪里？》[⊖]（*Where is Waldo?*）所需的能力很相似。在这个项目上，女性通常做得比男性好，这就是男生常常找不到冰箱中的东西的原因。]

杨也曾帮助过一个律师，因为他的左脑布罗卡区有缺失，所以在开庭时口齿不清。因为把强处的资源特别分去支持弱点似乎是分散了资源，所以一个有布罗卡区说话困难的人常常发现他在说话时不能思考，因为资源已被说话给占去了。自从集中全力训练布罗卡区的语言功能后，这名律师成为了一个成功的法庭辩护律师。

⊖ 这是一本书，每一页都画满了各式各样的人物、器具、动物，凡是小孩子认得的东西都在图上，在满满一页各式各样形状和颜色之中，有一个小人叫华朵，藏在图形之中，孩子要把他找出来。——译者注

■ 释放热爱学习的天性

艾洛史密斯的理念和大脑练习治疗法对教育有重大意义。很多孩子会因此而受益，这种找出弱点区域然后强化这个区域的功能，显然比一直让孩子重复自己不会的功课使他越来越挫折好多了。当一个链条中，弱的环节被强化后，人们就可以去学习那个过去被挡住不能学的技能，他们觉得被解放出来了。我有一个病人一直觉得自己很聪明，但是没有用到他全部的能力，有很长一阵子，我误以为他的毛病是心理冲突，例如害怕竞争，把超越他父母、兄弟的恐惧深埋在心中等。这种冲突的确存在，也的确会阻碍一个人前进，但是我后来发现他所希望避免的冲突来自长期的挫折——害怕大脑的限制所带来的失败挫折。一旦他从艾洛史密斯的大脑练习中解决了困难之处后，他天生对学习的热爱就完全浮现出来了。

很具有讽刺意味的是，几百年来，教育家就知道必须通过不断变难的练习来锻炼建构孩子的大脑以强化大脑功能。从19世纪到20世纪初期，课堂的教育还是偏重死记，要孩子背诵外国的长诗（这会强化听觉记忆，使孩子用语言来思考）。学校的注意力几乎都放在书写能力上，这可能强化了运动能力，所以不但帮助书写，也增加阅读的速度和流利性以及说话能力。通常学校会很注意发声法有没有做到完美。20世纪60年代以后，教育者抛下了这些传统的练习，因为它们太僵化、无聊、没用。但是，不重视这些基本训练的代价是很高的，这些可能是许多学生系统化操作大脑的唯一机会，这种大脑操作使我们对符号运用得纯熟流利。对我们其他的人而言，这种课程的取消使我们口才雄辩能力下降，因为这需要记忆以及听觉方面的大脑能力，而这些我们现在已经不熟悉了。在 1858 年林肯和道格拉斯（Lincoln-Douglas）的辩论中，他们都轻松自如、滔滔不绝地说了一个多小时而不需要看稿，那些长篇大论都背在脑海中。今天，在 20 世纪 60 年代以后顶尖学校的学者，演讲时都需要用 PPT 来弥补他们前运动皮质区的弱点。

杨的教学方法迫使我们去想：假如每一个孩子都能接受以大脑为基础的评估，这对他们的学习会有多大的帮助，他们的困难能被及早发现，有一个量身订制的课程在大脑可塑性最高的童年来强化弱点、改进它，及早去除毛病，不要等到孩子认为自己很笨、学不会，然后痛恨学校、厌恶学习时才来想办法挽救，那时已太晚，因为孩子已不愿面对他弱的部分，甚至失去了他已有的长处。越小的孩子进步越快，或许是因为未成熟大脑的神经联结比成人的大脑多了 50%。我们到达青春期时，大脑开始大量修剪，那些没有经常被使用的神经联结和神经元会死亡，也就是"用进废退"（Use it or lose it.），不用就被修剪掉了。最好是在皮质以及这些神经元在的时候去强化弱点。无论如何，以大脑为基础的评估不但对中小学，甚至对大学教育都会有帮助，许多在高中表现良好的学生，进了大学却念不下去，因为他们大脑功能的弱点无法负荷大学的功课，即使没有这些危机，每个成年人也能从以大脑为基础的认知评估中受益。一个认知能力的测试可以帮助人们更加了解自己的大脑[⊖]。

■ 用进废退的脑

从罗森威格第一次用老鼠做环境与神经发展的实验到现在已经好多年了。自他以后，很多实验室都发现刺激大脑会增加神经联结的发展，在丰富环境中长大的动物，有其他动物可以游戏、有玩具可以玩、有对象可以探索、有楼梯可以爬，它们学习得比同基因但是在贫乏环境中长大的手足来得快。通过困难空间问题考验的老鼠，它们大脑中的乙酰胆碱（acetylcholine）比较高，乙酰胆碱是跟学习有关的神经传导物质。在丰富环境中长大或有做许多心智训

⊖ 对于本章作者的看法我有非常多的保留之处，作为译者，只能忠实地将它译出，但我非常不赞同普遍地施行以大脑为基础的认知功能测验，因为我们对大脑功能的了解还没有到那个地步，艾洛史密斯学校的业绩是否有那么神奇还待考证，作者这章的描述令我有看广告词的感觉。因为中国台湾有许多人对大脑的看法还停留在20世纪初，新仪器未发明，只能臆测、不能目睹的时期，因此有必要介绍最新的大脑与教育的观念进来，只是每个作者的人格与文风不同，读者必须记住杨在创立艾洛史密斯学校时，完全不了解大脑的内部功能情形，她只是凭借俄国神经心理学家鲁利亚观察受伤士兵的行为加上死后大脑解剖的病理部位，用相关法所得出的大脑功能部位图来发展她的大脑练习法，其中颇多值得商榷之处，读者不可盲从。中国台湾现在已经有很多用最简单的脑波帽来测儿童聪明智慧的行业出现，令人忧心，脑波只能测大脑神经细胞放电的情形，如癫痫的病人大脑神经元的放电不正常，或在执行某项认知功能时，大脑某相关部位活化（放电）的程度，但这并不能预测孩子的聪明智慧，父母不可乱听卖卜者言。

练的动物，它们大脑皮质比其他动物重 5%，在直接接受刺激训练的大脑部分比其他动物大 9%。经过训练或刺激的神经元不但细胞体大小增加，还增加了 25% 的分支，同时，它与别的神经元的联结和血流量的支持都有增加。这个改变到晚年还是可以发生，虽然不会像年轻动物发展得那么快，这个现象目前在所有测试过的动物身上都能看到。

对人来说，利用死后切片可以看到教育使神经元的树突和轴突增加，使大脑的体积和皮质厚度增加。大脑像肌肉一样可以通过练习而增长这并不只是一个比喻。

■ 改变，还来得及

有些事不可逆转，札兹斯基的日记直到他死前都仍然是破碎零散的片段。鲁利亚并没有办法真正帮助他。但是札兹斯基的故事给了杨一个机会去治愈她自己，现在又能帮助他人。

今天，杨是一个睿智、风趣的人，在她的言行中，你看不到什么心智缺陷，她做了一个又一个活动，帮助了一个又一个孩子，是许多技能的大师。

她让我们看到一个有学习障碍的孩子常常能改正其内在的问题根源，就像所有的大脑练习课程一样，她的课程也只有在轻微缺失的人身上效果最好，但是因为她发展了这么多的大脑练习作业，她常常也能帮助多重学习障碍的孩子——那些孩子像她以前一样，还没能为自己建构出一个比较好的大脑。

第3章

重新设计大脑

科学家改变了大脑的知觉、记忆、思考和学习

迈克尔·梅策尼希（Michael Merzenich）是20个神经可塑性仪器发明和革新背后的推手。我现在正在去加利福尼亚州圣塔萝莎（Santa Rosa）访问他的路上。他是最常被其他神经可塑性研究者称赞的人，也是到目前为止，最难追踪的人。当我发现他会去得克萨斯州出席会议时，我专程去得克萨斯州并坐在他旁边才终于约定这次旧金山的见面。

"用这个电子信箱的地址。"他说。

"假如你又不回信怎么办呢？"

"锲而不舍。"

到最后一分钟，他将我们会面地点改到他在圣塔萝莎的别墅。

梅策尼希值得我这么辛苦地追踪。

爱尔兰的神经科学家罗伯森（Ian Robertson）曾经称他为"大脑可塑性的世界第一把交椅"。梅策尼希的专长是训练大脑处理某些信息的特殊区域来重新设计大脑（他称之为大脑地图），以加强人们思考和知觉的能力，增进他们的心智功能。他也比别的科学家让我们看到更多大脑处理信息区块的改变。

他的别墅是他休息充电的地方。这里的空气、树木、葡萄园很像直接从意大利托斯卡尼（Tuscany）移植到北美洲的。我那天与他的家人共住了一晚。第二天清晨我们出发去他在旧金山的实验室。

那些跟他一起做研究的人叫他"莫兹"（Merz），以与 whirs 和 stirs 同韵，当他开着他小小的敞篷跑车去参加会议时（他下午有两个会议），他的灰色头发在空中飞扬，他告诉我许多他印象最深刻的记忆是有关科学想法的讨论。他今年 61 岁，后半生都奉献在科学研究上，我听见他沙哑的声音在手机上与人侃侃而谈，讨论实验的可行性。当我们过旧金山大桥时，他付了过桥费，他本来是不需要付的，因为太投入实验观念的讨论，他忘了他是根本不必付的。他有几十个合作者，同时在做几十个实验，他也同时创办了好几家公司。他说自己是"离疯狂只有一步"。当然他没有疯，但他是专注和不修边幅的奇怪组合。他生在奥瑞岗州的黎巴嫩市（Lebanon），是德国人后裔，他的名字是条顿语，他工作的态度是严峻、努力不懈的，说话的方式是美国西岸人那种轻松自在、实话实说。

■ 学习可以改变大脑地图

把神经可塑性用实验的方法证明给别人看，说服别人，梅策尼希是第一大功臣，他大胆地宣称大脑练习会像药物一样有效，可以治病，甚至连对精神分裂症都有效。他认为人的一生，从摇篮到坟墓，都有这种可塑性，即使老年人，也可以改善他的认知功能，例如学习、思考、记忆和知觉。他最新的专利是让成年人不用死背就能学习语言的技巧。梅策尼希认为在正确的情境下学习新的技巧可以改变大脑地图中千百万个神经元之间的联结。

假如你对他的话有所保留，请记住，他治愈过许多过去认为不可治疗的病人。在他刚出道时，他和他的团队设计了现在最广为应用的耳蜗移植（cochlear implant）来帮助天生聋哑的孩子听见声音，他目前在帮助学习障碍的孩子改进他们的认知与知觉，这些技术已经帮助了成千上万的人，他以大脑可塑性为中心的计算机程序叫作"Fast ForWord"（取 fast forward 的谐音，本来是指录像带快速往前倒带）。他把这个计算机程序伪装为计算机游戏，令人惊讶的是改变发生得很快，有些一生都有认知困难的人在 30 ~ 60 次的治疗后就已经进步了很多，这个程序意外的收获是他发现可以帮助自闭症的孩子。

梅策尼希宣称学习与大脑可塑性的法则相配合时，大脑的心智机械（machinery）部分可以得到改进，我们的学习会精准很多，速度和记忆也会增加。

很显然，当我们学习时，自己的知识会增加，但是梅策尼希宣称我们同时也改变了大脑学习机制的结构，增强了它的学习能力。

大脑不像计算机，大脑可以不停地适应环境，替自己升级。

"大脑皮质这个大脑外面薄薄的皮层，"他说，"是有选择性地精致化它的处理容积使人能做好手边的作业。它不是只有学习，它是学习如何学习（learning how to learn）。"梅策尼希所形容的脑不是一个没有生命、任由我们填满的容器，它是一个活生生的东西，有自己的胃口，只要有恰当的营养和练习就可以生长，可以改变自己。在梅策尼希的研究之前，人们认为大脑是一个复杂的机器，有着不可改变的记忆容量、处理速度和智能。梅策尼希证明了上面每一个假设都是错的。

梅策尼希一开始并不是要研究大脑是怎么改变的，他只是不小心碰到这块领域，发现大脑可以改变它自己的功能地图，虽然他并不是第一个发现大脑有可塑性的科学家，但是他的实验使主流的神经科学家接受了大脑的确有可塑性。

■ 大脑地图与外界相呼应

要了解大脑地图如何才能改变，我们先要了解大脑地图是什么。最早提出这个观念的是 20 世纪 30 年代加拿大蒙特娄神经学院（Montreal Neurological Institute）的神经外科医生潘菲尔（Wilder Penfield）。对潘菲尔医生来说，找出病人的大脑地图就是找出大脑不同部位的表征和功能——这是典型的大脑功能区域特定论者的看法。他们发现额叶（frontal lobe）是大脑运动系统的所在地，它启动并协调我们肌肉的运动。额叶后面的三个脑叶——颞叶、顶叶和枕叶，这些是大脑的感觉系统，处理各个感觉受体（眼睛、耳朵、触觉受体等）送到大脑的信息。

潘菲尔花了很多年的时间，画出大脑处理感觉和运动的区域，他是在替癌症和癫痫的病人开刀时记录下来的，因为这些病人在开刀时可以保持清醒。我们的大脑没有痛的感受体，在把脑壳打开后，可以保持清醒，不会感到痛。运动和感觉区都在大脑皮质上，所以可以很容易用探针来测量。潘菲尔发现当他用小电极来刺激病人的感觉皮质区时，病人身体的某个部位会有反应。潘菲尔用微电极探针来帮助他区分健康的组织和不健康、应该切除的肿瘤或病变组织。

一般来说，当一个人的手被碰触时，一个电信号会经过脊椎进入大脑，通知在大脑地图区的细胞手感觉到碰触，潘菲尔发现他可以经由刺激大脑地图区的细胞让病人感受到他的手被碰触——虽然并没人碰触病人的手。当他刺激地图区的另一部分时，病人感到手臂被碰触了；再另一部分，则是脸。每一次他刺激地图区的某一部分，便询问病人感觉到什么，以确定他没有切除掉好的、健康的组织。在经过很多次这种手术之后，他绘出了身体各部分在大脑的表征部位。

他也做了运动地图。通过刺激这个地图的各个部位，他找出了掌管病人手、脚、脸及其他肌肉运动的部位。

潘菲尔最大的发现是感觉和运动的大脑地图是跟外界相呼应的，跟真正的地理地图一样，也就是说，在身体上相接近的部件，在大脑地图上的位置也是相邻近的，如大拇指旁边是食指，食指旁边是中指，中指旁边是无名指，无名指旁边是小指，在大脑的运动皮质区的5个手指头表征排列的次序也是一模一样。他同时发现，当他碰触大脑皮质的某个区时，病人会想起童年往事或像梦一样的情境，这表示高层心智的活动也储存在大脑地图中。

潘菲尔的大脑地图影响了好几个世代的大脑观念。但是因为科学家相信大脑不能改变，他们假设而且被教导，这个地图是固定的、不能变动的、有普遍性的（每一个人的都一样），虽然潘菲尔本人从来没有这样说过。

梅策尼希发现这些地图既不是不可改变，也不是每个人都一样，而是因人而异。在一系列的研究中，他显示大脑地图会因我们一生所从事的职业和行为而改变，但是要证明这一点，他所需要的工具要比潘菲尔的电极精细很多，他要一个能够侦察到几个神经元产生改变的工具。

■ 画出大脑地图

当梅策尼希还是波特兰大学（University of Portland）大学部的学生时，他和一个朋友利用电子实验室的仪器检视昆虫神经元内电子的活动。这个实验引起一个教授的注意，他很欣赏梅策尼希的天才和好奇心，把他推荐到哈佛（Harvard）和约翰·霍普金斯（Johns Hopkins）大学的研究所。这两个学校都接受了他，梅策尼希决定去约翰·霍普金斯大学念他的生理学博士，因为他想跟当时最伟大的神经学家蒙特卡索（Vernon Mountcastle）做研究。蒙特卡索教授在20 世纪 50 年代表示可以用新发明的微电极来研究神经细胞的电流活动。

微电极像针尖一样小到可以放在神经元内来侦察到单一神经元的发射，神经元的信号会通过微电极传送到扩大器，然后到示波器的屏幕上，梅策尼希主要的发现都是靠微电极来研究的。

这个划时代发明使得神经科学家得以译码神经元之间的通信。一个成人大脑中有上千亿个神经元。如果用潘菲尔的那种电极，科学家可以观察到几千个神经元一起发射，但是用微电极，科学家可以窃听一两个神经元的私语。微电极的大脑地图比现行大脑扫描的图准确1 000倍。现代最先进的大脑扫描仪器可以侦察到几千个神经元在一秒钟前共同的活动。但是一个神经元的电流信号只有1‰秒左右，所以大脑扫描会失去非常多信息。不过微电极没有取代大脑扫描，因为它需要非常精细的手术，必须用微电子显微镜来做才行。

梅策尼希马上看到这个工具的用途。要找出大脑处理手部感觉的区域，梅策尼希会把猴子感觉皮质区上的脑壳切除一小块，露出1～2毫米的细缝，然后把微电极插入感觉神经元的旁边，手术完成后，他轻拍猴子的手，直到他碰到手的某一部分（比如说，手指）引发大脑的神经元发射，他记录代表手指尖端神经元的位置，在地图上画下第一点，然后他再移动微电极，把它插入另一个神经元的旁边，轻拍猴子的手，找到引发那个神经元活化的位置，把它记录下来，这样做直到他画出整个手的位置图。一个简单的地图需要500次的微电极插入，要好几天的时间，梅策尼希跟他的同事做了几千个这种手术才画出大脑的地图。

■ 发现 "关键期"

在这个时候，一个重要的发现被报告出来，永远地改变了梅策尼希的研究。20 世纪 60 年代，当梅策尼希开始用微电极来研究大脑时，约翰·霍普金斯大学的两位科学家发现非常年幼的动物大脑有可塑性：休伯（David Hubel）和威塞尔（Torsten Wiesel）和蒙特卡索一起研究，他们用微电极来找出视觉皮质的地图以了解视觉信息是怎么处理的，他们把微电极插入小猫的视觉皮质，发现不同的视觉区域处理不同的信息，如直线、横线、角度以及物体移动的动作和方向。他们同时发现大脑有关键期（critical period）——从 3 ~ 8 周，一只初生的小猫在这期间内一定要接受到视觉刺激才会正常地发展。在这关键期的实验中，休伯和威塞尔把小猫的一只眼睛缝起来，所以这只眼睛没办法接受到任何视觉刺激，过了关键期之后，给小猫的眼睛拆线，他们发现视觉皮质本来应该处理这只眼睛送进来的信息的地方没有发展，使这只猫一辈子都是独眼龙，这只眼睛本身虽然是好的，但是因为视觉皮质那块区域没有发展，这只眼睛就一辈子看不见了。这表示小猫的大脑在关键期是很有弹性的，大脑的结构会因经验而改变。

当休伯和威塞尔在检查这只小猫看不见的那只眼睛的大脑地图时，他们又发现了一个没有想到的大脑可塑性：没有信息进来的那个大脑区域并没有在那儿闲着没事干，它转去处理看得见的那只眼睛送进来的信息，这好像大脑不愿意浪费任何可用的地方，它重新建构了神经回路。这是大脑在关键期有可塑性的另一个指标。因为这些研究，休伯和威塞尔拿到了诺贝尔生理学和医学奖。他们虽然发现了大脑的可塑性，却仍然非常支持大脑功能区域特定论，认为大脑在过了关键期以后功能就固定了。

"关键期"是 20 世纪下半叶生物学上最著名的发现，科学家很快就发现其他的大脑系统也需要环境的刺激才能发展，而且好像每一个神经系统都有它自己的关键期，或是说开窗期（window of time），在这时期特别有可塑性，对环境特别敏感，大脑在这个时期快速地成长。例如语言发展有关键期，始于一出生，终止于 8 岁到青春期之间。青春期之后，这个人学习第二语言没有口音的机会就大大地减少了。事实上，在关键期过后所学的第二语言与母语处理的地方不同[⊖]。

关键期的看法也支持了生物环境学家洛伦兹（Konrad Lorenz）对小鹅的观察。小鹅孵出后 15 小时到 3 天是它的关键期，如果这个时期它只看到人类，那么就会与人类形成终身联结而不是与母鹅。洛伦兹成功地使一群小鹅跟着他走，他把这个历程叫作"铭印"（imprinting）。事实上，心理学上对关键期的看法始自弗洛伊德，他说我们发展的时间窗口开得很短，我们必须在这个时期有某些经验以后才会发展正常。这个时期是塑造期，形成以后一辈子的我们。

关键期的可塑性改变了医疗上的方法，因为休伯和威塞尔的发现，天生就有白内障的孩子不再变盲了，现在他们在婴儿期就开刀，使大脑能得到它发展的必要刺激。微电极的实验已显示可塑性是童年毋庸置疑的事实，大脑的可塑期看起来也像童年一样，是很短的。

⊖　这一点目前并没有定论，韩国人 Park 所做的第二语言实验显示母语与第二语言处理的大脑位置有 9 毫米的差距，但是这个实验并没有被别的实验室所验证。——译者注

■ 成人大脑也有可塑性

梅策尼希第一次窥视到成人大脑的可塑性是很偶然的。1968年完成博士学位后，他去威斯康星大学麦迪逊桥校区跟伍尔西（Clinton Woolsey）做博士后研究，伍尔西是潘菲尔的同学。伍尔西请梅策尼希指导两位神经外科医生保罗（Ron Paul）医生和古德曼（Herbert Goodman）。他们3个人决定看一下假如手的一条周边神经剪断了，然后又开始长时，大脑会是什么情形。

读者需要知道我们的神经系统分成两个部分：一部分是中央神经系统（大脑和脊髓），这是整个神经系统的司令部，发号施令及控制的中心，当时人们以为这个部分是没有可塑性的；另一部分是周边神经系统，它把信息从感觉器官的受体送到脊髓和大脑，也把信息从大脑和脊髓送达肌肉和器官。人们很早就知道周边神经系统有可塑性，假如你不小心切断了手的神经，它会再长出来。

每一个神经元有三个部分。树突（dendrite）是长得像树枝一样的神经分支，它接收别的神经元送过来的信息。这些树突都连到细胞体（cell body）上，细胞体中有ＤＮＡ，它维持这个细胞的生命。最后一部分是轴突（axon），它像个电缆一样，送出信息。轴突有各种长度（从大脑中的微电子显微镜才看得到的长度，到6英尺长的从脑通到脚的长度）。很多人把轴突比喻成电缆是因为它们会输送电流，速度都很快（每小时 2 ~ 200 英里[⊖]），把信息送到邻近神经元的树突上。

⊖　1英里＝1 609.344米。——译者注

神经元可以接收两种信号：使它兴奋的和使它抑制的。假如一个神经元接收到足够的兴奋信号，它会送出它自己的信号。当它接收到足够的抑制信号，就比较不可能发射或送出任何信号。轴突并没有真正接触到邻近神经元的树突，它们中间有一个很小的缝隙，叫作突触（synapse）。一旦电流信号到达轴突终点时，它会引起一种神经传导物质释放到突触，这个化学信使飘浮过突触，到达邻近神经元的树突，使它兴奋或抑制。当我们说这个神经元重新设定（rewire）它自己时，我们指的是突触的改变，即加强、增加神经元之间的联结或减弱、减少这些联结。

梅策尼希、保罗和古德曼想要探索一个大家都知道但都不知其所以然的中央和周边神经系统的互动情形。当一个大的周边神经（有许多轴突）被剪断时，有的时候，在重新长出来的过程中，神经元的轴突会交叉。当轴突依附到错的神经元时，这个人会感觉到错误的功能区域，即明明碰触的是食指，病人却感觉是拇指。科学家对这个现象的解释是在重新成长的过程中，神经被"洗牌"弄错了，把食指的信息送到大脑地图中大拇指的地方去了。

当时，科学家对大脑和神经系统模式的认知是身体皮肤的每一点都有神经，它把信息送到大脑地图某一个特定的点，这个点是一出生就已固定的，所以大拇指的神经永远是直接把信息传到大脑感觉地图大拇指的那一点上。梅策尼希他们接受"点对点"的大脑地图模式，很天真地去记录周边神经重新洗牌后大脑内部会怎么样。

他们很仔细地用微电极找出好几只青春期猴子的手部大脑地图，把连接到手的周边神经剪断，然后立刻把断面缝得很接近，但是没有真正密合，希望这条神经的许多轴突在神经重新生长时，会交错连接。7 个月后，他们重新绘制这些猴子的大脑地图，以为会看到非常杂乱的大脑地图，想不到新地图几乎完全正常，没有像他们想象的碰触食指会引起大脑地图中大拇指部位的活化。

"我们看到的事情，"梅策尼希说，"太令人震惊了，我完全不理解。"它在大脑中仍是体内体外一对一呼应的排列，好像大脑把交叉的神经信号又重新整理回来了。

■ 大脑地图是动态的

这个发现改变了梅策尼希的一生，他发现他自己以及主流的神经科学，都误解了大脑如何形成地图去代表身体和世界。假如大脑地图能够因不正常的输入而去校正自己的结构，那么以前普遍认为系统是固定不可改变的看法一定是错。大脑一定是有弹性、可改变的。

那么大脑是怎么改变的呢？梅策尼希注意到新的大脑地图与旧的有一点点不同，功能区域特定论者的看法是每一项心智功能都是在大脑的同一个区域处理，这个看法如果不是错的，就是不完整的。梅策尼希该怎么办呢？

他回到图书馆去寻找跟功能区域特定论不合的实验证据。他发现 1912 年布朗（Graham Brown）和谢灵顿（Charles Sherrington）就发现刺激运动皮质的某一点会引起这只动物弯曲它的腿，下一次刺激会伸直它的腿，这个实验淹没在科学文献的大海中，其实它已指出大脑的运动地图和某个动作并没有一对一的关系。1923 年，赖胥利（Karl Lashley）用非常粗糙原始的探针，发现刺激猴子运动皮质区的某处，会观察到某个动作出现，他把猴子脑壳缝起来让它休息几个月后，重新再做这个实验，再刺激同样的地方，却发现猴子作出的行为改变了。根据当时哈佛伟大的心理学史教授波林（Edwin G. Boring）的说法："今天的地图明天就没有用了。"⊖

大脑的地图是动态的。

梅策尼希立刻看到这革命性的意义，他与蒙特卡索谈赖胥利的实验。蒙特卡索是一位大脑功能区域特定论者，梅策尼希告诉我，蒙特卡索深受赖胥利实验的困扰，他不愿意相信可塑性，他要每件事永远在它应该在的地方。蒙特卡索知道这个实验对人怎么看大脑是一个重要的挑战，他认为赖胥利是一个言过其实的人。

神经科学家愿意接受休伯和威塞尔的发现，承认在婴儿期大脑有可塑性，因为他们接受婴儿大脑还在发展中的观念。但是他们排斥梅策尼希的说法，大脑的改变可以持续到成年期。

梅策尼希把身体往后仰靠在椅背上，以近乎哀悼的表情回忆说："我有所有为什么应该相信大脑可塑性不是这样的理由，但是这些理由在一周内都被推翻了，因为证据指出的并不是这样。"

◎ 未发表的重要观点

梅策尼希现在只好从已逝的科学家中寻找支持了。他把神经重组的实验写出来，在讨论的部分，他花了好几页的篇幅来说明成人

⊖　波林教授的《心理学史》教科书到现在还在用，因为虽然时代在进步，但对过去历史的讲解现在仍然没有一个年轻人的功力超得过他。——译者注

大脑是有可塑性的——不过他没有用可塑性这个词。

不过这个讨论并没有被发表出来，他的顶头上司伍尔西在上面画了个叉，说这太臆测了，太超越数据所指的意义了。当这篇论文被刊登出来时，没有一个字讲到可塑性，只稍微谈到一点外在身体与内在皮质表征上一对一的重组现象，梅策尼希从反对势力中退下阵来了，至少在出版物上是如此。毕竟他只是一个博士后研究员，在别人的实验室中工作，在人屋檐下，哪能不低头。

但是他很生气，他的内心在搅动，他开始想：可塑性可能是大脑的基本特质，演化来让人类在竞争上占上风，它可能是大自然给人类的好礼物。

■ 人工耳蜗使聋子听见

1971 年，梅策尼希升为加利福尼亚大学旧金山校区（University of California at San Francisco）耳喉科及生理科的教授，这个科系是专门研究耳朵的疾病。现在他是自己的老板了，他开始去做一系列的实验来证明大脑的可塑性的确存在。因为这个领域还是非常有争议性的，所以他用别的比较无异议的名称来做他的可塑性研究，他花了很多时间，可以说 20 世纪 70 年代前 5 年都花在找出不同种类动物听觉皮质的地图上，他帮助其他研究者发明了耳蜗移植，并且改良它，使它趋于完美。

耳蜗是我们耳朵中的扩音器，它位于前庭的旁边，前庭掌管我们的平衡感，就是前面第 1 章切尔茨受损的部位。当外界制造出一个声音来时，不同的频率会振动耳蜗中不同的毛细胞。我们的耳朵两边各有3 000多个这种毛细胞，它们把声音转换成电流的形态，通过听神经传送到听觉皮质去。微电极的大脑地图发现声音是按频率排在听觉皮质上的，即它们像钢琴琴键一样排列组织，低频率在一端，依序往上升，高频率在另一端。

耳蜗移植并不是助听器，助听器是放大声音，让那些耳蜗还有一部分功能的人可以听到，耳蜗移植是给那些因为耳蜗严重受损而聋的人。这个移植替代了耳蜗，将声音转换成电流的脉冲送到大脑。因为梅策尼希跟他的同事不期望能达到装置3 000个毛细胞的天然耳蜗的复杂度，所以他们面临的问题是：大脑有可能去解一个非常简陋的仪器所传送过来的码吗？假如可以，那么这就表示听觉皮质是很有弹性的，可以改变自己去适应人工的输入。这个移植器包括声音的接收器、一个把声音转成电流脉冲的转换器，以及一个小电极，外科医生把它放到听神经上，使信息可以从耳朵送达大脑。

20世纪60年代中期，有些科学家对耳蜗移植很有敌意，有些人认为这是一件不可能的事情，有些人认为这会使聋人受到更大的伤害。虽然有危险，聋人还是跃跃欲试，自愿者一大堆，一开始，有些人只听到杂音，另一些人听到一些声调，嘶嘶声，或者一下有、一下无的声音。

梅策尼希的贡献是他以找出听觉皮质地图所学到的知识来决定什么样的信息输入可以帮助接受耳蜗移植的病人解读口语，这个电极又应该插在哪里。他跟通信工程师一起工作，设计出一个可以将复杂的口语转换成带宽较小而又仍然可以辨识得出的信息。他们发展出一个很正确的多渠道移植器，使聋者可以听得见，这个设计成为现在两种主要耳蜗移植器之一的雏形。

■ 大脑内部也遵循"竞争法则"

当然，梅策尼希最想做的是直接研究大脑的可塑性。他决定做一个简单的实验，把所有通往大脑的感觉输入神经都剪断，然后看大脑会怎么反应。他去找在田纳西州范德堡大学（Vanderbilt University）教书的朋友神经科学家卡斯（Jon Kaas），因为他做成年猴子的研究。猴子的手像人类的手一样，有 3 条主要神经：桡骨神经（radial nerve）、中神经（median nerve）及尺骨神经（ulnar nerve）。中神经主要是传递手掌中间所送出的信息，另外两条是传送手内外侧的信息。梅策尼希剪断了一只猴子的中神经，然后来看中神经的大脑地图会变得怎么样，他做完手术后便回到旧金山去等。

两个月以后，他回到范德堡大学。当他画出这只猴子的大脑地图时，如他所料，中神经的大脑地图区在他碰触猴子手掌的中间部分时，并没有任何反应，但是他很惊讶地看到当他碰触猴子手掌的外围区域时，中神经的地图区竟然活化起来了，也就是说，桡骨神经和尺骨神经的地图区变大了，变得几乎两倍大，侵入了原来中神经的势力范围。这个新的地图仍然是与身体区域相呼应，即身体区域的排列跟大脑中反应区的排列次序相同。这次，他和卡斯把这个结果写成论文，把这个结果称为"奇观"，然后用"可塑性"这个词来解释这个改变，不过他们在可塑性这个词上加了个引号。

　　这个实验显示假如中神经被剪断，其他的神经会把这个无用的区域占为己用来处理它们自己的输入。当大脑在分配处理的资源时，大脑地图遵循的法则是竞争。资源不足时，大家会抢珍贵的资源，用进废退是唯一的法则。

■ 为什么成人学习新语言这么难

　　可塑性的竞争本质影响到我们每一个人，在我们的大脑中，无时无刻不在进行战争，假如我们停止使用某种心智技术，我们不但会忘记如何去运作它，连它在大脑地图上的空间也会被我们常用的技术抢走。假如你问你自己："我要多么频繁地练习法文、吉他或数学来保持优势？"你就在问一个可塑性的竞争问题。你问的是你必须多频繁地去练习一个技术来保证它在大脑中的位置不会被其他技术抢去。

　　成人的可塑性竞争甚至可以解释我们能力的上限。想想大部分的成年人在学习第二语言上都有困难，现在一般的看法是学语言的关键期已过，我们的大脑已经僵硬，不能做大幅的更改。但是，可塑性竞争的发现显示不仅如此而已。当我们年龄越大，我们使用母语的频率就越高，母语占据我们语言地图的空间就越大。这也是因为我们的大脑有可塑性，我们学新语言才这么难，这个可塑性是具有竞争本质的，母语像暴君一样，不给新语言机会⊖。

　　⊖　这点在许多留美人士身上可以看到，他们的家乡话四五十年没讲，已经不及第二语言的英语流利了。即便是母语，多年不用，位置还是得让出来给后来者。——译者注

但是假如这是真的，为什么在年幼时，学习第二语言又容易呢？难道那时没有竞争吗？并非如此。假如两个语言在差不多同样的时间学习，两者都抢到了地盘，都站稳了脚跟。梅策尼希说，大脑的扫描显示在使用双语的孩子身上，两种语言的语音都共享一个大的语言地图，两种语言都在同一个图书馆中。

可塑性的竞争本质也解释了为什么我们的坏习惯这么难戒掉。我们一般人都把大脑想象成一个盒子，学习就像丢东西到盒子里。当我们要改掉一个坏习惯时，我们以为是把一个新的东西放进盒子里。但事实上是，当我们学会一个坏习惯时，它占据了大脑地图的空间，每次我们重复这个坏习惯，它又占据更多一点地方，让好习惯更难立足，这是为什么要戒掉一个坏习惯比学它时难 10 倍，也是为什么童年的教育这么重要：最好一开始就教对，不要等到坏习惯已经做大、有竞争优势了再去拔除它。

■ 让诺奖得主改变心意的实验

梅策尼希下一个实验，巧妙又简单，却使可塑性在神经科学家之间一炮而红，比它之前和之后的任何实验对扫除可塑性的疑虑都更有贡献。

他找出猴子手在大脑中的地图，然后切除猴子的中指，3 个月之后，他发现猴子中指的地图区消失了，食指和无名指已经侵入中指的地盘，把它瓜分掉了。这个实验清楚地展现出大脑地图是动态的，大脑资源的分配是遵循用进废退法则的。

梅策尼希也注意到同种动物会有相似地图，但是从来没有两只同种的动物地图是一模一样的。微电极的帮忙使他看到潘菲尔所没有看到的东西，他同时也注意到正常身体的地图是每几个星期改变一次。每一次他画出的猴子脸部的地图都不一样，可塑性是一个正常的现象，大脑地图是一直不停地在改变的。当他写这篇论文时，他终于用了"可塑性"这个词而不再加引号。虽然他的实验做得这么好，反对势力也并没有一夜间融化。

当他谈到这点时，他笑着说："让我告诉你当我开始宣称大脑有可塑性时，发生了什么事，我受到敌意的批评。我不知道还有什么别的字眼来说它。论文送出去评审时，我收到这种回应：'假如这可能是真的话，就真的很有趣，但是它不可能是真的。'好像我在造假似的。"

因为梅策尼希说大脑地图可以改变它的疆域和地点，一直到成年期都可以改变它的功能，所以大脑功能区域特定论的人反对他。"几乎我所认得的每一个主流的神经科学家，"他说，"都没办法严肃地看待这件事，他们说我的实验不够严谨，效果描述得不够明确。但是事实上，这个实验已经做了很多次，我了解主流派的人是高高在上、自以为是、不听别的声音的，你再怎么讲都没有用。"

表示怀疑的主要人物是威塞尔，虽然威塞尔本身的实验就显示小猫在关键期有可塑性存在，他还是反对成人也有可塑性，他写下他和休伯"坚决相信一旦大脑的联结完成后，它们永远不会变。"他得到诺贝尔奖就是因为他找出了视觉信息在哪里处理，这个发现被支持大脑功能区域特定论的人认为是绝大的胜利。但是，威塞尔现在承认了成人也有可塑性，并且承认有很长一段时间他都是错的。他承认梅策尼希的实验是使他改变心意的实验。当戴着诺贝尔奖光环的人说他改变了他的心意时，即使是最顽固的大脑功能区域特定论者也会低下头来聆听。

"最受挫的事情，"梅策尼希说，"是我看到大脑的可塑性在治疗上很有潜力，尤其在神经病理学和精神医学上，但是却没有人愿意聆听。"

■ 一起发射的神经元会连在一起

因为可塑性的改变是一个历程，梅策尼希知道只有长时间观察大脑的改变，才可能了解它。在剪断猴子手的中神经后，他花了好几个月的时间去做各种地图。

第一张地图的绘制是在他刚一切断神经之后，正如他所预期的，这张地图显示，当他碰触猴子的手掌中间部分时，大脑地图上中神经的地区完全没有反应，但是当他碰触手的两侧时，原来没有反应的中神经地图区域就马上活化起来，桡骨神经和尺骨神经现在占据了中神经的区域了。这个地图改变得这么快，使人以为它是一直隐藏在某处，这时才突然出现。

在手术完的第 22 天，梅策尼希再做桡骨神经和尺骨神经的地图，这时长得更细致了，已经扩张到整个中神经的地盘。

到第 144 天时，这个地图就跟正常地图一样细致，所有的细节都存在了。

　　通过长期观察及绘制地图，梅策尼希观察到新地图如何改变疆域，变得更细致，在大脑中迁移。有一次，他甚至看到整片地图不见了，像沉入海底的亚特兰提斯（Atlantis）古城一样。

　　假如一片全新的地图可以出现，这表示底下的神经元一定在做全新的联结，要把这个观念解释清楚，梅策尼希借用了一位加拿大行为心理学家海伯（Donald Hebb）的观念。海伯曾经跟潘菲尔一起共事，是一名非常了不起的科学家。在1949年时，海伯提出学习会使神经元产生新联结的观念，他认为当两个神经元持续同时发射（或是一个发射，引起另一个神经元也发射）时，这两个神经元都会有化学上的改变，因此这两个神经元就会紧密地联结在一起。海伯的理论其实在60年前弗洛伊德就曾提过，后来加利福尼亚大学的神经科学家谢兹（Carla Shatz）把它综合成一句神经学上的名言：一起发射的神经元会连在一起。

　　海伯的理论是说神经元的结构可以因经验而改变，海伯之后，梅策尼希的新理论是大脑地图上的神经元会因它们在同一时间一起活化而联结得更紧密。梅策尼希想，假如地图可以改变，那么那些天生大脑有问题的人就有希望了，那些有学习障碍的人、有心理问题的人、中风的人和有脑伤的人，他们可以建构新地图，形成新联结，只要他们能使健康的神经元一起发射，使它们连在一起。

■ 改变猴子手部的大脑地图

　　从20世纪80年代后期开始，梅策尼希设计或参与设计了许多实验来找出大脑地图的时间性，及如何操控信息输入的时间性来改变它的疆域及功能。

在一个非常聪明的实验里，梅策尼希绘出一只正常猴子的手部大脑地图后，他把猴子的两根指头缝在一起，使它动时，两根指头同步活动。几个月后，这两根手指的地图边界消失了，变成一个地图了，也就是说，对大脑来说，这两根手指头变成一根了，碰触两根手指中的任何一根，整个地图都会活化起来。这个实验显示信息输入地图的时间性是很重要的，因为手指的皮缝在一起了，使它们一直同时做一件事，一起发射的神经元会连在一起，形成单一的地图。

其他的科学家在人类身上测试了梅策尼希的发现。有些人天生手指就是连在一起的，这种叫蹼指症候群（webbed-finger syndrome），当科学家扫描这种人的大脑时，发现他们只有一张大的手指地图。

在外科医生用手术分割这些连在一起的手指后，科学家再次扫描他们的大脑，结果两个清楚边界的地图出现了，因为医生分割了两根手指头，当它们可以独立运动时，神经元就不再同步发射，手指的边界就分出来了。这里显示另一个可塑性的原则：假如在时间上分开送抵神经元的信号，你就创造了不同的大脑地图。在神经科学上，这个发现现在被称为不在一起发射的神经元不连在一起，或是不同步发射的神经元无法相连。

在下面一个实验，梅策尼希创造了一个不存在手指的地图，这根手指跟其他的手指是垂直的。实验者同步刺激猴子的五根手指头，一天 500 次，连续一个月，在此期间这只猴子是不能单独用任何一根手指头的（被套住了无法单独行动），很快猴子大脑地图就出现一个椭圆形的新地图，五根手指已融合成一个了。这个新地图跟其他手指地图垂直，而且所有的指尖部分都在里面，旧的手指地图因为没有在用，已经开始消散了。

在最后也是最聪明的实验中，梅策尼希和他的团队证明这个地图跟解剖上的生理位置是没有关系的。他们从一根手指上取下一小片皮肤，而这皮肤通往大脑地图的神经还连在皮肤上，然后用手术把这片皮肤移植到旁边的那根手指上。现在每次移植了皮肤的手指头在动或触摸时，这片皮肤的神经会被活化，根据功能区域特定论的模式，这片皮肤的刺激应该通过神经送到大脑中它原来的手指地图上，但是当梅策尼希的团队刺激这片皮肤时，新指头的地图活化了，这片皮肤的地图已经从原来的指头迁移到新指头上去了，因为这块皮肤和这根新指头是同步发射的。

■ 大脑如何组织自己

在短短的几年之间，梅策尼希发现成人的大脑有可塑性，说服了原本不相信的科学界，证明了经验可以改变大脑，但是他还有一个重要的谜没有解开：大脑是如何组织它自己使它在组织上和功能上对我们有用的。

当我们说大脑地图是按照外面身体部位组织的，我们是说中指是位于食指和无名指之间，而大脑地图上也是如此，中指的地图是位于食指和无名指的地图之间。这种地形学上的安排是比较有效率的，因为常常要用的东西放在附近比较好拿，常常一起工作的大脑部位连在附近，神经信号不需要走到大脑的远程去，效果比较好。

梅策尼希的问题是，这些地形上的次序是怎么在大脑地图上出现的？他和他的团队找出答案的方式真是很天才。地形上次序的出现是因为我们日常生活的许多动作都有重复性，它的次序大多是固定的。当我们拿起一颗苹果或一个棒球时，通常会用大拇指和食指把它拿起来，然后再用其余的手指把它包裹住，因为大拇指和食指常常都是一起动，几乎同时把信号送到大脑，所以大拇指和食指的大脑地图就会很靠近（一起发射的神经元会连在一起）；当我们继续用手指头去包住物体时，我们的中指会接触到它，所以中指的地图会在食指的旁边。我们抓东西一般的顺序是大拇指第一，食指第二，中指第三，当在日常生活中，这个顺序被重复千百次之后，大脑地图也就变成大拇指旁边是食指，食指旁边是中指了，那些比较不会同时到达的信号，如大拇指和小指，在地图上的距离就会比较远了，因为不在一起发射的神经元是会分开的。

大部分大脑的地图是依照一起发生的概率在空间上组织在一起的，我们在前面看到听觉皮质的组织方式就很像钢琴，依频率排列，低的在一端，高的在一端，为什么这么有次序？因为在大自然中，低频率的声音常常在一起出现，当我们听到一个人有些低沉声音时，他所发出的大部分声音是低频率的，所以它们就会被归在一起组织成一个团体了。

■ 训练让神经元效率更高

当简金斯（Bill Jenkins）加入梅策尼希的团队时，研究又开启了一个新的方向，他帮助梅策尼希将他的发现发展成实际应用。简金斯是个行为心理学家，对人类如何学习特别有兴趣，他建议这个团队教动物学习，然后观察学习如何影响神经元和地图。

在一个基本的实验里，他们先绘出动物感觉皮质的地图，然后训练它用指尖去碰触一个旋转的圆盘10秒钟，此时用的力要刚刚好，太重会阻止圆盘继续转，一旦维持10秒钟后就有一些香蕉可吃。这个作业需要猴子全神贯注，学习如何非常轻地碰触圆盘，而且要正确地判断10秒到了没有。经过几千次的练习后，梅策尼希和简金斯重新测量猴子的大脑地图，发现猴子手指尖端的地图变大了，因为它们必须学习如何用刚刚好的力量去碰触圆盘(才有东西吃)。这个实验显示当动物有动机要学时，大脑会弹性地对学习的需求作出反应。

这个实验同时显示当大脑地图变得更大时，个别神经元也经由两个阶段变得更有效率。一开始，当猴子在接受训练时，手指尖的地图变大占去更多的空间，但是一阵子以后，地图里的神经元就变得更有效率，最后，只要比较少的神经元就可以做同样的工作了。

当一个孩子学习弹钢琴时，第一次，他会用全身的力量，如手腕、手臂、肩膀等去弹每一个音符，甚至脸上的肌肉都会绷得紧紧的，很快，他就会只用指尖去弹，再久一点，他就发展出优雅轻松的方式轻触琴键，行云流水般地弹奏。这是因为孩子从用很多的神经元到只用恰当的神经元来做同一件事，当我们对某一个作业越来越精通时，神经元的效率也越来越高，这就是为什么我们在练习时或增加新的技能到学习单上时，不会很快地用光所有的空间。

梅策尼希和简金斯也看到在练习时，个别的神经元会变得比较有效率。大脑触觉地图中的每一个神经元都有它自己的"感受区"（receptive field），这是皮肤表面的一小片，专门把这个区域所接受到的信息送到这个神经元处理。当实验者训练猴子去碰触圆盘时，每个神经元的感受区只在被碰触时才会发射，所以虽然大脑地图区域会扩张，在地图中的每一个神经元其实负责比较小的皮肤表面，使动物可以有更细的触觉分辨能力，所以这个地图就变得更精确了[⊖]。

梅策尼希和简金斯也发现神经元经过训练后，变得更有效率，处理的速度变得更快。这表示我们思考的速度也是有弹性的，思考速度对我们的生存非常重要。事情通常发生得非常快，假如大脑速度很慢，它会来不及看到很多重要的信息。在一个实验里，梅策尼希和简金斯成功地训练猴子分辨越来越短的声音。受到训练的神经元发射得更快去响应声音，处理信息的时间更短，在两次发射之间需要更少的时间"休息"[⊜]。因为思考速度跟智能也很有关系，智力测验就像生命一样，它不但测量你是否答对答案，也要看你花多少时

⊖　感受区变小，精准度才会提高。——译者注

⊜　神经元不能一直发射，每次发射完必须有短暂的休息（一个神经元休息的时间很短，是以毫秒计算的），但是因为一组神经元发射的时间并不完全相同，因此它会像打排球一样，球一直在空中传，但是甲休息时，乙接过去发射，信息的处理并没有中断，这是大家通力合作的结果。——译者注

间才答对它。

他们同时也发现当训练一只动物去做某一项技能时，不但跟这项技能有关的神经元发射得会比较快，也因为速度快，信号会更清楚。更快的神经元会因更可能彼此同步发射（变成更有默契的队友）而连接得更紧密，使这个团队的神经元送出更清晰、更强的信号。这一点很重要，因为更强的信号在大脑中的作用就更大。当我们要记住什么东西时，我们必须听得很清楚或看得很清楚，因为只有原始的信号清楚时记忆才可能正确。

最后，梅策尼希发现专注力跟长期的大脑改变有很大的关系，在很多实验里，他都发现只有当猴子全神贯注地做一件事时，长久的改变效果才会出现。当动物很自动化地在做一件事情，没有专心去注意时，它们的大脑地图会改变，但是这个改变不会长久。我们常常称赞一个人可以一心多用，你当然可以一心多用地学习，但是一心多用不会使你的大脑地图产生永久的改变。

■ 有语言困难的孩子

当梅策尼希还是个小男孩时，他母亲的表亲，一位在威斯康星州小学教书的老师被选为全美的模范教师，在白宫领完奖后，她去奥瑞岗州探访梅策尼希的家人。

"我母亲，"他回忆说："问了一个最白痴的问题，'你在教书这么多年的过程中，什么是你最重要的原则？'她的表姐说，'在他们进步时，你测验他们，你估计他们的程度，假如他们天资很好，你

就花时间在他们身上，而不要浪费时间在那些不可教的孩子身上。'
这是她说的，你知道，这多少反映出人们怎么对待孩子，实在难以
想象认为你的大脑资源是永久性地固定了，不能改进、不能改变的
这种看法，对孩子的伤害有多大。"

梅策尼希现在注意到新泽西州立罗格斯大学（Rutgers University）
的塔拉（Paula Tallal）博士的研究，塔拉开始分析为什么孩子阅读有
困难，在美国有 5%～15% 的学前儿童有语言困难，这使得他们阅
读写作甚至听从指示都有困难。有的时候，这些孩子被称为"失读
症者"（dyslexic）。

婴儿开始学说话时，是从练习子音 – 元音如 da、da、da 和 ba、
ba、ba 开始的，在许多语言里，婴儿的第一个词就是这种子音 – 元
音的联结体。在英文中，婴儿的第一个词常常是 mama 和 dada、pee
pee 等。塔拉的研究发现语言有困难的孩子有听觉处理上的问题，他
们没有办法正确地复制出这些话来。

梅策尼希认为这些孩子的听觉皮质神经元发射得太慢了，所以
他们没有办法分辨两个非常相似或非常靠近的声音哪个是第一个音，
哪个是第二个音。通常他们会听不见一个音节开始的那个音或是音
节中改变的音，正常的神经元在处理一个声音之后，只要 30 毫秒的
休息便可以再发射，但是 80% 语言障碍的孩子要 3 倍以上的休息时
间，神经元才可以再发射，所以他们失去了很多语言信息。当他检
视他们的神经发射形态（pattern）时，发现他们的信号并不清楚。

"它们是模糊地进来，模糊地出去。"梅策尼希说。听得不清楚使
得所有的语言作业都很弱，他们的词汇弱，理解弱，说话、阅读、书

写都弱。因为他们花很多的时间做词的解码，所以他们讲的句子都很短，这样就没有办法练习记忆长的句子，他们的语言处理就比较像孩子的，或迟缓的，他们仍然需要练习区分 da、da、da 和 ba、ba、ba。

当塔拉最初发现问题所在时，她担心这些孩子没有办法补救，就好像瓷器打破了，没有办法补救一样，你怎么去补救大脑的缺陷呢？当然，这是在她与梅策尼希见面之前的想法。

■ 拯救失读症孩子的大脑

1996 年，梅策尼希、塔拉、简金斯及塔拉的同事心理学家米勒（Steve Miller）创立了"科学学习"（Scientific Learning）公司，这家公司是用神经可塑性的研究来帮助人们重新设定他们的大脑。他们的总公司设在加利福尼亚州奥克兰（Oakland）的市中心，有着 120 英尺挑高的玻璃圆顶，边缘漆以 24 K 的金叶，当你进入这幢大楼时，你好像进入了另一个世界。这个公司的员工包括儿童心理学家、可塑性研究者、人类动机的专家、语言治疗师、工程师、计算机程序设计师及动画制作者。他们在自然的光线下工作，抬起头就可以看到金碧辉煌的圆顶。

Fast ForWord 正是他们发展出来训练有语言障碍及学习障碍孩子的课程，这个课程训练非常基本的大脑语言功能，从解语音的码一直到理解力———种横跨皮质的训练。

这个课程包括 7 个大脑练习，一个是教孩子如何去分辨短音和长音。一头母牛飞越计算机屏幕，发出哞（moo）的声音。孩子必须用计算机的鼠标在母牛飞过屏幕之前捉住它（按鼠标键），突然之间，哞声音的长度改变了一点点，这时孩子的手必须放开鼠标让母牛飞走。假如这孩子能在母牛哞声一改变时就立刻松手就会得分。在另外一个游戏里，孩子练习辨认很容易混淆的子音－元音音节，如 ba 和 da。一开始时，速度比一般正常语言中出现的慢，然后慢慢加快。另一个游戏是听越来越快的滑音（glides），如 Whooooop[⊖]。另一个是教他们记忆声音，然后找这个音的配对。所有的教材中都用到快速语音部件（fast parts of speech），一开始时是利用计算机帮助，先慢下来，再逐渐加快，使有语言障碍的孩子可以听得见并发展出清晰的语音地图，然后，慢慢地把速度加快。当目标达成时，动画中的动物开始吃答案，吃得太撑了，不消化，脸上露出可笑的表情，或是作出奇怪的动作来吸引孩子的注意力。这个"回馈"非常重要，因为每一次孩子得到回馈，他的大脑中会分泌神经传导物质，如多巴胺（dopamine）和乙酰胆碱（多巴胺增强回馈报酬，乙酰胆碱帮助大脑加深印象，增强记忆），这会帮助固定他刚刚改变的地图。

有轻微障碍的孩子每天做 Fast ForWord 的练习 1 小时 40 分钟，每周 5 天，持续好几周，而比较严重的孩子则需 8 ～ 12 周。

第一个研究的结果发表在 1996 年 1 月的《科学》（Science）期刊上，他们将有语言障碍的孩子随机分成两组，一组进行 Fast ForWord 的练习，一组是控制组，玩一样的计算机游戏，但是没有

⊖　滑音为甲音到乙音移动时，自然产生的轻音如 length[l ɛ ηkθ] 中的 [k] 音。——译者注

训练处理时间或听放慢速度的语音。这两组在年龄、智商及语言处理的技能上都一样，结果，做 Fast ForWord 练习的孩子在标准口语测验、语言和听觉处理测验上的进步都很大，成绩跟正常的孩子一样，甚至更好，在训练完 6 周后再测验一次，成绩还是一样的好，他们比控制组的孩子进步得多的多。

后来的实验是追踪 35 个地点（如医院、家庭和诊所）500 名孩子的进步情形，他们都在接受 Fast ForWord 训练之前和之后做标准语言测验，研究发现大部分的孩子在接受过 Fast ForWord 训练后在理解语言的能力上都达到正常人的程度，许多孩子甚至于高过正常人。受过这个训练 6 周的孩子平均来说，在语言发展上往前推进了1.8 年。这是一个非常了不起的进步。斯坦福大学的研究团队扫描了20 个失读症孩子的大脑，比较他们接受训练之前和之后大脑的改变，结果发现在接受训练之前，这些孩子使用与正常孩子不同的大脑区域来阅读，在接受训练之后，他们的大脑开始正常化（例如，一般来说，他们左边颞叶 – 顶叶皮质的活动量增加了，而且它们活动的形态与正常没有阅读障碍的孩子一样）。

◎ 威利的改变

威利是一个来自西维吉尼亚州的 7 岁孩子，他有着满头的红发和满脸的雀斑，他是童子军团的童子军，喜欢去大卖场逛街，虽然只有 4 英尺高，却很喜欢摔跤，他刚完成 Fast ForWord 的课程，觉得自己改变了，已经脱胎换骨。

"威利主要的问题是听不清楚别人讲的话，"他的母亲解释道：

"我可能在说 Copy，他却听成 Coffee。假如环境很嘈杂，那么他就听得更不清楚了。他去念幼儿园的时候就感觉很受挫了，你可以感到他的不安全感，他养成紧张的坏习惯，如咬他的衣服、袖子，因为每一个人都能答对，只有他答错，1 年级的老师甚至建议他留级。他在阅读上有困难，包括默读和朗读。

"威利不能正确地听出声调的改变，所以他不知道一个人是在惊呼还是一般地说话，因此他很难阅读别人的情绪，缺乏高、低声调的区别，他听不出别人兴奋时所说的哇（Wow），就好像每件事情都是一样的情绪，一样的平淡。"

他母亲带他去找听觉专家，被诊断为"听力困难"（hearing problem），认为是源自大脑的听觉处理失常。他没有办法记住字符串，因为他的听觉系统很容易就满了，装不下了。如果你叫他做 3 件事：把鞋子收好，放到楼上的鞋柜里，然后下来吃晚饭，他会忘记。他会把鞋子脱掉，到楼上去，然后喊说，"妈，你要我做什么？"老师需要一直重复要他做的事，虽然他看起来是一个天分很高的孩子，他的数学很好，但是他的听力困难使他无法进步。

他的母亲不愿意让威利留级，重读 1 年级，所以在那个暑假把威利送来 Fast ForWord 上 8 个星期的课。

"在他没有上 Fast ForWord 的课之前，"他母亲说，"你把他放在计算机前面，他会感到压力，上了这个课以后，他每天花 100 分钟用计算机，整整上了 8 个星期，他很喜欢这个课程，尤其喜欢他们的得分系统，因为他可以看到自己一直在往上，往上爬。当他进步以后，他可以听出来句子的抑扬顿挫，比较了解别人说话的情绪，比较不那么焦虑了。他改变了那么多，当他把期中考试成绩带回家时，他说：'妈咪，这比去年好了太多。'他开始拿 A 和 B……这真是显著的差异，现在他说：'我可以做这个了，这是我的成绩，我可以做得更好。'我觉得好像我的祈祷被听到了，被响应了。这个课程对他帮助之大真是令人不敢相信。"一年之后，威利仍然继续在进步。

■ 时间处理能力

梅策尼希的团队开始听说 Fast ForWord 有其他附加的作用出现，如孩子书写进步了，以及比较能专心，梅策尼希认为这些益处会发生是因为这个课程增进了一般性的心智处理能力。

我们一般都没有注意到大脑有一项很重要的能力，即决定一件事要花多久时间，所谓的"时间处理"（temporal processing）。假如你不能决定这个事件要持续多久，你就不能作出恰当的动作，得到恰好的视、听知觉或作出恰当的预测，梅策尼希发现假如训练人去分辨皮肤上非常快的震动刺激（只有 75 毫秒），这个人就能分辨出 75 毫秒的声音。似乎这个课程改进的是大脑的一般性判断时间的能力，有时这个进步也会延伸到视觉处理历程，在上这个课之前，威利在玩一个"找出哪样东西放错了位子"的游戏，如鞋子在树上，罐头在屋顶上时，他的眼睛会四处游荡，他是想一次看整张图，而不是一次看一点地扫描。在学校里阅读时，他会跳行，在上完 Fast ForWord 的课后，他的眼睛不再在纸上跳来跳去随便乱找，他现在可以集中他的视觉注意力了。

很多孩子在上完这些课程后，不但语言、说话、阅读的能力有进步，连数学、科学和社会科学的成绩都有进步。或许是这些孩子现在可以在课堂上听得比较清楚或是读得比较清楚，但是梅策尼希认为其中的原因可能更复杂。

"你知道，"他说，"智商也提高了，我们用的是矩阵测验，这是一个以视觉为基础的智力测验，所以智商上升了。"

智商的视觉部分提高了，表示智商的提高并不是仅仅因为 Fast ForWord 改进了孩子阅读语言测验题目的能力。他们一般心智处理的能力也增加了，这可能跟时间处理能力的改进有关。他们对一个字或一个句子的时间性比较抓得准了，另一个没有料到的好处是，它对自闭症的孩子也有帮助。

■ 自闭症与语言障碍

自闭症是精神医学到现在还不知原因的儿童发育障碍，这些孩子不了解别人的心智情况，而且这种不正常渗透到发展的许多层面，是一种广泛性发展障碍（pervasive developmental disorder），它侵害到智力、知觉、社会技能、语言和情绪。

大部分的自闭症儿童智商低于 70，他们主要的问题在于跟别人互动的社会行为上，严重的自闭症会把别人当作没有生命的物体，也不打招呼，也不把他们当人看待，好像他们不知道这些人也有心智存在。他们同时也有知觉上的问题，通常是声音和触觉超级敏感，他们的感官负荷量好像一下子就超载了（这可能是自闭症孩子通常避免跟别人眼神接触的原因，对他们来说，从人而来的刺激，尤其从感官来的刺激实在太强了，他们不能负荷），他们的神经网络看起来是太过活化，很多自闭症孩子有癫痫。

因为这么多自闭症孩子有语言上的障碍，许多临床治疗师就开始转介他们去上 Fast ForWord 的课程，他们当时对这个课程并没有抱很大的希望。后来这些孩子的父母告诉梅策尼希说孩子变得比较愿意与别人交往了。他开始问，是这些孩子被训练得比较知道别人在说什么，比较注意的关系吗？他对这个课程可以同时帮助语言障碍和自闭症的孩子很感兴趣，语言的症状怎么会跟自闭症的症状搅和在一起呢？有可能语言障碍和自闭症是源于同一根源的两种外在表现上不相同的病吗？

两个自闭症的研究确定了梅策尼希的怀疑，一个研究是 Fast ForWord 的课程很快地把严重语言缺失的自闭症孩子提升到正常的层次，另一个对 100 名自闭症受试者的研究显示注意力广度有增加，幽默感也增加了，他们跟别人的互动有改进。他们发展出比较好的眼神接触，开始跟别人打招呼，用名字称呼人，跟人寒暄，最后还会说再见。这些孩子好像开始知道外面世界的人也跟他自己一样，是有心智的。

◎ 劳拉莉的改变

劳拉莉是一个 8 岁的自闭症女孩，3 岁时被诊断为中度自闭症，即使已经 8 岁了，她还是很少用语言，叫她也不回应，她父母说她就好像根本没有听见似的。有的时候她会开口说话，但是她有她自己的语言，别人听不懂，假如她要喝果汁，她不会说她要，她会把她父母拉到放果汁的地方，用手势表达她的愿望。

她还有别的自闭症症状，例如一直做重复的动作，有人认为这是自闭症患者用来对抗感觉器官负荷过量的方式，她母亲说："劳拉莉的这种重复行为是全套的——翻拍手掌，脚尖走路，精力充沛，咬指甲，咬衣服，但是她不能告诉我她的感觉是什么。"

她非常喜欢树，当父母黄昏带她去散步以消耗她多余的精力时，她常常会停下来，摸树、抱树、跟树说话。

劳拉莉对声音非常的敏感，"她有超人的耳朵，"她母亲说，"她小的时候，常常用手盖住耳朵，她不能忍受收音机里的某些音乐，例如古典音乐和歌舞剧的音乐。"在儿科医生的候诊室中，她可以听到别人听不到的声音，如楼上房间的声音。在家里，她会把洗脸盆装满水，然后蹲下去，抱住排水管，听水流下去的声音。

劳拉莉的父亲是海军，2003 年时被派到伊拉克去打仗。当她们家搬到加利福尼亚州时，劳拉莉进入当地小学的特教班，那个班上采用了 Fast ForWord 的课程，她当时是以一天两小时，共 8 周时间完成这个课程。

"当她完成这个课程后，她的语言爆炸了。"她母亲说，"她开始说越来越多的完整句子，她可以告诉我今天在学校的情形，在那之前，我只能问：'你今天在学校是好还是不好？'现在她可以告诉我她做了什么，她记得那些细节，假如她碰到困境，她可以告诉我，我不必一直用各种方式追问，像以前一样拼凑出发生了什么事。她也发现比较容易记住事情。"劳拉莉以前就喜欢阅读，但是她现在可以看比较长的故事书、非故事类的书及百科全书了。"她现在可以听比较安静一点的音乐，比较可以忍受收音机中的音乐了。"她妈妈说，"这好像把她从睡梦中唤醒一样，她跟别人的互动有改善时，对我们所有的人来说，都好像被唤醒了一样，这真是上天的赐福。"

■ 关键期提前关闭了

梅策尼希决定，如果要更深入地了解自闭症和它很多的发展迟缓，他必须再回到实验室中去，他认为要了解自闭症最好的方式是创造出一只自闭症的动物[⊖]。梅策尼希要找出一个方式使正常的猴子在各方面的发展上迟缓，像自闭症儿童一样，然后他可以研究这只动物并治疗它。

梅策尼希开始考虑"童年的创伤"（infantile catastrophe）。他有个感觉，这些孩子在婴儿期时，一定有某些事出错了，婴儿期是大部分关键期发生的时候，可塑性最强，大量的发展也在这个时期完成。但是自闭症基本上是个遗传问题，同卵双胞胎中，如果一个有自闭症，另一个也有的概率提高到 80%～90%。假如是异卵双胞胎，一个是自闭症，另一个有语言和社会问题的概率也比较大。

⊖ 在了解疾病的成因和治疗方法时，科学家都是先建构出动物模式，如《唤醒冰冻人》（远流出版）书中就提到为了寻找帕金森症的治疗方法，他们成功地制作出一只帕金森症的猴子，通过动物实验，找出致病的可能原因及疗法，许多研究无法用活人来做实验，只能跟人类在研究目标上特定功能和大脑组织很相近的动物来替代，因此找出动物模式就等于解决一半的问题了。——译者注

然而，自闭症的案例已经爬升到光是基因不足以解释的地步了，当自闭症在 50 年前第一次被发现时，5 000 人中大约有 1 名患者，现在是 5 000 人中有 15 名了。这数字上升得这么快，一部分的原因是大家比较知道什么是自闭症，所以诊断出来的概率升高了，另一部分的原因是一些孩子被贴上了轻微自闭症的标签以得到免费的治疗。"但是，"梅策尼希说，"即使所有的这些原因都拿掉，它还是在过去 15 年内爬升了 3 倍。鉴于自闭症的危险因素，它是世界性的危机现象。"

他认为可能是环境因素在影响这些孩子的神经回路，迫使他们的关键期在大脑地图还没有全部分辨清楚时提早关闭。当我们出生时，我们的大脑地图还是一张很粗略的简图或是草稿，还没有细节，还未分化完成。在关键期时，我们的大脑地图结构会因为第一次的外界经验开始成形，这个简图慢慢精致化、添上枝叶，变成我们正常的大脑。

梅策尼希和他的团队用微电极去绘出初生老鼠的大脑地图在关键期是如何形成的。刚出生，在关键期刚开始时，老鼠的听觉皮质地图是没有分化的，皮质上只有两块大大的区域，一半的地图对所有高频率起反应，另一半的地图对所有低频率起反应。

当老鼠在关键期内听到某个特定频率时，刚刚那个简单的组织就改变了，假如老鼠是重复地听到高 C 音，不久之后，有几个神经元会被 C 音活化，变成只对 C 音反应。同样地，当动物重复听到 D 音、E 音、F 音时，某些神经元也会变得只对这几个音特别做反应。现在地图就不是只有两大块了，它有很多的区块，每一块对不同的音起反应，这个地图已经分化了。

关键期的皮质很了不起的地方在于它是这么有弹性、有可塑性，只要让它接触新的刺激，它的结构就可以改变。这种敏感度使得在语言发展关键期内的婴儿及幼儿可以毫不费力地学习新的语音和字词，他们只要聆听父母说话就可以了，只有听就足以使他们的回路联结变得不一样。当然，在关键期之后，大一点的孩子和成人一样可以学习语言，但是他们必须专心学习并下苦功才行。对梅策尼希来说，关键期的可塑性及成人的可塑性差别在：关键期时，大脑只要接触到外面世界的刺激就可以改变，因为学习的机制是一直开着的。

这个学习机制一直保持开着的状态是有生物上的原因的，因为婴儿不可能知道什么将会是生活上重要的东西，所以他对所有东西都很注意。只有大脑已经有点组织了，他才知道什么是该注意的，什么是不重要的。

■ 大脑衍生神经胜肽的重要角色

要了解自闭症，梅策尼希需要知道的下一个线索来自丽塔·列维－蒙塔尔奇尼（Rita Levi-Montalcini）所做的一系列实验。列维－蒙塔尔奇尼是犹太人，1909 年生于意大利的杜林（Turin），并在杜林念医学院。1939 年当墨索里尼禁止犹太人行医和进行科学研究时，她逃到比利时的布鲁塞尔（Brussels）继续她的研究。当纳粹进攻比利时时，她回到杜林，并且在她的卧室建了一个秘密实验室来研究神经的生长，她用缝纫的针来制造微电子显微镜外科手术所需要的仪器。当 1940 年盟军轰炸杜林时，她逃到匹德蒙（Piedmont）。1940年的一天，她坐在由运牛的车厢改成乘客车厢的火车地板上，去北意大利的小村庄时，她读到一篇汉伯格（Viktor Hamburger）所写的科学论文。汉伯格是这个领域的先锋，他研究小鸡胚胎神经的发展。列维－蒙塔尔奇尼决定重复这个实验，她在山居小屋的桌子上，用附近农夫提供的鸡蛋开始了一系列研究。当她完成实验后，她就把这颗鸡蛋吃掉，一点都不浪费。战争结束后，汉伯格邀请列维－蒙塔尔奇尼参加他的团队，跟他一起在美国的圣路易（St. Louis）做研究，他们发现小鸡的神经纤维在有老鼠肿瘤在旁的情况下发展得比较快。列维－蒙塔尔奇尼认为肿瘤可能分泌一种物质去促进神经的生长，在生物化学专家科恩（Stanley Cohen）的帮助下，她分离出这种促使神经生长的蛋白质，她把它叫作神经生长因素（nerve growth factor, NGF），列维－蒙塔尔奇尼和科恩在 1986 年共同拿到诺贝尔生理学或医学奖。

列维－蒙塔尔奇尼的研究引导出一系列神经生长因素的发现，这其中，大脑衍生神经胜肽（brain-derived neurotrophic factor, BDNF）引起了梅策尼希的注意。

BDNF 在关键期大脑可塑性的改变上扮演了重要的角色，梅策尼希认为它至少有 4 个不同的方式。

当我们做一个行为需要特定的神经元一起发射时，它们会分泌 BDNF，这个生长因素使神经元之间的联结"固化"，帮助它们连接在一起，使它们在未来能更可靠地一起发射，BDNF 同时也促进每个神经元外面那一层薄薄的脂肪生长，这会加速电流信号在神经上的传导速度。

在关键期时，BDNF会启动大脑中使我们专注注意力的基底神经核（nucleus basalis），使它一直活化到关键期结束。一旦被活化，基底神经核不但使我们专注，还使我们记住我们的经验，这使得大脑地图得以分化，并有效地改变地图形状。梅策尼希告诉我："这就像有一个老师在大脑中说，'这是非常重要的，你们一定要记住，考试时会考的。'"梅策尼希把基底神经核和注意力系统叫作可塑性的调节控制系统，当这个神经生化系统启动后，会使大脑保持在一个非常有弹性、可改变的状态。

BDNF最后的一项功能是当它已经完成重要神经联结的强化后，会帮忙关掉关键期。一旦主要的神经回路连接完毕，这个系统需要的是稳定，所以可塑性就比较少。当BDNF分泌得很多时，它会关掉基底神经核的开关，结束不花力气、轻松学习的神奇学习时代，后来，这个神经元只有在关键时，惊异的或新奇的东西出现时，或是我们努力用心专注去学习时才会再被活化。

◎ 过度活化的脑

梅策尼希对关键期以及BDNF的研究使他发展出一个理论来解释为什么自闭症会有这么多不同的问题出现。他认为在关键期的时候，有一些情况使有自闭症基因孩子的神经元过度兴奋了，使大量的BDNF被释放出来，过早地关掉了关键期，把那些还没有完全连接好的神经回路给封住了，所以孩子的许多大脑地图都还没有分化

完成，造成全面性的发展失常。他们的大脑是过度兴奋、过度敏感
的，假如他们听到一个频率的声音，整个大脑的听觉皮质都活化起
来。这似乎就是劳拉莉的情形，当她听见音乐时，要用手把两边耳
朵都盖起来，因为她不能忍受听觉皮质全部大量活化带来的刺激。
其他自闭症的小孩也有对触觉超级敏感的，即使衣服上的标签碰触
到他们的皮肤也让他们感觉好像在受酷刑。梅策尼希的理论同时也
解释了自闭症的高癫痫比率：因为BDNF的过早大量分泌，他们的
大脑地图还未分化完成，这么多大脑的联结都还没有区分好、增强
好、固定好，一旦有几个神经元发射，会带动全脑乱活化。这也能
解释为什么自闭症的孩子脑比较大——这会使神经元外面包覆的那层
脂肪增加。

■ 都是噪声惹的祸

假如BDNF的分泌会导致自闭症和语言困难，梅策尼希需要知
道什么东西使得年幼的神经元过度兴奋，分泌出大量的BDNF来。

有好几个研究使他警觉到环境因素的影响。其中一个研究显示，
住得越靠近德国法兰克福（Frankfurt）机场的孩子，他们的智商越
低；另一个实验研究住在芝加哥靠近高速公路的公民住宅区的孩子，
发现公寓越靠近公路，孩子的智商越低。梅策尼希开始怀疑新的环
境危险因素（如噪声）对每一个人健康的影响，尤其是那些天生有基

因倾向的孩子，他们受的伤害更大⊖。持续的背景噪声（例如飞机、汽车或机械不停震动所发出的噪声）包括了许多频率，这对听觉皮质是很大的刺激⊜。

"在持续不断的噪声环境中长大的婴儿，都很絮聒、吵闹。"他说。在现在的生活中，白噪声无所不在，计算机、冷气机、暖气机的风扇，汽车引擎的声音，这些声音又怎么影响大脑的发展呢？梅策尼希需要找出答案。

为了测试他对于噪声的假设，他的团队将刚出生的小老鼠放在白噪声的环境中长大，直到关键期过后才去检查它们的大脑皮质，结果发现严重不正常。

"每一次你听到一个声音，"梅策尼希说，"你就使听觉皮质的每一个神经元兴奋了，这么多的神经元一起发射就分泌了大量的BDNF。"就如他的模式所预期的，暴露在连续性的噪声底下使关键期提早关闭了。这只动物的大脑地图没有分化完成，只要有任何频率的声音进来这些没有分辨力的神经元都会一起发射。

梅策尼希发现这些小老鼠，就像自闭症的孩子一样，比较容易

⊖　作者用genetic predisposition的意思是大脑是环境和基因交互作用的产物，除了极少数疾病外，有这个病的基因使得这个病的"倾向"（predisposition）比别人大，但是还是需要环境去引发（trigger）。——译者注

⊜　我们的耳朵可以听到20~20 000赫兹的频率，若把这些频率全部集中起来，就是所谓的"白噪声"（white noise），这是一种非常难忍受的声音，好像无线电调电波时的刺耳声音，过去曾有警察用这声音来虐待犯人，昼夜播放白噪声会使人失去理性，进而发疯。——译者注

犯癫痫，正常的语言环境就会引起他们的癫痫发作[⊖]。梅策尼希现在有了他的自闭症动物模式了。

最近大脑扫描的研究支持了梅策尼希的假设，自闭症孩子在处理声音时的确不正常，梅策尼希认为没有分化的皮质可以解释为什么他们学习有问题，因为他们的大脑皮质没有分化完成，无法集中注意力。当老师要他们集中注意力时，他们的大脑一片混乱，嘈杂不堪，这是为什么自闭症的孩子不能忍受外面世界，会退缩到他们自己的壳中。梅策尼希认为这种情形更轻微的形式可能是更常见的注意力障碍的原因。

◎ 重新分化皮质地图

现在梅策尼希面临的问题是：在关键期之后，有可能把这些没有分化的大脑地图正常化吗？假如可以，这会给自闭症的孩子带来希望。

他们第一步先用白噪声使老鼠的听觉皮质地图不分化，然后，在伤害造成后，他们用单音，一次一个音，重新分化听觉皮质地图，使它正常化。事实上，通过训练，他们使老鼠的地图在正常化之上。"这正是，"梅策尼希说，"我们想对自闭症孩子做的事。"他目前正在修改 Fast ForWord 的计算机程序，使它适用于自闭症

⊖ 癫痫病人常因摇滚乐晚会中，一闪一闪来回转的闪光灯灯光而引发癫痫，因为摇滚乐晚会的白光是由许多不同频率的光所组成的。另外台湾的警车在巡逻时，喜欢把车顶的紧急闪灯打开，红、蓝、白光一直闪对癫痫病人很不利，它应该是紧急状况要抢道时才做警示用，不是平常无事时巡逻用的。

的孩子，即把原来劳拉莉用的那个课程更精致化，专门用于自闭症的治疗。

■ 打开成年人的关键期

有没有可能重新打开关键期的可塑性，使成人也可以用孩子学语言的方式学习新的语言？梅策尼希已经看到可塑性可以延伸到成年期，假如很专心、很努力，我们应该可以重新设定我们的大脑，现在他在问的是，有可能把这个不费力的关键期学习方式延伸到成年期吗？

在关键期学习不花力气是因为在那个时候，基底神经核一直都是启动的。所以梅策尼希和他年轻的同事迈克尔·基尔加德（Michael Kilgard）设计了一个实验，用人工方式将成鼠大脑中的基底神经核启动，同时让老鼠做它们无法专心去做、做对了也不会有报酬的学习作业。

他们将微电极插入老鼠的基底神经核中，用电流来使这个基底神经核活化，然后，他们把老鼠放进一个9赫兹的声音环境中，看这只老鼠是否可以不花力气地发展出9赫兹的大脑地图位置来，就像小老鼠在关键期时所发展出的地图一样。一周之后，基尔加德和梅策尼希发现老鼠的确可以大大扩展9赫兹的大脑地图，他们发现了一个人工的方法可以重新打开成人的关键期。

他们用同样的方式使大脑加快处理时间，通常，一只正常的老鼠对一个声音最大的反应量是一秒发射12次。用刺激基底神经核的方式，他们可以"教育"这个神经发射更多次。

这个研究打开了生命后期高速学习的可能性。现在可以用电极的方式启动基底神经核，或用注射某种生化物质，或用药物的方式来活化这个基底神经核，你很难想象会有人不被这个新科技所吸引，因为它可以使你相当轻松地学会科学、历史，或某一种专业，你唯一需要做的只是暴露在那个环境之下而已。你可以想象刚移民进入一个国家，现在可以轻而易举地学新语言，而且完全没有口音，再想象失业的中年人可以再学一个新技能去就业。这种技术无疑会被高中生或大学生拿去用在竞争很激烈的考试上（现在已经有很多明明没有注意力障碍的学生，却用药物来帮助自己学习）。当然这种激烈的介入性药物可能会对大脑产生副作用，更不用说会影响我们自律的能力，但是这会在医学上开创一个新的领域。刺激基底神经核可以使它再活化来帮助大脑受伤的病人，使那些失去阅读、书写、说话或走路能力、不能再学习的病人（因为他们不能集中注意力），有一个再生的机会。

■ 对抗老人的认知衰退

梅策尼希成立了新公司 Posit Science，专门帮助人们老去时，保留他们大脑的可塑性，延长他们心智功能的寿命。"我很喜欢老人，我一直都喜欢老人，或许是因为我最喜欢的人是我的祖父。他是我所遇到的最有智慧、最有趣的三四个人之一。"梅策尼希的祖父在 9岁时，从德国坐帆船来到美国，他是自学成功的建筑师及建造商，在平均寿命为40岁左右的年代，他活到了79岁。

"等到现在65岁的人过世时，平均寿命会升到80多岁，但是当你85岁时，你会有47%的概率得阿茨海默病（Alzheimer's disease）。"他笑着说，"所以我们创造了这个很奇怪的情境，我们使人们活得很长，长到一半的人会活到不知道自己是谁才过世，我们必须想办法来延长人的心智生命，使它跟人的身体生命一样长才行。"

◎ 杂乱的大脑

梅策尼希认为，当我们年纪大时，我们忽略了专注的学习，不再努力学习使得大脑中调节、控制可塑性的系统荒废掉了，所以，他发展了针对老人认知功能衰退的大脑练习，如针对常见的记忆力、思想和处理速度的衰退的练习。

梅策尼希对付心智衰退的方法跟主流的神经科学家不同。现在有千百篇论文在讨论人老时大脑中生理和化学物质的改变，当神经元死亡时，大脑处理的历程又如何。现在市面上有许多药研发出来阻止老化的历程，提升大脑中化学物质的浓度。然而，梅策尼希认为这些价值几亿美元的药物只能提供4～6个月的改进。

"这样做有一个非常不对的地方，"他说，"它忽略了维持正常能力和技术所需的物质……这就好像你在大脑年轻时所习得的技术和能力是注定要跟着大脑生理上的衰退而衰退似的。"他认为主流派的做法对大脑需要什么来学习一个新技术并不了解。"他们想象假如你操弄正确的神经传导物质浓度……记忆就会回来，认知功能都可以用，你可以像羚羊一样开始跑跳。"

　　主流的治疗法并没有考虑到维持一个好记忆究竟需要的是什么东西，我们年纪大时记忆衰退的主要原因之一是我们无法在神经系统中登记新的事件，因为处理的速度变慢了，所以我们看东西、听东西时知觉处理的正确性、强度及清晰度都随之衰退了。假如我们不能把某件事登记得很清楚，当然不可能把它回忆得很好。

　　举一个老年人最常见的例子来说，如找不到想要讲的那个词。梅策尼希认为这个现象的发生是因为大脑的注意力系统在逐渐萎缩和退化，而跟可塑性有关的基底神经核也是。这个萎缩现象使我们口语不流畅，因为一个声音或词的表征不清楚，登记这些字或声音的神经元没有协调好，没有同步发射，没有办法很快速地送出强有力的信号，我们就在那儿结结巴巴，找不到我们所要讲的词了。当代表口语的神经元送出模糊不清的信息时，接受信息的下游神经元就无法精准地活化，所以模糊地输入，当然只好模糊地输出。这就好像我们前面看到的有语言障碍的孩子一样，他们也有着"杂乱的大脑"（noisy brain）。

　　当我们的大脑很嘈杂时，新的记忆信号没有办法跟大脑背景的电流信号竞争，造成"信号 - 杂音"（signal-noise）的问题。

　　梅策尼希说系统变得有杂音有两个原因，第一个原因人所共知，"一切都在走向衰退"。然而，最关键的原因是"大脑没有好好地训练"，分泌乙酰胆碱帮助大脑集中注意力、形成清晰记忆的基底神经核被忽略了。在一个有轻度认知功能障碍的大脑中，基底神经核分泌的乙酰胆碱竟然少到无法测量到。

◎ 专注的力量

"在童年，我们有一段密集学习的时期，每一天都学到新的东西，然后，在我们刚就业时，我们也是密集地学习新的技术和能力，渐渐地，当我们步入中年后，我们已经驾轻就熟了，用的是已经熟练的技术和能力。"

在心理学上，中年是人生一段美好的时光，因为跟前面比较起来，好像水流过了急湍，开始平稳下来一样，我们的身体不像青春期那样剧烈变化，我们对自己是谁已经有稳定的概念，对事业也比较得心应手。我们还是认为自己很活跃、很年轻，但是我们倾向于欺骗自己认为自己还是像以前一样地学习，我们很少去做一件需要我们全神贯注学习的工作，也很少去学新的词汇或新的技术。平常我们看报纸、上班、说母语都是在用我们已经熟练的技能，这不是学习。当我们到 70 岁时，我们已经有 50 年没有系统化地去动用调节可塑性的系统了。

这是为什么老年人学习新语言是很好的事，它增进并维持记忆的能力。因为学习新语言需要全神贯注，它会启动可塑性的控制系统，使系统保持良好状态，对所有东西的记忆都能登记得很清晰。Fast ForWord 练习能增进思考的能力有一部分原因是它刺激了可塑性的控制系统，使它一直分泌乙酰胆碱和多巴胺。任何需要全神贯注的事都对这个系统有利，例如学习新的运动、舞蹈，破解困难的字谜，或换个需要学会新技术和材料的工作。梅策尼希自己非常赞同老年人学习新的语言，"你慢慢又磨利所有的能力，这对你是非常有利的。"

这些也可应用到老年人的运动、行走能力上。只是去跳你以前学会的舞并不能帮助大脑的运动皮质维持它的状态，要使心智活跃，你需要去学完全新的、需要全神贯注才学得会的东西。这不但使你有新的记忆，同时使你能轻易地活化一个系统并且保存旧的。

■ 逆转认知功能的时钟

Posit Science 公司中的 36 名科学家在 5 个老年人最容易产生障碍的领域努力工作，发展大脑训练课程的关键在于给予大脑适量的练习、正确的顺序及恰当的时机，从而促使大脑改变。这在科学上的挑战是去找出最有效的方法来训练大脑并且能够应用到生活上。

梅策尼希告诉我："你在年轻大脑中所看到的每一件事情都可以应用到老年的大脑上。"唯一条件就是这个人必须有足够的报酬或惩罚来使他集中注意力以忍受有人认为相当无聊的训练过程，假如能做到这一步，他说："这个改变能够像在婴儿大脑中的改变一样大。"

Posit Science 的训练课程有词汇和语言的记忆练习，用像 Fast ForWord 一样的听力训练和计算机游戏来增加老年人的听觉记忆。这个课程是建构在大脑处理声音的基本能力上，让老人聆听缓慢的、清晰的语音，梅策尼希不认为你可以叫老人做他办不到的事去增进他逐渐退步的记忆，"我们不能用训练将死马当活马医。"他说，老年人做练习以增强他们听的能力，这种能力自他们在婴儿摇篮中把母亲的声音从背景噪声中分离出来后，就不曾再用过，这种练习增进处理速度，使基本的语言信号更强、更清晰、更正确，这同时也刺激大脑增生多巴胺和乙酰胆碱。坊间那种记忆课程——给你一个单子去背单子上的项目来挽回退步的记忆——他认为是无效的，需从基本能力上训练起。

很多大学现在用标准记忆测验来评估这些记忆练习。Posit Science 在《美国国家科学院院刊》（*Proceedings of the National Academy of Sciences*, PNAS）发表了它的第一份报告。他们发现60～87 岁的老年人，经过一天一小时，一周5 天，8～10 周的听觉记忆训练后，他们的记忆从一般70 岁老年人的记忆提升到五六十岁的记忆，所以许多人将他们记忆的时钟往回拨了十年左右，有的人甚至可以拨回25 年。这个增进的效果在3 个月后的追踪调查中仍然存在，加利福尼亚大学伯克利分校（University of California at Berkeley）的威廉·贾格斯（William Jagust）研究团队做了上课之前和之后的正电子断层扫描（Positron Emission Tomography, PET），发现他们的大脑并没有"新陈代谢退步"（metabolic decline）（即神经元逐渐不活跃）这在老人大脑中常常可以看到。这个研究同时也比较了上过听觉记忆课程的71 岁老人，跟没有上这些课但是用同样的时间在看报纸、听有声书或玩计算机游戏的同年龄老人，结果发现没有上过课的老人前额叶有新陈代谢继续下降的现象，而上过课的则没有。这些人的右顶叶及跟记忆和注意力测验有关的其他大脑区域的

　这是一份相当有份量的科学期刊，它的影响因子与《自然》或《科学》不相上下。——译者注

新陈代谢是不降反升的[⊖]，这些研究显示大脑练习不但减低跟年龄有关的认知功能退化，而且反而可以增加认知能力。最主要的是这些进步其实只因为花了四五十个小时做大脑练习而已，假如花的时间更多，说不定效果会更好。

梅策尼希说他们成功地逆转了老人认知功能的时钟，使他们的记忆、解决问题能力和语言能力更像年轻的时候，甚至二三十年前的他们。一个 80 岁的老人可以在操作行动方面像五六十岁的人，"这些训练课程目前在 30 个老人小区中使用，只要登录 Posit Science 的网站便可以做这些练习。"

Posit Science 也可以应用到视觉方面。当我们年纪大时，我们的视力逐渐退化，不只是眼球的关系，我们大脑视觉处理的能力也变弱了，老人比较容易分心，也比较容易失去他们的视觉注意力。Posit Science 目前在发展计算机课程来使老人集中注意力到作业上，而且加速他们视觉处理的速度，他们让老人在计算机屏幕上搜索不同的对象。

针对前额叶也有一些练习可以增加我们的"执行力"（executive functions），如锁定目标，把目标从背景中抽离及做判断决策。这个练习也同时帮助老人分类，将同类东西放在一起，在听到复杂的指令后，能按部就班地执行，以及加强他们联结记忆的能力，这可以增进老人把人、事、物放在正确情境中的能力。

⊖ 大脑在工作时，工作部位需要比较多的血流量，正电子断层扫描是计算葡萄糖的新陈代谢率。工作多的区域代谢快，在图片呈现出来的是红色或黄色，没有活化的区域代谢少，呈蓝绿色。——译者注

Posit Science 也在研究精细运动控制的课程。当我们年纪大时，许多人放弃了绘画、钩针、打毛线、弹奏乐器或木雕等年轻时的爱好，因为我们的手已经不能再做精细的工作了。这些练习会使大脑中褪色的地图重新鲜明起来。

最后他们也发展粗略的运动控制。这个功能在我们年龄增加时，逐渐下降，使老人失去平衡，容易摔跤，走动不易。这个问题除了前庭功能的失常之外，还有一个原因是我们脚的感觉回馈系统衰退了，梅策尼希说，人们穿了几十年的鞋子，限制了从脚到大脑感觉的回馈，假如我们是打赤脚，我们的大脑会从脚踩在不同的地面上得到很多的回馈，鞋子是一个相当平扁的平台，把刺激分散掉，而且我们现在走的路面越来越人工化，越来越平坦，这使我们大脑脚底地图的分化越来越不显著。于是我们开始使用拐杖、走路器，或其他帮助我们平衡的东西，我们用补救的方法而不是去练习大脑退化的系统，就加速了这个系统的衰退。

当我们年纪大时，我们下楼梯要去看我们的脚，因为我们从脚所得到的回馈不够，当梅策尼希扶着他的岳母步下别墅的台阶时，他鼓励她不要低头看她的脚，而要感觉她的脚在哪里，使她可以维持并发展她大脑中脚的地图。

■ 大脑橡皮擦

在花了很多时间来扩大大脑的地图后，梅策尼希现在认为有的时候你也要缩减它。他现在致力于发展大脑橡皮擦，把有问题的大脑地图除去。这个技术对受创伤之后当时的影像一直在眼前出现的人，对有强迫性思考（一个念头挥不去）、有恐惧症或有心智联想问题的人应该是一大福音，当然，它被滥用的结果也是很可怕的。

梅策尼希继续在挑战"我们生下来时大脑是什么样，一辈子就是什么样"的看法，他始终认为大脑结构是它不断与外界互动的结果，它受到经验的塑造。我们的经验不但深入大脑，甚至进入了基因，改变了基因——我们下面会谈到这个主题。

◎ 孩子的大脑

梅策尼希的别墅坐落在山上，他花了很多时间在这里，他刚刚开辟了他自己的葡萄园，我们在园中漫步，晚上，我们谈他早年的哲学观念，他四代同堂的家人在一旁嬉笑玩耍，沙发上坐着他最小的孙女，才几个月大，正处于她许多能力的关键期中。她使围绕她的人都很快乐，因为她是一个好的聆听者，你搔痒她的脚趾头，她会全神贯注地望着你，你跟她说话，她会很高兴地听，虽然她完全不知道你在说什么，当她环顾四周时，她的大脑收录每一个细节，丝毫不遗漏。

第 4 章

喜好和爱的学习

大脑的可塑性教导我们对性的吸引力和爱

A是一个年轻英俊的单身汉，他来找我，因为他很沮丧。他爱上了一个已有男朋友的女人，她试着鼓励他去虐待她，她想使A跟她一起作出她性幻想中的情节，她打扮得像妓女一样，然后要他用暴力征服她。A发现自己也希望去满足她的愿望，他感到很害怕，跟她分手后，来找我治疗。他过去的情史大多是跟已有男友的女人纠缠不清，而且这些女人都精神不稳定。他的女朋友不是很霸道、占有欲很强，就是个虐待狂。但是，这种女人能使他性兴奋，那种很体贴、很善良的女人让他觉得无聊，他认为任何会爱上他的女人都是有毛病的。

他的母亲是一个严重的酗酒者，常常对他索求金钱和感情上的支持，他的童年是在情绪和暴力的风雨中度过的。他记得他母亲拉着他妹妹的头去撞暖气炉的散热器，她烧他继兄的手指，因为他去玩火柴。她常常抑郁、沮丧，威胁要自杀。他必须随时保持警觉，安抚她，阻止她自杀。他跟她的关系非常不正常，母亲常挑逗他。偶尔他离家的父亲回来了，那时，他有着"永远透不过气来"的感觉，因为他要阻止两个人打架，最后，他父母离了婚。

他童年的时光大部分花在压抑他对父母的愤怒上。他常常觉得自己像一座快要爆发的火山，跟人的亲密关系就像暴力场景，别人像是要生吞活剥了他似的。所以等到他过完童年期后，只有虐待他的那种女人才能引起他的性兴奋。

■ 人类性与爱的可塑性

跟别的动物比起来，人类的性可塑性大多了。在性行为上，我们跟性伴侣所做的事跟动物比变异性大了很多，我们可以感到性兴奋和性满足的身体部位也比动物多了很多。最主要的是能让我们感受到性吸引力的对象也有很大差异，人们常常说他们受到某一类型的对象吸引，而这种类型几乎每一个人都不一样。

对有些人来说，吸引他的类型会随着年龄、经验而改变。有一个同性恋的男子，他有许多伴侣来自不同的种族，但是在不同时期，他只对某一种族的人有兴趣，这段时期过去后，他对这个种族其他的人也没有胃口了。似乎一个人的类型（如亚裔或非裔）对他的吸引力是高于这个人本身的。这种人在性方面口味的可塑性让我们看到人的性欲并非先天设定的，它很容易受到我们后天心理因素及性经验历史的改变。我们的性欲也是很挑剔的，很多科学论文暗示我们的性欲是一种生物冲动，是喂不饱的需求，永远得不到满足，但是人其实更像一个美食家，对某种特定形态有很强的偏好，这种偏好使我们可以延迟满足，直到找到心中想要类型的性伴侣，比如说，一个喜欢金发美女的人，棕发或红发美女就不会使他心动。

性偏好偶尔也是会改变的，虽然有些科学家一直强调先天的性偏好，但是我们的确看到有些人在生命的某一时期是异性恋，而他并没有双性恋的历史，是后来才"加上"同性恋的，或是同性恋后来变成异性恋。

对有很多不同性伴侣的人来说，性的可塑性发展到了极致，因为他们要适应不同的新爱人，但是对结婚很久又感情很好的老夫妇来说，他们最初在20几岁相遇时的容貌跟他们现在60几岁的样子是很不一样的，但是他们的性欲互相调整了，所以他们仍然受到彼此吸引。

但是性的可塑性还不止于此。恋物狂（fetishists）喜欢没有生命的东西，男的恋物狂会因为一只镶了毛皮边的高跟鞋而兴奋，或是看到女性内衣比看到真的女人还兴奋。有人对黄色小说的情节有兴趣，叫性伴侣去扮演剧本中的角色，包括各种不堪入目的性虐待，他们是受这个角色吸引而不是扮演这个角色的人。当他们在报上登广告寻找爱的伴侣时，广告的用词不像是在找情侣或爱人，而是像求职广告，把所需具备的条件——列出。

既然性是种本能，而本能一般被认为是有遗传性的行为，是某个物种所特有的，而且物种中每个成员的该行为（如蜘蛛结网的行为）应该没有什么不同，所以人类性行为有这么大的不同是很令人惊异的事，令人好奇的是它为什么跟其他本能不同。一般的本能行为是不轻易改变的，而且有清楚、确定的天生目的，如生存的本能。人的性行为似乎与它核心的目的（繁殖）分离了，有各种令人想不透的偏好（其他动物不会有恋物狂、性虐待狂），在别的动物身上，性本能就是性本能，为了传宗接代，没有别的花样。

没有其他的本能可以在未完成它的生物使命前，得到满足感，也没有别的本能像性本能一样与它的目的分离。人类学家发现，有很长一段时间，人不知道繁殖必须经过性交。我们的祖先必须去学习"生命的事实"，就像今日的孩童必须上性教育的课程一样。这种性与它主要目的的分离可能是它可塑性最初的征兆。

◎ 爱的弹性

爱也是非常有弹性的，它的表现方式在历史中也一直在改变。虽然我们认为浪漫的爱是最自然的情感，事实上，我们成年人对同一个人要求亲密行为、温柔、至死方休的欲望在其他的社会中并非如此，而且直到最近才普遍为我们的社会所接受。几千年来，大部分的婚姻是父母安排的，而且都有实际的理由（如政治婚姻），当然，在《圣经》中有令人难忘的爱情故事，最后有情人终成眷属，如"歌中之歌"（Song of Songs）所描述的，当然也有变成悲剧的，如中古世纪的诗和后来莎士比亚写的悲剧。浪漫的爱一直到 12 世纪才得到社会的支持，在贵族和欧洲皇宫中开始流行开来，一开始是没有结婚的男士和已婚的妇女，不是通奸就是精神上的爱恋，通常结局都很凄惨。只有在个人主义盛行、民主观念出现后，人应该有权力选择自己的配偶、婚姻自主的观念才慢慢为人接受，承认爱情是一种自然的感情，是人不可分割的一部分。

◎ 性与爱的大脑地图

因此，去问性的可塑性跟神经的可塑性有没有关系就是很自然的事了。研究发现神经的可塑性并不是住在大脑某个公寓中的小房间，也不限于我们前面探索过的感觉、运动和认知处理历程的区域，大脑中调节本能（包括性）行为的地方在下丘脑（hypothalamus），它本身是有可塑性的，杏仁核也有（杏仁核是处理情绪和焦虑的地方）。当然大脑的皮质有比较大的可塑性潜能，因为它们有比较多的神经元和神经联结可供改变，但是，即使是非皮质的区域也有，可塑性可能是大脑所有的组织都有的特性。海马回也有可塑性（这是使我们的记忆从短期转换到长期的地方），掌管我们呼吸，处理原始粗糙的感觉，及处理痛觉的地方都有可塑性。它存在于脊髓，饰演超人的电影明星克里斯多福·利瓦伊（Christopher Reeve）在他从马上摔下来、脊椎严重受伤后 7 年间，通过不断的复健，恢复了一些感觉和运动的能力。

梅策尼希这样说："可塑性不会发生在隔离状态，这是完全不可能的事。"他的实验显示，如果大脑的一个系统改变了，跟它有联结的系统也跟着改变。用进废退的可塑性规则，或是在一起发射的神经元会连在一起的海伯定律适用于所有的神经元。假如不是这样，大脑的不同区域不可能一起工作。

那么，感觉、运动和语言大脑地图的可塑性规则，可以适用到比较复杂的大脑地图（如亲密关系、性或其他方面）上吗？梅策尼希已经看到复杂的与简单的大脑地图都遵守相同可塑性原则的规范。暴露在单一声调环境中的动物，它会发展出单一的地图去处理它；暴露在复杂声音（如 6 个声调所组成的旋律）中的动物，它不会把 6 个不同的地图区域连在一起，它会发展出一个登记整个旋律的区域。但是这个比较复杂的旋律的地图还是遵守单一声调地图的可塑性原则，即不论地图的复杂性为何，只要是大脑区域，就遵守同样的可塑性原则的规范。

■ 性可塑性的关键期

"性本能，"弗洛伊德写道，"因为它的可塑性被我们所注意，因为它能改变目标而被我们所注意。"弗洛伊德并不是第一个说性有可塑性的人，柏拉图在他的对谈录中提到爱时，就说人类的性欲（Eros）有许多形式 ，不过，为性和浪漫爱的可塑性奠下神经科学基础的是弗洛伊德。

弗洛伊德最大的贡献之一是他发现了性可塑性的关键期。弗洛伊德认为一个成人能够在不同阶段对人产生亲密与性欲的爱，源起于他在婴儿期与他父母的强烈依恋（attachment）。他从父母处学习，他观察别的孩子。童年的早期，而非青春期，是性和亲密的第一个关键期。孩子可以热情地爱别人，有原始的性感觉——迷恋某人，爱的感觉，有的时候甚至是性兴奋，就像Ａ先生所经历到的。弗洛伊德发现性虐待对孩子的伤害很大，因为它影响了童年期的性关键期，塑造了我们后来对性和被吸引的想法。孩子需要父母，一般都会发展出对父母强烈的依恋，假如父母是热情、温和、可靠的人，孩子后来常会发展出对这种关系的偏好，假如父母是疏离的、冷淡的、只顾自己的、愤怒的、阴晴不定的、反复无常的、矛盾暧昧的，孩子长大了，也会去寻找这种个性的性伴侣。当然这会有例外，但是绝大多数的研究支持弗洛伊德的看法，早期跟父母的关系会影响以后的性生活 。当Ａ先生第一次来看我时，他所描述的性剧本其实是重复他创伤的童年，例如，他会被情绪不稳定的女人所吸引，这些女人都超越了正常性行为的界线，他喜欢偷情，这些女人的丈夫随时都可能来捉奸，这种充满敌意的情境使他性兴奋。

弗洛伊德对关键期的看法在他开始写性和爱的主题时出现。有一个胚胎学家观察到胚胎的神经系统发展是有阶段性的，假如这些阶段受到破坏，会造成对这个动物或人的伤害，通常是影响一生的大伤害。虽然弗洛伊德没有用关键期这个名词，但是他所说的早期性发展的阶段相当于我们现在的关键期。这是一个非常短暂的开窗期，这时一个新的大脑系统和地图因环境中人们所给的刺激而发展。

■ 童年习得的性滋味

童年感情成分在成人日常生活爱与性的行为中常可以看到。在西方文化中，当成人在前戏或表达他们最亲密的感情时，常用"宝贝"或"甜心"这些他们小时候母亲常用的亲昵称呼，而母亲用这些字眼时，通常是在喂奶、抚摸或跟宝宝说话时，这就是弗洛伊德所谓的口唇期（oral phase），这是性的第一个关键期。这个时期可以用几个词来综合出它主要的功能：照顾、抚育、滋养，也就是温柔地照顾、爱与喂食。婴儿感觉依附在他母亲身上，当他被母亲抱着，喂以有营养的乳汁、带有甜味的食物时，他对别人的信任感就发展出来了。被爱、被照顾、被喂食是我们出生后第一个在大脑中正式形成网络的经验。

当大人用对宝宝说话的语气来对亲密的伴侣说话时，弗洛伊德说他们是回归到"口唇期"的心智状态，我认为这种回归会引发所有童年神经回路的活化。这种回归可以是无害的、愉悦的，如在性交前之前戏，但也可以是有害的，假如他的童年期攻击性的神经回路被活化了，这个大人会乱发脾气，不可控制。

"讲脏话"也是童年性阶段的痕迹，毕竟，为什么性会被认为是肮脏的事？这个态度反映出小孩子对性的观念，从他被训练自己大小便时发现这个用来小便的东西跟性有关，这个东西又离肛门这么近。大人通常不会被这种肮脏的观念所困扰，因为在他们在青春期时经历了另一个性可塑性的关键期，这个时期他们的大脑重新组织过，性的愉悦压过了对性的厌恶。

弗洛伊德认为许多性的神秘可以用关键期来解释。弗洛伊德之后，我们不再惊讶为什么一个从小被父亲遗弃的少女会去爱上一个年纪足以做她父亲的已婚男子，或是被冰山母亲抚养长大的男子常去找冷若冰霜的女人做伴侣。有时他们自己也变得冷漠无感情，因为他们在关键期从来没有经验到同理心，他们这一部分的大脑没有发展。许多邪恶的坏行为可以从童年的冲突一直不能解决的持续性及可塑性来解释。但重点还是在关键期我们可以习得性和浪漫的滋味，它会被设定在大脑中，对我们一生有重大的影响，人类可以有这么多性偏好上的差异，主要是来自童年期所习得的不同的性滋味。

■ 性偏好是后天习得的

认为人的性欲有关键期而关键期又会塑造成年以后的性行为的看法，跟目前一般人所接受的看法相抵触，目前的看法是对吸引力的影响不是来自童年历史，而是来自生理吸引。有些人（模特儿和电影明星）被认为是美丽、性感的，有一股生理的力量告诉我们这种人是有吸引力的，因为他们身上显现着生理上生育力和强壮的象征：皮肤光滑、身材匀称表示这个人没有疾病，沙漏身材的女人是具有生育力的女人，男人的肌肉表示他有能力保护女人及她的孩子。

但是这个观点过于简化了生物法则，并不是每一个人都喜欢身材窈窕或满身肌肉的人。有一个女人就说："我第一次听到他的声音时，我就知道他是我的真命天子。"有的时候，悦耳的声音比身体肌肉更是好的灵魂指标。而且性的品位会随时代而不同，鲁本斯（Peter Paul Rubens）笔下的美人以现代眼光看来太肥了点。过去几十年来，《花花公子》（*Play Boy*）杂志中的兔女郎及时尚模特儿也都在改变。性的喜好显然受到文化和经验的影响。通常是后天习得的，然后才设定在大脑中。

　　"习得"的定义就是后天学习而来，不像天生的口味，一个婴儿不需要学习乳汁的口味，也不需要学习喜欢水或甜味，他们马上知道这是令人愉悦的东西。需要学习才会得到的东西——开始时是不喜欢或没有感觉的，后来才变得喜欢，如寿司的味道、酒、咖啡、鹅肝酱、猪腰中所带着的尿骚味，等等。许多人花大价钱买的精致美味食物其实是他们小时候痛恨的食物，这些喜好是需要培养出来的。

　　在英国伊丽莎白女王一世的时代，人们迷恋身体的味道，女人把削了皮的苹果放在腋下，直到苹果吸收了她身体的体臭和汗味才换掉，然后把这个吸了她体臭的苹果送给她的情人，美其名曰"爱的苹果"，让他在离开她之后，可以借着嗅这个苹果来思念她。我们现在则是用合成的水果和花的香味来除去（比较正确的说法是盖住）我们身体的味道，使情人不会闻到。这两种方法中，哪一种是后天习得的，哪一种是天生的，现在还很难定论。东非的马萨伊族（Masai）人把我们认为很刺鼻的牛尿拿来当乳液涂在头发上，这直接表示牛在他们文化中的重要地位（家中没有牛的人自然就没有牛尿可涂抹了）。许多我们认为是"自然"的品位其实需要学习才会变成第二天性（second nature）。我们无法辨识我们第二天性与天性的差别，因为我们的大脑很有可塑性，一旦被设定，变成新的天性后，它就与我们原始的、与生俱来的一样具有生物意义了。

■ 被网络色情重新塑造的脑

　　现在色情 A 片的泛滥让我们看到性嗜好或性喜好是可以后天习

得的，这些色情的图片通过高速互联网的传送，可以满足任何一种性喜好。

色情图片初看之下，完全是实时反应的东西，它立即引起性反应，这是几百万年来演化的结果。但是假如真的是这样，色情电影应该不会改变，那些对我们祖先有挑逗性的图片或身体部位应该也会引起我们的性欲。这是那些从事色情生意的人希望我们相信的，因为他们宣称他们在对抗性压抑、性禁忌，他们的目标是解放人类被监禁的自然的性本能。

但是事实上，色情电影的内容演变是动态的，它展现出这个习得的口味是如何进化而来的。30 年前，色情电影分为"硬里子"（hard core）和"软里子"（soft core）。硬里子直接展示性爱过程，而软里子则是较性感的镜头。

现在，硬里子的色情进化到性虐待、射精到女性脸上、暴力的肛交，已经把性和愤怒、羞辱、仇恨混在一起了。硬里子的色情现在已进入邪恶的世界里，而软里子的色情就是几十年前的硬里子色情，显现出男女性交的动作，而且在有线电视上随时可以看到。过去的软里子色情（女性在各种情境宽衣解带）已经整天在主流媒体上可以看到，包括电视、摇滚录像带、连续剧，及各种广告中。

色情的快速成长非常令人惊异，它占出租录像带店业绩的 1/4，是人们上线的第四大原因。2001 年，MSNBC.com 对观众所做的调查中，有 80% 的人说他们花很多的时间在色情网站上，已经危害到他们的亲密关系或工作了。软里子色情的影响现在非常严重，因为现在没有禁忌，它影响没有性经验的年轻人，特别是心智还没有成熟的人，影响他们的性偏好和性欲。色情对成人的影响其实也很大，因为成人仍然有可塑性，那些看色情录像带的人根本不知道他们的大脑已经被色情片重新塑造过了。

■ 对色情上瘾的人

20 世纪 90 年代中期到末期，互联网快速成长的时候，色情影片乘机四处传播。我治疗过好多个有着同样故事的病人，他们对某一种色情影片有后天习得的偏好，而这个偏好其实使他厌恶自己，结果这种不正常的性兴奋影响到他的亲密关系，造成阳痿。

这些人都不是不成熟、在社交上不适应或是退缩的人，必须躲到色情电影中来寻求慰藉，他们是讨人喜欢、很体贴的男人，在婚姻或男女关系上相当成功的人。

通常在我治疗这种人的其他毛病时，他会很不自然地说，他发现他自己花越来越多的时间在互联网上，寻找色情网站和自慰。他可能会自我解嘲说，每个人都这样做，有的时候，他会从花花公子那种网站开始，或是别人送给他的裸体图片或裸体影片开始。有的时候，他会上看起来无害的网站，这些网站再引导他去其他网站，很快地，他就上钩了。

这些人都不经意地谈到一件事，引起了我的注意。他们都谈到越来越难被他们真实的性伴侣引起性欲，虽然他们还是认为太太、女朋友或情人很有吸引力。当我问到这个现象跟他们看色情影片有没有关系时，他们都回答说，一开始时影片帮助他们在性交时更兴奋，但是后来就出现相反的效应。现在他们在性交时，必须去幻想他们是色情电影中的男主角才会达到高潮，他们已经无法像以前一样，用他们的感官去享受在床上与他们的配偶或情人实时的性交快乐。有些人想办法去说服他们的性伴侣作出色情影片中的行为，他们逐渐只对射精有兴趣而不再对做爱有兴趣。他们的性幻想逐渐被他们从网络上下载到大脑中的色情情境所掌控，而这些新下载的情节通常是比以前的性幻想更原始、更暴力。我感到这些人的性创造力逐渐在枯竭，他们对网络中的色情越来越上瘾。

　　我所观察到的这个现象并不限于门诊的一些病人，这种社会改变正在悄悄地发生。虽然我们很难得到个人性行为的数据，在如今色情泛滥的情况下，这些资料却不难拿到，因为它越来越公开。这种改变正好与"色情电影"（pornography）被简称为"A片"（porn）相吻合。在托马斯·沃尔夫（Thomas Wolfe）描述美国校园生活的书《我是夏洛特·西蒙斯》（I am Charlotte Simmons）中，他花了很多年观察美国大学生的校园生活。在这本书中，一个男生艾维·彼得斯（Ivy Peters）向室友要色情电影，表示看杂志已经对自己无效了。

　　问题就在他对性的耐受性（tolerance）。他自己知道他像毒品上瘾者一样，已经无法因为影像图片而兴奋（他以前是可以的），这个危险是性的耐受力会延伸到他的男女关系上，像我的病人一样，以后会有阳痿的问题，以及新的、自己并不喜欢的性偏好。当色情业者在吹牛说他们在放大性禁忌的框框，因为他们介绍新的、更硬里子的影片进来时，他们没有说的是他们的顾客已经对原来的内容有耐受性，他们非这样做不可。在男性色情杂志的封底和色情网站中都充满了威而钢那种药的广告，威而钢原是为了不举的老人所发展出来的药，因为他们阴茎的血管被阻塞了。现在浏览色情网站的年轻人非常害怕他们会阳痿或有"勃起功能障碍"（erectile dysfunction）。这个名词有误导性，让人以为这些男人的阴茎有问题，其实他们真正的问题在他们的大脑性地图中。当他们看色情影片时，他们的阴茎没有问题，他们很少想到，不举跟他们爱看色情影片有关系。

■ 打开基因开关

对网络色情上瘾并不是一种隐喻。并不是所有的上瘾都跟毒品或酒精有关，人可以对赌博上瘾，甚至对慢跑上瘾。一个上瘾的人失去控制行为的能力，迫切地、不顾一切地寻求那个东西，完全不管负面的后果为何，他们会发展出耐受性，所以会需要更多的刺激来达到同样的满足感，假如他们不能完成这个上瘾的行为，就会产生戒断症状。

所有的上瘾都跟大脑的神经可塑性有关，这些改变是长期的，有时是终身的。对已经上瘾的人来说，浅尝辄止是完全不可能的，他们必须完全避开上瘾的行为或使他上瘾的那个东西。酒依赖者匿名戒酒协会（Alcoholic Anonymous, AA）坚持没有"前酗酒者"（former alcoholics），那些几十年不曾碰过酒的人在聚会中做见证，介绍自己时会说："我的名字是约翰，我是一个酒鬼。"就大脑的可塑性来说，他们是对的。

为了知道街头的毒品有多容易让人上瘾，美国国家卫生研究院

（National Institutes of Health, NIH）的研究者训练老鼠按杆以得到一点毒品，老鼠越愿意按杆，表示这种药物越容易造成上瘾。可卡因及所有其他毒品，甚至连慢跑，都会使大脑中的多巴胺更活跃，而多巴胺是带来快乐感觉的神经传导物质。它被称为报酬传导者，因为当我们完成一件事情（如参加赛跑赢了名次），我们的大脑就会分泌多巴胺，虽然跑完很累，但是多巴胺会带来快乐的兴奋感、突然涌出的精力，以及自信，我们会高举我们的双手，作出胜利的跳跃，而失败者因为没有得到多巴胺的分泌，会马上垂头丧气，倒在终点线旁，没有力气站起来走回更衣室，他们觉得自己糟透了。毒品抢劫了我们的多巴胺系统，让我们不劳而获，即在没有付出的情况下获得报酬的愉悦。

我们从梅策尼希的研究中看到，多巴胺也跟可塑性的改变有关。使我们雀跃快乐的多巴胺同时也使达成目标那个行为的神经回路固化，联结得更紧。当梅策尼希在声音出现时，用电极去刺激动物的多巴胺报酬系统，多巴胺的分泌会刺激可塑性的改变，扩大那只动物听觉地图上那个声音的表征地区。当一个人在看 A 片时，他大脑中的多巴胺也在他性兴奋时分泌出来，增加他的性欲，帮助其达到高潮，同时活化大脑的快乐中心，所以看 A 片会上瘾。

得克萨斯大学（University of Texas）的耐斯勒（Eric Nestler）显示上瘾如何永久地改变动物的大脑。一剂毒品会使大脑中产生一种蛋白质 ΔFosB（念作 delta Fos B），它会累积在神经元上，每一次使用毒品，ΔFosB 就累积多一点，直到它打开一个基因的开关，使某些基因被打开或关掉。这个开关的打开或关上会引起改变，这个改变有持久性，即使停止使用毒品，这个改变仍然存在，对大脑的多巴胺系统造成不可逆转的伤害，使这只动物更容易上瘾。非药物性的上瘾，例如慢跑和喝糖水也会引起 ∆FosB 的累积，使多巴胺系统受到永久性的伤害。

■ A 片不能带来快乐

色情从业者说他们提供健康的快乐，使人们从性的紧张中得到解放，但是他们提供的其实是会上瘾、有耐受性、最后会减少快乐的东西。很奇怪的是，我的男性病人会渴望 A 片，但是却不喜欢它。

我们一般的看法是，上瘾者去寻求更多使他上瘾的东西，因为他喜欢这个东西所带给他的快乐感觉，不喜欢没有这个东西时所产生的戒断症状。但是毒瘾者在知道药剂不足、不会带给他高潮时，还是会去吸毒，而且明知这会使他更渴望毒品，最后使他产生戒断症状，他还是会去吸。渴求跟喜欢是两回事。

一个上瘾者会有不可抑制的渴望，因为他的大脑已经改变了，使他对毒品或吸毒经验更敏感。敏感性跟耐受性不同。当耐受性发展出来时，上瘾者需要越来越多的毒品或 A 片来得到快乐的感觉；当敏感性发展时，他需要越来越少的毒品就可以使自己产生强烈的渴望。所以敏感性增加了他的动机和渴求，虽然他不一定喜欢它。接触过会上瘾的毒品或会上瘾的行为会使敏感性增加，因为大脑中累积的 ∆FosB 增加了。

A 片比一般的性满足更令人兴奋，因为我们大脑中有两种不同的快乐系统，一个跟兴奋的快乐有关，一个跟满足的快乐有关。兴奋的系统跟"胃口"（appetitive）的快乐有关，我们在想象某些我们想要的东西（例如性行为或一顿美食）时，这个系统会活化起来，它的神经传导物质都是跟多巴胺有关的生化物质，它提升了我们的紧张程度。

第二种快乐系统跟满足有关，或称为完成的快乐，是完成性行为或吃完了美食所带来的平静、满足感。它的生化物质是大脑中所分泌的脑内啡（endorphins），这是一种类鸦片（opiates）的物质，给人宁静、极乐的感觉。

A片提供无止境的性对象，纯粹是泄欲的工具，它过度活化了胃口的系统。看A片的人在大脑中根据他们所看到的图片或录像带发展出新的地图。因为我们的大脑是用进废退的，当我们发展出新的大脑地图时，我们会想要去维持它的活化，使疆域不被抢走，就好像我们坐了一整天办公室，我们的肌肉会不耐烦地想要运动一样，我们的感官也急着想被刺激。

◎ 按杆的老鼠

坐在计算机前面看A片的人就像美国国家卫生研究院老鼠笼中的老鼠，按杆以得到一点多巴胺。虽然他们自己并不知道，他们已经被引诱进入A片的训练历程了。因为一起发射的神经元会联结在一起，这些大量看A片的人会把A片的影像跟大脑的快乐中心绑在一起，他们在离开计算机后还会有这些影像出现，或当他们与女友性交时，这些影像也会出现来助兴。每一次他们觉得性兴奋，自慰达到性高潮时，多巴胺就会分泌出来强化当时大脑的神经回路，不但这个奖赏报酬会加速这个行为，他们在买《花花公子》杂志时也不会觉得不好意思，这个行为现在没有"惩罚"，只有奖赏了。

这些会使他们兴奋的内容随着色情网站中新的主题和新的剧本而改变，也在不知不觉间改变着他们的大脑。因为可塑性是有竞争性的，一个新的、令人兴奋的影像的大脑地图会扩张，牺牲旧的、过去吸引他的影像。我认为这是他们开始觉得女朋友对自己已经失去吸引力、不再引起性欲的原因。

■ 色情如何改变托马斯的脑

辛·托马斯（Sean Thomas）的故事最早是刊登在英国的《观察者》（*Spectator*）杂志上，描述了一个人如何逐步坠落到色情上瘾的地狱中，让我们看到色情如何改变大脑地图，改变性品位、性偏好，以及在这个历程中，关键期所扮演的角色。托马斯写道："我过去从来不喜欢A片或色情杂志。没错，20世纪70年代，当我在青少年时期，我有几本《花花公子》藏在枕头底下。但是整体而言，我并不喜欢那种穿得很少的脱星或小电影。我觉那种电影很无聊，重复性太高，去买那种杂志很令人尴尬。"他对色情电影的无情节感到厌倦。但是在2001年，他第一次上网后不久，他对别人所说的网络色情感到好奇。许多色情网站是免费的，是用来钓鱼的，目的是诱使人们进入更色情的网站。他看到很多裸体的女孩，就是一般人们性幻想中那种很性感的女郎，设计来使人在不知不觉中按下大脑中的按键。

托马斯发现有一些影像和剧本吸引着他，这使他第二天再回去看更多的这类图片，然后，再一天、再一天，不久他就发现，只要有一两分钟的空档，他就会饥渴地上网去搜寻网络色情。

有一天，他偶然看到一个网站有着打屁股的图片，他很惊讶地发现，这些图片竟然使他很兴奋。托马斯很快就找到很多类似的网站，如"伯妮的打屁股网页"、"打屁股大学"等。

"就在这个时候，我上瘾了，"他写道，"我开始想，我还有什么其他的性偏好是我自己所不知道的；在我的性欲中还有什么秘密是隐藏在墙角，我现在可以在我自己家中，不受别人干扰地把它找出来的。结果还真的不少。网络让我看到各种不同的性幻想，在网络上满足这些欲望只会导致更多的欲望。"

在他看到打屁股的图片之前，他所看到的只是使他有兴趣，但并不会驱使他一直想去看，别人的幻想对我们来说是很无聊的，托马斯的经验跟我其他病人的很相似，在他们了解自己在看什么之前，他们已经看了几百张图片和场景，直到他们碰巧看到一张影像或一个色情剧本触动了埋藏已久的主题，使他们兴奋起来。

一旦托马斯发现了这个影像，他就改变了。那张打屁股的图片完全吸引了他，完全的注意力符合大脑可塑性改变的条件。网络上的色情图片随时随地在计算机上，一叫就出来，不像真实的女人还要看她是否高兴。

现在托马斯上瘾了，被钓上了。他想要控制自己，但是他发现他一天花 5 个小时在计算机上。他偷偷地在网络上浏览，一天只睡 3 个小时。他的女朋友觉察到他的疲倦，怀疑他是不是劈腿。他的睡眠不足使他的健康亮了红灯。他得了一连串的感染，进了急诊室，这终于使得他去检讨，他这样做究竟丢掉了什么，又得到了什么。他开始询问朋友，发现很多人都跟他一样，上钩了。

◎ 网络创造新的性幻想

　　显然，托马斯的性欲中有什么东西是他自己所不知道的，现在浮上了台面。网络只是凸显出这些性怪癖，还是帮助创造了它？我想它是创造了新的性幻想，这一部分的性是浏览者自己原来所未意识到的，网络将过去这些片段凑起来形成新的性幻想。弗洛伊德发现这种性幻想会使人念念不忘，是因为其中有关于个人经验的情节，例如有些异性恋的男人会对女同性恋中年纪大的女性挑逗年轻女性的场景感兴趣，这可能是男生在童年期多半被母亲所掌控，为他穿衣服、脱衣服，替他洗澡。在童年早期，许多男生可能都经历过一个阶段，在那个阶段中，他强烈地认同他的母亲，觉得自己像个小女孩，而他们后来对女同性恋的性行为感兴趣表示他们潜意识中残留的女性认同。硬里子的色情电影揭开了一些早期的神经回路，这些回路是在性发展关键期形成的，所以将那些早期、已经遗忘或被压抑的片段带回来了，将这些片段组合在一起形成新的神经回路。色情网站是把一些大家通常所见到的类别中奇特古怪的性图片综合在一起，吸引有各种喜好的人上网，但是上网者迟早会看到某一个组合正中他的要害，立刻在他大脑中按下了他的性按钮，他就上钩了，每一次他上网去浏览这些图片，他的神经回路就被增强一次，手淫、释放多巴胺又强化了这个回路的联结。他创造了一种新的性欲，一种从埋藏已久的性倾向中长出来的新性欲。因为他通常会发展出耐受性，所以这种新性欲所带来的快乐必须用释放攻击性的快乐来补充。性和攻击性的图片就越来越混合在一起了，因此，硬里子的色情就越来越走向变态的性虐待和暴力了。

■ 重新设定的美感

关键期为我们奠定了根基，青少年期的恋爱及后来长大后的亲密关系为我们提供了一个机会，第二次大大改变我们的大脑地图。19世纪的小说家司汤达（Stendhal）了解爱可以导致吸引力的巨大改变。浪漫的爱引发这么有能量的感情，它使我们重新检视我们认为有吸引力的东西是什么，它甚至可以克服所谓客观的美丽。司汤达在《论爱情》（*On Love*）这本书中描述了一个年轻的男子埃布尔力克遇见了一位比他情妇更美丽的女子，但是他的情妇对他的吸引力远大于这位美貌的妇人，因为他的情妇带给他许多其他的快乐。司汤达把这叫作"被爱拔去刺的美丽"。爱这么强烈可以改变吸引力，使情妇脸上的痘疤就可以引发埃布尔力克的性欲。因为他在这些痘疤中感受到许多正向的情绪，如受到别人全神贯注的倾听、全力的呵护，使他一看到痘疤，这些鲜明的愉悦回忆就浮上来了，所以在这里，丑陋变成了美丽。

这种喜好的转变会发生，主要是因为我们不仅是因为外貌而爱上别人。在正常的情况下，我们是先认为对方有吸引力才会爱上他，但是这个人的个性，还有很多其他的人格特质，包括他能使我们对自己感觉良好，都会使我们爱上他。恋爱会引发一种非常愉悦的情绪状态，它可以使痘疤都变得有吸引力，可塑性重新设定了我们的美感，下面是我认为它起作用的原理。

■ 全面性的快乐感

20 世纪 50 年代，研究者发现边缘系统（limbic system）中有一些快乐中心（pleasure centers），边缘系统是大脑处理情绪的地方。在罗伯特·希思（Robert Heath）医生的实验中，他将电极植入病人边缘系统的中隔区（septal region），然后通上电流，病人感受到强烈的极乐感受（euphoria）。当希思医生要终止这个实验时，病人恳求他不要停止。中隔区在病人谈论他们所喜欢的主题或性高潮时，都会发生活化。这些快乐中心是大脑报酬系统中脑－边缘区多巴胺系统（mesolimbic dopamine system）的一部分。1954 年，詹姆斯·奥尔兹（James Olds）和皮特·米尔纳（Peter Milner）发现，他们在教动物学习一个新作业时把电极插入动物的快乐中心，动物会学得比较快，因为学习变得这么愉快，带给动物这么多的报酬，使动物全心想去学。

当快乐中心被活化时，我们所有经验的东西都变成愉悦的。可卡因的作用就是降低快乐中心的阈，使它比较容易发射。可卡因使我们上瘾不仅仅是它带给我们快乐，主要是它使我们的快乐中心非常容易发射，使我们经验到的每一件事都变得非常快乐。也不是只有可卡因可以降低快乐中心的发射阈，躁郁症（bipolar disorder）的病人在狂躁时，他的快乐中心也很容易活化起来。陷入爱河谈恋爱时，快乐中心的发射阈也很低，很容易活化。

当一个人因吸用可卡因而达到高潮时，当一个躁郁症的病人在狂躁时，当一个女人在恋爱中时，他们都会对所有的事情乐观，因为上面这三个情形都会降低胃口快乐系统发射的阈，这个系统是以多巴胺为主的系统，跟我们预期得到想要东西的快乐有联结。上瘾的人、狂躁的人、坠入爱河的人都对未来充满了希望，都对可能带给他们快乐的东西非常敏感，如鲜花、新鲜的空气、一个友善的手势都使他们对人类充满了感恩，虽然以前这些东西他们可能不屑一顾，但是他们对未来的预期降低了快乐中心的阈，世界上每一样东西都变得如此美好。我把这种情绪叫作"全面性的快乐感"（golbalization）。

人在恋爱时，这种全面性的快乐感是很强烈的。在情人的眼光中，世界一切都很美好，情人当然更不可能有任何缺陷。我认为爱情之所以是这么有力量的可塑性改变催化剂，原因之一就在于快乐中心这么容易就活化，使这个人不但用浪漫的眼光来看他的爱人，同时用浪漫的眼光来看整个世界。因为我们的大脑感受到多巴胺大量地涌出，而多巴胺固化大脑的改变，所以我们在恋爱阶段所感受到的任何快乐经验，任何与这个快乐经验有关的联结都深深印入我们脑海中，不会忘记了。

全面性的快乐感不但使我们从世界中得到更多的快乐，同时使我们比较不容易感受到痛苦、不愉快等负面的情绪。希思的实验显示当我们的快乐中心活化时，会使旁边的痛苦中心和厌恶中心难以活化，过去会使我们不高兴的东西在谈恋爱时反而不会了。我们很喜欢谈恋爱，不只是它使我们很容易就感到快乐，还因为它使我们不容易感到不快乐。

全面性的快乐感同时也制造了一个机会让我们对吸引我们的东西发展新的口味和偏好，就像埃布尔力克因痘疤产生快乐一样。一起发射的神经元会联结在一起，一般人认为不好看的痘疤，因为与快乐的感觉联结在一起了，就被大脑设定为快乐的来源了。同样的机制也可能解释一个已经戒毒的人在经过他第一次吸食可卡因的黑巷时，他会突然充满了渴望，有时这个渴望会强到使他再回去吸毒。他在高潮时所感受到的快乐是如此强烈，使得肮脏的黑巷通过联结，变成可以诱惑他的东西了。

■ 爱的化学机制

所以爱其实是有化学机制的，而浪漫的阶段其实反映出的是我们大脑的改变，不但是在获得爱情的极乐状态时，同时也在失恋的极端痛苦时。弗洛伊德是第一个描述可卡因心理作用的人，也是第一个发现它的医疗效用的人，他窥视到这个化学作用。1886 年 2 月 2 日，在写给他未婚妻玛莎（Martha）的信中，他描述他在写信时正在吸食可卡因，因为可卡因在大脑系统上很快就发挥作用了，这封信让我们看到可卡因的效果，他先描述这个药物如何使他滔滔不绝地说话，把一切都招供出来。信一开始求恕的口气不见了，他开始大无畏地认同他的犹太祖先，捍卫耶路撒冷的犹太教殿堂。他觉得可卡因的效果可以比拟跟玛莎在一起的浪漫感觉，像魔术般地消除他的疲劳。在另一封信中，他描述可卡因如何减少他的害羞和沮丧，使他达到极乐境界，增加他的精力、自信心、自尊心、热情等。他描述了一个近似"陶醉在浪漫"中的情绪状态：人们觉得心情很好，整晚说话说个不停，有无限的精力、性欲、自尊、自信、热情，但因为他们觉得什么都很好，判断力就不行了。这些都是提升多巴胺的药物（如可卡因）造成的。最近以功能性核磁共振（functional magnetic resonance imaging, fMRI）扫描正在看爱人相片的人，大脑中有最多多巴胺受体的地方活化了，情形跟吸食可卡因的人一样。

但是爱情的痛苦也有它的化学机制。当情人分离太久，他们感受到无穷尽的思念、渴望爱人回来时，他们会焦虑，会对自己没有信心、失去精力、无精打采、沮丧，假如这时接到情人的一封信、一个电子邮件、一通电话，他们马上恢复精力，好像打了一剂兴奋剂似的。假如分手了、失恋了，他们会沮丧，情况跟躁狂正好相反。这些上瘾的症状——高潮、低落、渴望、退缩，是大脑中可塑性改变的主观征象，因为他们的大脑已经对情人的出现和离去做了调适性的改变。

恋人之间感情再好，久了以后也会产生耐受性，就像我们对毒品会产生耐受性一样。大脑中的多巴胺喜欢新奇的东西，当一夫一妻制的配偶对彼此产生耐受性，失去了过去曾经有过的浪漫高潮后，大脑可塑性已经非常适应彼此的一切，所以很难再像以前一样兴奋起来。

幸好，恋人依然可以刺激他们的多巴胺，保持他们的高潮。通过以下方式他们可以把新奇感再注入旧关系中，例如，可以去度个浪漫的假，尝试新奇的活动，穿新的衣服，或是想办法让对方惊喜。他们要用新奇感来打开大脑中的快乐中心，使他们的经验（包括彼此）带给他们快乐和兴奋。一旦快乐中心启动了，全面性的快乐感就开始了，恋人或配偶的新影像又跟意料之外的快乐联结在一起，它又连接到大脑中去，我们的大脑就是演化来对新奇的东西起反应的。如果要充分感受到自己活着，我们就必须得不断地学习。当日子或爱情变得太容易预期时，就会看起来没有什么可学习的，我们也会焦躁不安，这是可塑性大脑的抗议，因为我们停止学新的东西，它就没有办法再去执行它最重要的工作——改变大脑了。

■"去学习"的重要性

爱情扩展了我们的视野和心胸，因为它使我们感受到本来不会感觉到的情境和物体，同时使我们忘记或丢掉负面的联结，这是可塑性的另一个现象。

在科学上，"去学习"（unlearning）还是一个相当新的观念，因为可塑性是有竞争性的，当一个人发展出新的神经回路时，这个回路会变得很有效率，自给自足，就像习惯一样，很难去除或是去学习。在前面章节中，梅策尼希就曾经寻找"橡皮擦"使他能去除坏的习惯并加速改变。

学习跟去学习所用到的化学物质不同。当我们学一个新的东西时，那些一起发射的神经元会连在一起，这时，所产生的化学变化叫作长期增进效益（long-term potentiation, LTP），这会加强神经元之间的联结。当大脑在去除一些已经有的联结时，另一些化学作用必须产生，叫作长期抑制效应（long-term depression, LTD，这个"抑制"与抑郁症的抑制是没有关系的）。去学习及减弱神经之间的联结也是大脑可塑性的一种，它跟学习一样重要。假如我们只强化而不去除，我们的神经回路会饱和，实验证据显示忘记或去除现有的记忆是一个必要的行为，让新的记忆在我们的回路中有空间生存。

当我们从一个发展阶段进阶到另一个阶段时，去学习是必要的。在青春期的后期，女孩子离开家去上大学，她跟她的父母都要经过一段悲伤和大量的大脑改变，因为他们要改变旧的情绪习惯、日常生活的惯例以及自我的形象。

第一次坠入爱河也是进入一个新的发展阶段，它也需要大量的"去学习"。当人们彼此承诺时，他们必须剧烈地改变现有的情况，凡事不再只为自己想，过去跟别人的依恋关系也要改变，这样才能将一个新的人融入自己的生活。现在生活需要不停地合作，调整两人的步调才能一致前进，大脑情绪中心、性欲中心和自我中心都需要大量地重组，百万以上的神经回路得重新找到最适合它的地方，这是为什么对很多人来说，谈恋爱就像失去自己的认同似的。这次坠入爱河也等于跳出了上次旧的爱河，在神经的层次上，这也需要"去学习"。

当一个人的订婚戒指被退回时，初恋情人让他心碎，他看世界上成千上万的女人，但是没有一个比得上他的未婚妻，因为他认为她是他的真爱，她的影像在他心头萦绕不去。他无法"去学习"第一个情人对他的吸引力。或者，一个结婚20年的女人突然变成了寡妇，她拒绝出去约会，因为她无法想象自己会再坠入爱河，找一个别的男人来取代她先生的念头使她觉得被冒犯了、不舒服。许多年过去了，她的朋友劝她说现在可以抛下旧的回忆往前看了，她还是不能。

通常这种人不能往前走是因为他们还没有悲伤够，生活没有所爱的人相伴对他们来说实在太痛苦了，不能忍受。从神经可塑性的观点来看，假如一个浪漫的男子或年轻的寡妇要想开始新的生活而没有旧包袱，他们必须先重新设定大脑中千百万的神经联结。弗洛伊德注意到哀悼是零碎的，虽然现实告诉我们，所爱的人已经走了，不可能再回来了，我们还是会不时地去回忆起一小段往事，重温一次旧爱，然后再让它走。从大脑的神经层次来说，我们是把形成这个人的神经回路分别地叫出来，重新经历这个记忆，然后一一跟这些回路道别。在哀悼时，我们学习没有所爱在身边也能继续生活下去。但是这个历程的困难是在于，我们必须先"去学习"这个人仍然存在、我们可以依赖他的观念。

■ 催产素重组大脑

加利福尼亚大学伯克利分校的神经科学教授沃尔特·弗里曼（Walter Freeman）是第一个将爱与大量"去学习"连接在一起的人，他收集了许多令人信服的生物学上的事实来支持大量神经重组发生在生命的两个阶段：当我们坠入爱河时，以及当我们为人父母时。弗里曼认为大量的大脑重组（这个重组远比我们在学习或去学习时多得多）主要是因为大脑有个神经调节器（neuromodulator）。

　　神经调节器跟神经传导物质不同。神经传导物质是在突触的地方释放出来使下一个神经元兴奋或抑制。神经调节器是强化或减弱突触联结的整体效果，而且使这个效果维持长久。弗里曼认为当我们对情人作出承诺时，大脑中的神经调节器——催产素（oxytocin，又名激乳素）会释放出来，让现行的神经联结融化，从而能接受更大量的改变。

　　催产素有时被称为承诺的神经调节器，因为它强化哺乳类动物的关系联结。当爱人做爱时，它会被释放出来（对人类来说，在性高潮时，男女都会分泌出催产素），当父母在照顾他们的孩子时，也会分泌。对女人来说，在分娩和哺乳时，催产素会分泌。有一个功能性核磁共振的实验显示当母亲在看孩子的相片时，大脑催产素受体最多的地方会活化起来。对男性来说，有一种近似的神经调节器叫血管压缩素（vasopressin），当一个人成为父亲时就会分泌。许多年轻人怀疑自己是否有这个能力去承担做父母亲的责任，他们一定不晓得催产素可以改变他们的大脑，使他们可以承担演化加在他们肩头的责任。

　　有个研究一夫一妻制草原田鼠（prairie vole）的实验显示了催产素的重要性。催产素通常是在草原田鼠交配时分泌，这使它们白头到老，不会花心。假如把催产素注射进母鼠的大脑中，它会跟最靠近的一只公鼠结成夫妻，此心不渝。假如把血管压缩素打入公鼠的大脑中，它也会和最靠近的母鼠喜结连理。催产素跟孩子依恋到父母身上有关系，控制它分泌的神经元有自己的关键期。在孤儿院长大的孩子，小时候跟人没有密切的接触，长大后就会跟人有联结上的问题。即使被很有爱心的家庭收养很多年后，他们大脑中催产素的浓度还是很低。

就像多巴胺使我们兴奋、动作加快、引发性兴奋，催产素使我们安静、心情温和、语气婉约、容易依恋到别人身上，并使我们降低戒心。最近有个研究显示催产素也可以激发我们对别人的信任。当先给受试者从鼻子吸入催产素，然后再要他去参加一个投资游戏时，他会比较敢把钱交给别人去投资，比控制组更容易相信他人。虽然催产素在人类身上的作用还需要更多的研究，但是目前现有的证据显示它对人类也有跟草原田鼠一样的作用：使我们对配偶忠诚，而且全力照顾孩子。

不过催产素对"去学习"来说有另外一种作用。当母羊生小羊时，催产素分泌到母羊的嗅球（olfactory bulb）中，嗅球是大脑中负责嗅觉的器官。母羊和很多其他的动物是靠嗅觉跟孩子联结在一起的，母羊凭借着小羊身上的味道来哺乳，它只喂自己的小羊，不喂有不熟悉味道的小羊。但是假如在母羊闻不熟悉味道的小羊时，把催产素打入它的大脑中，它就会给这只小羊哺乳。

催产素并不是在第一只小羊出生时就分泌的，只有在小羊都生出来以后才分泌。这表示催产素扮演着橡皮擦的角色，把母亲和第一只小羊之间的联结擦掉，使母亲可以跟第二只小羊形成联结（弗里曼怀疑让母羊和第一只小羊联结的是其他的化学物质）。催产素可以把习得的行为擦洗掉，这已经使科学家称它为"失忆荷尔蒙"（amnestic hormone）。弗里曼认为催产素融化了原来负责依恋作用的神经联结，使新的联结可以形成。在这个理论里，催产素并没有教

父母亲如何去带孩子，它也没有使恋人互相配合或对彼此温存，它
是让他们可以学习新的行为模式。

■ 爱与性最深的意义

　　弗里曼的理论可以解释爱情和可塑性如何相互影响。可塑性使
我们的大脑有独特性，因为我们每一个人的生活经验都不同，因此
反映生活经验的大脑当然也不同，我们很难找到第二个人跟我们有
同样的观点，喜欢我们所喜欢的东西，或者跟我们一样地与人合作。
但是生命的延续需要彼此的合作，大自然提供给我们的是像催产素
这样的神经调节器，它有能力使两个相爱的人经过一段很强的大脑
可塑性时期，使他们相互影响，像捏陶一样，塑造彼此的意图与看
法。大脑对弗里曼来说，就是一个社会化的器官，所以必须有一个
机制，时不时校正我们太过个别化的倾向，让我们不要过于自我中
心，只顾自己。

　　就如弗里曼所说的，性经验最深的意义不是在快乐，甚至不是
在生殖，而是在提供一个机会去克服唯我主义者的鸿沟，打开大门，
不论有没有人要进来，至少它做到打开了门，所以建构互信的其实
不是前戏，而是后戏（after-play）。

　　弗里曼的理论让我们看到爱的各种不同形态：没安全感的男人
在做完爱后，会迅速地离开，因为他害怕如果留下来，会被她影响；
女人比较容易爱上与她性交的男人。男人会突然地转变，从对孩子
视而不见到对自己的孩子万般呵护。我们会说"他成熟了"和"孩

子优先"。但他可能是有催产素的帮忙，使他从根深蒂固的自私行为模式中跳出来变成好爸爸。如果将他和从来不曾恋爱过的单身汉相比较，你会发现随着年龄的增长，单身汉会越来越自我中心，脾气古怪，做事僵硬不妥协，大脑的可塑性通过重复发生，增强了他每天生活一成不变的惯例。

爱情的"去学习"也使我们改变了对自己形象的看法。假如我们有一个好配偶，这会使这个形象更好，但是它也使我们在坠入爱河时很容易受伤害。这可以解释为什么这么多自我意识很强的男女，在爱上一个很有权力欲、喜欢操控和贬低别人以抬高自我的人后，会失去所有的自我，变成自我怀疑、对自己没有信心的人。这种伤害往往要经过很长的时间才能恢复。

■ 爱与暴力的融合

了解"去学习"及大脑可塑性一些细微的重点对我治疗病人很重要。到 A 先生上大学时，他发现自己在重演他的关键期经验，对情绪不稳定的女人有偏好，喜欢像他母亲一样的女人，觉得他的责任是爱及拯救这些女人。

A 先生陷在两个可塑性的陷阱中。

第一个陷阱是跟一个体贴、稳重的女人建立亲密关系。这种女人可以帮助他"去学习"对有问题女人的爱，可以教他以新的方式去爱，但是这种女人就是没办法引起他的兴趣，虽然他很希望可以。所以他陷在具有破坏性、毁灭性的致命吸引力中，而这种吸引力在他童年的关键期就形成了。

第二个陷阱也可以用可塑性来解释。最折磨他的症状之一是，在他脑中性和暴力几乎完全地融合在一起，他感到爱一个人就是要打她、虐待她，把她活生生吞下去，而他觉得被别人所爱也是这样。他感觉性交是暴力行为，这种感觉其实很困扰他，但是同时又令他兴奋。他只要一想到性交，就马上想到暴力，而想到暴力也会马上想到性交。当性冲动时，他感到自己是危险的。他缺乏分开的大脑地图，一个负责暴力，另一个负责性。

◎ 不该合在一起的地图

梅策尼希谈到好几个大脑陷阱，都是两个地图应该分开时却合在一起了。如同我们前面看到的，当猴子手指的皮肤被缝在一起而必须一起动作时，因为这两根手指的神经元是一起发射的，所以它们的地图就连在一起了。但是他同时发现，在我们日常生活中，地图也常常融合在一起。当一位音乐家常常用两根手指弹奏一个乐器，假如次数非常频繁，这两根手指的地图就会融合成一个。当他要去动一根手指时，另一根也会跟着动。他越是想要做一个单独手指的动作，就越是让这两根手指一起动，这个地图也越被强化。他越想跳出这个陷阱，就陷得越深，变成所谓的局部肌张力不全症（focal dystonia）。这种同样的大脑陷阱也发生在说英文的日本人身上，因为日本语中不区分 r 和 l，所以他们大脑中没有这两个音的地图，日本人听不出 r 和 l 的差别。每一次他们想要发出这个声音，每一次都说错，而这个想要练习的尝试就更增强了说错的机会。

这正是我认为 A 先生所经历的。每一次他想到性就想到暴力，每一次他想到暴力就想到性，结果增强了大脑中这两个地图的融合。

■ 重新学习做人

梅策尼希的同事拜尔（Nancy Byl）是一位复健科医生，她教那些不能控制手指的人重新区分出他们手指的地图。要点是不要想去单独移动手指，而是像婴儿一样，重新学习如何使用手指。她在治疗一个吉他手时，先让他在一段时期内不要弹吉他，把融合在一起的地图先松开一下。他握着没有弦的吉他好几天，然后在吉他上装一根弦，弹这把吉他就跟弹正常的吉他感觉很不一样，他要用一根手指仔细地去感觉这把吉他，然后再装上第二根弦用第二根手指去弹，最后，融在一起的大脑地图分开了，成为两个不同的地图，这位吉他手就可以再弹吉他了。

A 先生来我诊所做心理分析。起先，我分析出为什么他的爱会和暴力融合在一起，找到他大脑陷阱的根源：他酗酒的母亲常常同时给他性和暴力的感觉。但是当他还是不能改变吸引他的东西时，我用了梅策尼希和拜尔的方法去分开他的大脑地图。在治疗中有很长一段时间，只要 A 先生在性欲以外，表示出任何一种身体上的亲近，我就立刻指出来，要他仔细地观察这个行为，告诉他他是可以有正向的感情，可以有亲密关系的。

当暴力的思想浮现时，我要他从经验中搜索，找到攻击性和暴力没有跟性在一起的例子，当这些例子出现时（纯粹身体上的亲近，或是非毁灭性的攻击），我提醒他注意这些。一段时间之后，他逐渐可以形成两个不同的地图：一个是身体上的亲近，这个跟他从母亲那里得到的诱惑经验完全不同；另一个是攻击性（包括健康的肯定态度），这跟他在母亲喝醉酒时所得来的无意义暴力经验完全不同。

把性和暴力在他大脑地图上分离了以后，他对性与亲密关系的感觉好了很多。这种改善是阶段性的。虽然他不是马上可以爱上健康正常的女人或被这种女人吸引，但他的确爱上了一个比他以前女朋友正常一点的女人。他从这段爱情得到一些"去学习"的好处，这个经验使他可以逐渐进入比较健康的男女关系，每一次又多"去学习"一些以前不好的经验。到治疗结束时，他是一个健康、满足、婚姻幸福的人。他的人格及他的性偏好已经大大地转换过来了。

■ 性受虐狂的痛苦与快乐

重新设定我们的快乐中心以及我们的性喜好后天习得的程度，这两个现象在像性受虐狂一样的性变态（perversion）中最显著。性受虐狂是把身体上的痛苦变成性方面的高潮。要做到这一步，大脑必须把原本不愉快的变成愉快的，而且将本来会引发疼痛系统的脉冲通过大脑的可塑性与快乐系统设定在一起。

有这种病态性偏好的人常常生活在攻击活动和性活动混合的环境中，他们对羞辱、敌意、违抗、蔑视、鬼鬼祟祟、罪恶既褒扬又崇拜，并以打破禁忌为荣，他们觉得自己的不正常是很特别的事。这些违抗、蔑视的态度是他们享受性变态的主要原因。这种把性变态理想化、贬低正常状态的行为在弗拉基米尔·纳博科夫（Vladimir Nabokov）的小说《洛丽塔》（*Lolita*）中表现得最清楚。在这部小说中，一个中年男子崇拜并与未发情前的 12 岁女孩性交，同时对年长一点的女孩表示轻蔑。

性虐待狂是性和攻击性两个相似的倾向在大脑中融合起来的缘故，这两者都各自能带来愉悦，合起来时愉悦就双倍了。但是，性受虐狂就比这个更厉害了，因为他们把原本的痛苦转换成快乐，从根本上改变了性驱力，更清楚地让我们看到愉悦和痛苦系统的可塑性。

◎ 将痛苦色情化

多年来，警察突击搜查性虐待的场所，所以警察对这方面的知识比大部分的临床医生多。有轻度这种毛病的病人常常是因焦虑、沮丧而来求医，但是严重的病人很少求医，因为他们喜欢性虐待。

罗伯特·斯托勒（Robert Stoller）医生是加利福尼亚州的心理分析师，从实际参观洛杉矶性虐待俱乐部学到很多东西。他访谈参与硬里子性的受虐狂，他们被打到皮肉开花，真实遭受到肉体上的痛苦，他发现这些人在孩提时代都得过严重的身体疾病，都经历过各种可怕的、痛苦的医疗过程。他们必须住院很长一阵子，完全没有办法卸下他们的挫折、绝望与愤怒，所以造成了他们的性变态。在童年时期，他们有意识地把痛苦、无法表达的愤怒组织进白日梦中，或是手淫时的幻想中，所以他们可以重演这个创伤的故事而得到好的结局，然后跟自己说，这一次我赢了。他们赢的方式是将他们的痛苦色情化。

这种把原本是痛苦的感觉变成愉悦乍听之下很难相信，因为我们一向认为感觉和情绪要么是快乐的（如喜悦、胜利、性愉悦），要么是痛苦的（如悲伤、恐惧、哀悼）。事实上这个假设是不正确的，我们可以快乐地流下眼泪来，也可以有苦乐参半的胜利。精神病人可能对性愉悦有罪恶感，或对别人感到很高兴的事情根本没有感觉。传统上我们认为不愉快的情绪，如悲哀，可以通过音乐、诗歌、艺术表现出来，使人不只感到沉痛的悲哀，而且还可以将情绪升华。恐惧也可以是很兴奋的，如在鬼怪电影中或在坐云霄飞车的时候。我们的大脑似乎可以把很多情绪分到快乐系统或痛苦系统去。每一个联结都需要新奇的可塑性联结才能在大脑中定位。

斯托勒医生访谈的这些硬里子性受虐狂一定是把痛的系统连到了性愉悦的系统上，形成了神经回路，才会得到新的痛苦快感的混合经验。这些人在小时候都受过很多的痛苦，这样的事实其实就让我们知道他们在性可塑性的关键期，大脑被重新设定了。

■ 超级性受虐狂弗拉纳根

1997 年，有一部纪录片《病者：鲍勃·弗拉纳根的生命与死亡，超级性受虐狂》（*Sick: The Life and Death of Bob Flanagan, Supermasochist*）让我们看到可塑性与性受虐之间的关系。弗拉纳根在大庭广众之下进行他的性受虐表演，他是以艺术表演者和暴露狂的身份上场，他很会说话，很有诗意，有时甚至很有趣。

弗拉纳根生在 1952 年，患有囊肿性纤维化（cystic fibrosis）。这是一种基因上的毛病，主要病因于肺和胰脏上分泌过多的黏液，阻塞肺的空气管道，使患者不能正常地呼吸，引出许多慢性疾病。他每呼吸一口气都是经过努力才得来的，常常一不小心就因为缺氧而变成蓝色。有这种病的人通常很小就死亡了，很少有人活到 20 岁以后。

弗拉纳根的父母从医院把他抱回家就注意到他在受苦，在他 18 个月大时，医生发现他肺里有脓，开始把长长的针插入他的肺中治疗。他非常恐惧这种疗程，绝望地喊叫。他的童年基本上是在医院中度过的，通常是全裸关在一个像气球一样的空间，使医生可以监控他流汗的情形（这是诊断囊肿性纤维化的一个方式），他想到陌生人可以看到他全裸的身体简直吓呆了。为了帮助他呼吸及抵抗感染，医生在他身上插满了管子。他也知道自己病情的严重性，他的两个妹妹都有囊肿性纤维化，一个 6 个月大就死了，另一个活到 21 岁。

虽然他后来成为美国加利福尼亚州 Orange County Cystic Fibrosis Society 海报上的那个孩子，变成了公众人物，但是他开始过一种秘密生活。当他还是小孩子时，如果胃一直痛，他就去玩弄他的阴茎以分散他对胃痛的注意力。等到他进高中后，他晚上会全裸躺在床上，全身涂满黏黏的胶水，他自己也不知道为什么要这样做。他还用其他方式来伤害自己的身体。

当他 31 岁时，他爱上了一个来自不幸家庭的女孩罗斯（Sheree Rose）。在影片里，我们看到罗斯的妈妈当众羞辱她的先生——罗斯的老爸。罗斯说她的父亲非常被动，从来不曾对她表示过关爱。罗斯说她从小就爱指挥别人，她是弗拉纳根的施虐者。

弗拉纳根活过了 20 岁、30 岁，到他 40 岁时，成为医学史上活得最长的囊肿性纤维化患者。

■ 羞耻和疼痛如何变成快乐

要了解一个完全新奇的大脑回路可以发展到什么程度，才能把痛苦的系统连接到快乐系统上，我们必须了解弗拉纳根的神经系统可以忍受到什么程度。

弗拉纳根从孩童时期就认为他的痛苦可以变得快乐，这是他的幻想、白日梦。他不可思议的病痛历史印证了我的看法，他的病态性行为是来自他童年在医院的特殊经验，联结到他创伤的记忆上。例如，他把婴儿时期被绑在病床上的经历，变成成年后被绑起来的乐趣。

像这种童年的创伤重复在成年后的生活中出现其实是非常典型的性变态现象。恋物狂也有同样的童年痕迹。斯托勒医生说，恋物狂是某个物体抓住了童年的一个创伤回忆，这个回忆使他性兴奋。有一个人对橡胶内衣和雨衣产生恋物现象，原来是他小时候会尿床，他被强迫睡在橡胶床单上，这种经验在当时使他觉得非常羞辱，而且不舒服。弗拉纳根也有好几个使他性兴奋的工具：螺丝、钉子、夹子、槌子。他用这些作为性受虐的刺激物，因为在医院里，这些是医疗的辅助工具。

弗拉纳根的快乐中心无疑被设定成两种方式。第一，像焦虑这种一般来说是不愉快的情绪变得愉快了。他解释说："他随时都在和死神抛媚眼，因为他知道他会早死，他必须克服自己的恐惧。"在他1985 年的诗《为什么》（*Why*）中，他指出他的超级性受虐狂使他觉得自己是勇敢的、不可侵害的，是胜利者。但是他不仅仅克服恐惧，他被医生羞辱，医生把他的衣服脱光，放在透明塑料帐篷中测量他的流汗程度，他现在很骄傲地在艺术馆中公然地把衣服脱掉，为了克服他在小孩子时被脱光、被羞辱的感觉，他现在变成胜利的暴露狂。他把羞耻变成快乐，把它变成不羞耻。

第二，肉体的痛苦变成了快乐，肉体内的金属现在使他感觉很好，让他兴奋、达到高潮。有些人会在强大压力之下，释放出脑内啡，这个成分很像鸦片的物质是我们身体制造出来减轻痛苦的东西，它会带给我们极乐的感觉。但是弗拉纳根解释他并不是感受不到痛——他是被痛所吸引，他越伤害他自己，他就对痛越敏感，也越感受到痛，因为痛觉与快乐的系统已经融合在一起了，所以越痛，快感越高。

孩子生下来是无助的，在性可塑性的关键期会做任何事情去避免被大人遗弃，尽量黏着大人，依恋可能可以保护他的人，即使他们必须学习去喜欢大人所引发的痛苦和创伤。在小弗拉纳根的世界里，大人是"为了要他好"而使他受苦。现在，他变成一个超级的性受虐狂，他真的把痛当成对他好的事。他很清楚他是陷在过去之中，重新过他的婴儿期，而且也说他伤害自己是因为"我已经是个大宝宝了，我愿意要这个样子"。或许他停留在被虐待的幻想中，是因为他不想长大，他知道死神一直在他身边伺机而动，他知道他的病会让他活不到成年，假如他一直停留在孩子阶段，像小飞侠彼得·潘那样，做个长不大的孩子，受着罗斯的虐待，说不定他不会早夭。

◎ 丧失神力的仪式

电影结束时，我们看到弗拉纳根奄奄一息，在做垂死的挣扎，他不再说笑话，开始看起来像只惊恐的困兽。观众看到他是一个小孩时一定是很害怕，在他发现用性虐待的方式来对抗他的痛苦和恐惧之前，他的日子真是无日无夜的恐惧。就在这时，电影告诉我们，罗斯想跟他分手，这引起他童年最大的恐惧——被抛弃。罗斯说问题出在弗拉纳根已经不再臣服于她，他看起来是完全心碎的样子。最后，她还是留下了，温柔地照顾他。

在他弥留的时候，他很震惊地问道："我要死了吗？我不了解……这是怎么一回事？我从不相信我会死。"他拥抱痛苦死亡的性受虐幻想、性游戏和性仪式的力量那么强大，使他真的以为他打败了这个疾病，自己不会死了。

■ 不好的性偏好可以改变

至于那些沉迷于色情影片的病人，在了解自己的问题出在哪里，也知道自己一再搜索色情影片其实是在加强大脑地图的可塑性后，大部分人都能说戒就戒，不再看色情网站。他们发现戒的时间长一点之后，他们又觉得自己原来的伴侣有吸引力了。这些人都没有上瘾的人格或严重的童年创伤，当他们了解自己的行为对大脑带来什么样的后果时，他们就立刻停止使用计算机一阵子，使神经网络联结变松一点，也使自己对色情的胃口减弱一点。这种后天习得的性嗜好比那种在性的关键期形成的性变态容易治疗得多。然而，即使像 A 先生这样的男人也可以改变他们的性偏好，因为让我们形成性变态的神经可塑性同时也使我们在经过严密治疗后习得新的、健康的性态度，有时甚至可以抛弃旧的、不好的性偏好。这种用进废退的大脑原则甚至在性欲和爱情方面也都适用。

第 5 章

午夜的复活

中风的病人学习如何行动与说话

迈克尔·伯恩斯坦（Michael Bernstein）是一位眼外科医生，也是位网球迷，他一周打6天的球。他已婚，有4个小孩，在正值盛年54岁时，不幸中风。当我与他在亚拉巴马州伯明翰市（Birmingham）的诊所会面时，他已经做完了新的神经可塑性疗程，复原而且回去上班了。因为他的诊所有许多房间，我以为一定有许多医生跟他一起看诊，但他说没有，有很多的房间是因为他有很多老年病人，与其叫病人走动到诊疗室去，不如他自己去看他们还快些。

"这些老人，有些人走得不是这么好，他们中风过。"他笑着说。

在他中风的那天早上，伯恩斯坦医生动了7

个手术：例行的切除白内障、青光眼，以及精细的眼球屈光手术。

手术之后，他慰劳自己，去打网球，他的对手告诉他，他的平衡好像不太好，表现异常。打完球后，他开车去银行办点小事，当他想抬腿跨出底盘很低的跑车时，却没有办法。当他回到办公室时，秘书告诉他，他看起来不对劲。他的家庭医生刘易斯医生的诊所正好也在同一幢楼，刘易斯医生知道伯恩斯坦医生有轻微的糖尿病，也有胆固醇的问题，而且他的母亲曾经中风很多次，所以就先给他注射了一针肝素（heparin）阻止血液凝块，然后伯恩斯坦的太太开车送他去医院。

在接下来的 12 ~ 14 个小时，中风情况恶化了，他的整个左边瘫痪，这表示他的运动皮质区严重受损。

核磁共振的大脑扫描图确定了这个诊断，医生看到他的右脑果然有损伤。他在加护病房住了一个星期，情况有所改善，又在医院做了一个星期的复健（包括物理治疗、职能治疗和语言治疗）后，他就转到复健中心住了两个星期，然后出院回家。后续他又做了 3 个多星期的复健治疗，直到被告知疗程已做完，不必再来了。这是标准的中风后治疗。

但是他其实没有完全复原，他走路仍然需要手杖，左手仍然没有力气，他连把大拇指和食指捏在一起都不行。虽然他原来是惯用右手的，但其实他左、右手都能用，在中风前，他可以用左手开白内障。现在他完全做不到了，他没有办法拿叉子、把汤匙送到自己的嘴巴，或扣衬衫的纽扣。在他复健的疗程中，他们把他用轮椅推到网球场，给他一支网球拍，看他能不能握拍子，他没有办法，而且开始认为这一辈子也不可能再打网球了。虽然他被告知永远不可能再开他的保时捷，但等到有一天没有人在家时，他坐进他5万美元的跑车，将车倒出车库。他说："我倒车到车道时，左右看看有没有人，好像青少年在偷着开车一样。我开到巷子尽头时，车子熄火了，钥匙在车子方向盘的左边，我没有办法用左手扭转钥匙，我必须横过身子用右手才能转动钥匙，我的左脚没有力气，不是很容易踩离合器，不过我知道我是不可能自己离开车子的，只好打电话叫家人来把我接回去。"

伯恩斯坦医生是最早去到陶伯诊所（Taub Therapy Clinic）求医，接受爱德华·陶伯（Edward Taub）所创"限制－诱导"（constraint-induced，CI）运动治疗法的人之一。⊖ 在伯恩斯坦医生参加这个疗程时，这个疗程尚在研究阶段，但是伯恩斯坦想，反正他没什么可损失的，姑且死马当活马医，试一下吧！

他在限制－诱导疗程上的进步非常快，他说："疗程非常紧凑，早上8点开始，一直不停到下午4点半才结束，连午餐时也不停止。

⊖　陶伯博士是最早在动物身上看到大脑神经联结会因外界刺激的要求而改变的人，是一个有创意又勤奋做实验的神经心理学家，不幸生不逢时，碰到20世纪80年代动物解放阵营（Animal Liberation）蓬勃的时候，他的实验室被"动物解放军"（Animal Liberation Army）攻入，破坏一切，并将他告上法院，说他虐待动物，事实上，所有医疗研究在用到人体实验之前，都是先用动物做实验。他被美国国家科学基金会及美国国家卫生研究院停权，不准做实验，官司缠身许多年，最后他赢了，但青春已去，他到了德国，又作出几个有名的实验，最后改行开复健诊所，将他早期在动物身上看到的，在他打官司期间已经被别的实验室确认可行的改变大脑结构方式，拿来用在中风病人身上。——译者注

在那里，只有两个病人，因为这是限制－诱导治疗的开创时期，还没有很多外人知道。另一个病人是一位护士，比我年轻。大约只有四十一二岁。她是在生产后中风的，不知为何，她一直在与我竞争。"他笑道："不过我们相处得很好，我们相互帮忙，他们要我们做很多劳役的事，比如说，把罐头从架子上拿下来，搬到另外一个架子上。因为她矮，所以我放上层的架子，把下层留给她用。"

他们要洗桌子、擦窗户来训练他们的手臂画圆圈，为了强化手的大脑回路，他们要用无力的手去拉很紧的橡皮筋，尽量把橡皮筋撑开。"然后我得坐在那里用我的左手练习写ＡＢＣ。"两个星期之内，他学会了用虚弱的左手写字母，到疗程结束时，他可以在玩拼字游戏时用左手捡出小片的字母并把它放到对的位置上，他的精细肌肉运动控制恢复了。他回家后，继续这个练习，所以情况一直在改善。他还接受电疗法，用电流刺激他的左手臂，使他的手臂神经活化。

他现在回到诊所，继续每天繁忙地看诊，还是一周打 3 天的网球。他的左脚仍有问题，使他在打球时跑不快，他现在正在改进左腿的力量。

他还有一些其他的小毛病，他觉得他的左臂并未完全正常，这在限制－诱导治疗法上是很正常的，功能有恢复，但是不可能回到未发病前的情况。当我要他写ＡＢＣ时，他的左手写出来的字很好看，并没有歪歪扭扭，我绝对猜不出他曾经中风过，或他是一个惯用右手的人。

虽然他觉得他可以回去重新操刀了，但他决定还是不要，因为万一病人要告他医疗不当时，律师第一个想到的就是他曾经中风过，根本不应该操刀做手术。谁会相信一个中风的病人可以恢复得这么好呢？

■ 陶伯与"限制－诱导疗法"

中风是一个突如其来的打击，大脑从里面受到一拳。一团血块阻碍了大脑血液的流通，使大脑的组织缺氧而死亡。严重的情况是使中风者变成以前自己的影子，终身监禁在疗养院中，锁在自己的身体中，像婴儿一样被人喂食，不能照顾自己，也不会动、不会说话。中风是造成美国成人残障主要的原因之一。虽然它主要危害老年人，但是现在已有三四十岁中风的病例出现了。急诊室的医生可以用溶血栓药物或停止大脑出血的方式，减轻中风的后遗症，使它不要变得更糟，但是一旦伤害已造成，现代医学可以着力的地方很少——直到陶伯发明以神经可塑性为基础的限制－诱导治疗法。在限制－诱导治疗法之前，医学上对中风病人瘫痪的手臂并没有一个有效的治疗法。有一些个案报告恢复功能，如前面提的巴赫－利塔的父亲，有些病人自己复健，恢复了，但是一旦他们的情况停止改善，传统的医疗是帮不上忙的。陶伯的治疗法改变了这一切，他帮助病人重新组织大脑。许多中风多年的病人，已经被告知情况不可能改善了，经过陶伯的限制－诱导治疗法后，竟然可以走动了。有些人恢复了说话能力，还有脑性麻痹的孩子重新学会控制手脚的肌肉。这同样的治疗法也为脊椎损伤患者带来了希望，帕金森症患者、多发性硬化症（multiple sclerosis）患者，甚至关节炎患者都蒙其惠。

但是很少人听过陶伯的突破性研究，他 1/4 世纪之前就已经为神经可塑性打下了基础。1981 年，他被禁止发表他的研究成果，因为媒体、舆论把他塑造成 20 世纪最邪恶的科学家。他研究所用的猴子变成历史上最有名的实验室动物，不是因为从这些猴子身上得出来的实验成果，而是这些猴子被认为受到虐待。这个控诉使他几十年来不能做研究，也找不到工作。这些控诉在当时看起来合理，因为陶伯的研究走在时代的前端，他的同侪远远落后于他。他认为长期中风的病人可以用神经可塑性为基础的治疗法去复健，他的同侪完全看不到这一点，他被认为是异端邪说，只差没有绑在火柱上烧死。在历史上，走在风气之先的人，都要付出这个代价。

■ 神经被剪断的手动了

陶伯是一个整洁、自律、注意细节的人，他现在已经 70 多岁了，不过看起来比实际年龄年轻得多。他穿着整齐，头发一丝不乱，每一根头发都待在它应该在的地方。在谈话中，他很仔细以确定他所讲的每一句话都是正确的，他的声音柔和，态度温文有礼。他住在亚拉巴马州的伯明翰市，在那里的大学内，他终于可以自由发展治疗中风病人的方法。他的太太米尔德里德（Mildred）是个女高音歌唱家，曾与纽约的大都会歌剧团一起演唱，也曾跟斯特拉温斯基（Stravinsky）一起录过音。她虽然年纪大了，仍然是美国南方的典型美女，有着浓密的头发，以及南方妇女的温柔、热情。

陶伯在 1933 年出生于纽约的布鲁克林区（Brooklyn），上纽约的公立学校，15 岁就从高中毕业。他在哥伦比亚大学（Columbia University）时，跟随弗雷德·凯勒（Fred Keller）主修行为主义（behaviorism）。当时行为主义是控制在哈佛大学心理系的斯金纳（B. F. Skinner）手上，而凯勒是斯金纳的弟子。那时的行为主义认为心理学应该是"客观的科学"⊖（objective science）。斯金纳认为心理学应该只去测量那些可以看到的东西。行为主义是当时为了对抗心理学只研究意识（mind）而演变出来的学科。对行为主义来说，思想、感觉、欲望都是主观经验，没有办法客观地测量，所以不必去研究它们。他们对大脑也没有兴趣，把它看成一个"黑盒子"。斯金纳的老师华生（John B. Watson）曾经以轻蔑、嘲笑的口气写过："大部分心理学家只会畅谈大脑中神经回路的形成，好像他们是一群火神（vulcan）的仆人，在神经回路上用他们的槌子和凿子挖出新的堑道，挖深旧的沟渠。"对行为主义来说，大脑是无关紧要的，只要把刺激加诸动物或人身上就可以观察到反应，从反应可以得到行为的法则。

在哥伦比亚大学，行为主义的实验多半用老鼠来做，当陶伯还是研究生的时候，他就研发了一个"老鼠日记"（rat diary）来观察和记录老鼠的行为，但是当他用这个方法测试指导教授凯勒的理论时，

⊖　越是要强调客观的学科，它的主体越是不能客观，越是要强调自己是科学的学科，越难达到科学的标准。50年前，美国国家科学院的院士、耶鲁大学教授利伯曼（Al Liberman）就说，政治学（political science）、图书馆学（liberty science）和社会科学（social science）都是自己没有信心，要去挤科学的窄门，好像冠上了科学，就会成为科学，行为主义的错误观念，误导了心理学50年。——译者注

却发现结果不支持凯勒的理论，这把他吓坏了。陶伯非常敬重凯勒，所以不敢去跟他谈实验的结果。凯勒发现后告诉陶伯一定要永远依数据来说话，不要管别的。

那时的行为主义坚持所有的行为都是对刺激的反应。把人当作一个被动的机器，所以对人为什么会主动做一些事情难以解释。陶伯了解到，大脑和意识一定跟主动去做很多行为有关，行为主义把大脑和意识排除在外、不予理会是个致命的错误。陶伯在实验神经学的实验室找了一个研究助理的工作，想更了解人的大脑神经系统，在当时，这是任何一个行为主义者想都不必想就认为是不可思议的选择。在那个实验室里，他们对猴子做切断输入神经（deafferentation）的实验。

切断输入神经是一个非常古老的技术，1895 年，诺贝尔生理学或医学奖的得主查尔斯·斯科特·谢灵顿爵士（Sir Charles Scott Sherrington）最先开始用这个技术。"输入神经"（afferent nerve）在这里指的是感觉神经，将感觉脉冲送入脊椎，然后再到大脑的神经。切断输入神经是用外科手术将运送感觉信息进来的神经剪断，使它们的脉冲不能再送到大脑。被剪断感觉神经的猴子不再知道它的手臂在什么位置，你碰它时，它也不会感到触觉或痛觉。陶伯当时只是一名研究生，他设计的实验是去推翻谢灵顿最重要的一个理论，这个实验为他后来对中风病人的治疗打下了基础。

谢灵顿认为我们所有的动作都是因为对某些刺激作出反应而发生，我们会动，不是因为我们的大脑命令我们动，而是我们的脊椎反应使我们动，这个理论叫作"运动的反射反应理论"（reflexological theory of movement）。当时，这是神经科学的主流理论。

　　脊椎的反射反应并不牵涉大脑，我们的脊椎有许多的反射反应，最广为人知的就是膝跳反射（knee reflex）。当医生轻敲你的膝盖时，皮肤下的感觉受体就接收到敲的信息，把它转变成脉冲，从大脑的神经元一路传到脊椎，它启动脊椎上的运动神经元，又把脉冲送回到大腿肌肉，使它收缩，你的腿便不由自主地往前弹起来了。另一个例子是在走路时，一只腿的运动会引发另一只腿的反射动作。

　　这个理论很快被拿来解释所有的运动，谢灵顿根据他和莫特（F. W. Mott）所做的切断输入神经实验得出运动的反射反应理论，他们把猴子的感觉神经在进入脊椎之前剪断，所以感觉的信息没有办法传到大脑，他们发现猴子不再用它的手了。这看起来很奇怪，因为他们只剪断感觉神经（这是输送感觉的），他们并没有剪断从大脑到肌肉的运动神经（这是刺激运动的）。谢灵顿了解为什么猴子的手没有感觉，但是他不了解为什么它的手不会动。为了解决这个问题，他提出运动是基于脊椎反射反应的感觉部分，也是从那里启动的，他的猴子不能移动手，是因为他破坏了它们反射反应的感觉输入。

　　其他人很快将谢灵顿的这个理论发扬光大，认为人类所有的动作，甚至复杂的行为，都是来自反射反应的连锁反应。甚至像写字这种自主的反应也都需要运动皮质区去修正先天设定（preexisting）的反射反应。虽然行为主义者反对研究神经系统，但他们接受所有的动作都是基于先前刺激的反射反应，因为这个解释把行为与心智和脑的关系都排除掉了。这种看法转过来就支持了所有的行为都由先前发生在我们身上的刺激所决定，所谓的自由意志是个错觉，谢灵顿的实验变成了医学院和大学教学中的标准教材。

陶伯跟神经外科医生伯曼（A. J. Berman）一起做研究，他想试试看能不能重复谢灵顿的实验，他以为一定会得到跟谢灵顿一样的结果。不过他的实验多走了一步，他决定不但把猴子一边的感觉神经剪断，他还把猴子好的、没有被剪断的手用绷带绑起来，使它不能动。他想到猴子不去动那只被剪断神经的手，可能是因为它还有一只好的手可以用，假如他把猴子好的手臂也用绷带绑起来，使它不能动时，也许会强迫猴子去用那只剪断神经的手来进食，因为不进食就会饿死，那只手可能会动。

结果他成功了，猴子在没有办法动用好的手的情况下，果然去动用那只被剪断感觉神经的手。陶伯说："我记得非常清楚，我看到猴子用它们的手好几个星期了，但是我没有讲出来，因为我并不预期会看到这样。"

◎ 被攻击的重大发现

陶伯知道他的发现有重大意义，假如猴子在没有感觉的情况下可以动它的手，这表示谢灵顿的理论是错的，他的老师凯勒等人的理论也是错的。在大脑里一定有一个独立的运动程序可以启动自主的动作；行为主义者和神经科学家这 70 年来都在走一条死巷。陶伯也想到他的发现可能对中风病人有帮助，因为猴子跟中风的病人一样，原来都没有办法移动自己的手。或许他可以强迫中风的病人动自己的手，就像自己强迫猴子一样。

陶伯很快就发现，并不是所有的科学家都像凯勒那样，优雅地接受别人推翻自己的理论。谢灵顿的忠实信徒开始找他麻烦，挑他实验的毛病，给研究经费的审核单位开始质疑是否应该给年轻的研究生经费，会不会浪费纳税人的钱。陶伯在哥伦比亚的教授纳特·舍恩菲尔德（Nat Schoenfeld）已经根据谢灵顿的切断输入神经实验建构了一个有名的行为主义理论。所以当陶伯要去考博士论文面试时，整个大厅都挤满了人，本来面试是没什么人要旁听的。陶伯自己的指导教授凯勒不能来，但是舍恩菲尔德却来了。陶伯讲了他的数据，以及他对这份数据的看法，舍恩菲尔德跟他争辩之后，抗议退席。然后就是期末考试了。这个时候陶伯手边的研究拨款比很多老师都还多，他选择在期末考试的那个星期去做两个重要的研究拨款申请，以为他可以延后再考。当他发现学校不允许他补考，而且因为他的"不礼貌"而不让他考试通过时，他决定到纽约大学完成他的博士学位。这个领域大部分的科学家拒绝相信他的发现，他在科学会议中被人攻击，而且大家不承认他的成就，也不给他奖赏。但是他在纽约大学很快乐，"我像在天堂似的，我做我的研究，没有什么比做研究更令我高兴的了"。

■ 习得的不用

陶伯开拓了这个从行为主义的精华及大脑科学两者融合中衍生出来的新领域，事实上，这是行为主义的创始者巴甫洛夫（Ivan Pavlov）所预期的，许多人不知道，巴甫洛夫晚年曾经想把他的发现与大脑科学综合起来，他甚至说了大脑是有可塑性的。很讽刺的是，行为主义其实在某一方面，已经帮助陶伯准备好去发现这个重要的可塑性。因为行为主义者对大脑这么没兴趣，他们并没有像大多数的神经学家那样，下结论说大脑没有可塑性。许多行为主义者认为他们可以训练动物去做几乎所有的事，虽然他们没有说"神经可塑性"这个词，但他们是相信行为可塑性的。

因为陶伯对可塑性没有忌讳，所以他就敢用切断输入神经这个研究模式去冲锋。他认为假如猴子两只手的感觉神经都剪断了，它的两只手应该很快都能动，因为它一定要动才能存活下去。所以他把猴子两只手的输入神经都剪断，结果猴子两只手都会动了。

这个发现是很奇异的：假如一只手的感觉神经被剪断，猴子就不用这只手了；假如两只手的感觉神经都被剪断，猴子两只手都会用了。

于是陶伯把整个脊髓神经的输入神经都剪断，现在全身没有任何一个脊椎反射反应留下来了，猴子不能从四肢接受到任何感觉的输入，它还是能用它的四肢，谢灵顿的反射反应理论到此宣告死亡。

然后陶伯又有了另一个点子，这个点子将他的想法转换成治疗中风的方法。他认为猴子在一只手的感觉神经被切断后，不去用这只手的原因是他"学会"了不去用它，因为在手术刚刚做完时，会有一段"脊髓神经休克"（spinal shock）的时期。

这个脊髓神经休克时期从两个月到六个月不等。在这期间，神经元不容易发射，一只动物在脊髓神经休克期间会想去动它被剪断神经的手，但是经过几次尝试以后发现动不了，动物就会放弃用这只手，用另一只手来进食。这样每一次它拿东西吃，都会得到正回馈，越用越多时，它大脑中运动皮质区关于这只手的地图就会改变，而另外一只手的地图因为不用就会缩减，同时不用这只手会使动用这只手的程序变弱，神经萎缩。陶伯把这叫作"习得的不用"(learned nonuse)。他认为两只手都被剪断的猴子可以用它的手是因为它们从来没有机会去学习不用，它们必须用才能生存下去。

但是陶伯想，目前支持习得的不用理论的证据是间接的，所以他马上再去做一系列非常聪明的实验，来防止猴子习得不用它的手。在一个实验里，他把猴子一只手臂的感觉神经剪断了，然后，他没有把好的一只手缠上绷带使它不能动，他反而把刚剪完神经的手臂绑上绷带，使这只手不能动，所以这只猴子在脊髓神经休克期间没有机会去动它的手，它就没有学到它的手是不能动的。果然，当他在三个月后解除绷带时（这时休克期已过了），猴子就能动它被剪断感觉神经的手臂。陶伯下一个实验是想知道能否成功地教会猴子克服"习得的无用"，然后再看习得的无用已经发展出来很多年后，他可不可以成功地改正习得的无用。他发现可以，而且这种方式使猴子的改善能够持续终身。陶伯现在有动物模式，不但可以仿真中风病人神经信息被中断，四肢不能运动，他同时还有克服这个困难的解决方法。

陶伯认为他的实验发现表示人们即使是好几年前中风的，也可能还受到习得的无用之害。他知道有一些轻微中风的病人都经历过相当于脊髓神经休克的"皮质休克"(cortical shock)，可以持续好几个月，在这期间，每一次要动这只手都动不了，可能就使病人学会不用这只手。

在运动皮质区有严重损坏的中风病人，他们有很长一阵子没有办法改进，即使改进也只能部分恢复。陶伯认为任何治疗中风病人的方法都必须同时顾及大脑大面积的损伤及习得的无用，因为习得的无用可能遮蔽了病人复原的能力。只有先克服习得的无用后，他才能评估病人的情况到底有多严重。陶伯认为即使中风后，使我们能够做动作的运动程序可能还保留在神经系统中，所以他必须对病人使用他对待猴子的方式：限制使用好的手臂，强迫瘫痪的手去动。

在早期猴子的实验中，他学到一个重要的教训。假如他只是给猴子东西吃，每一次它动它切断神经的手，就给它奖励，即行为主义者所谓的条件作用（conditioning），这个猴子不会进步。他必须用"塑造"（shaping）的方式，一点一点去引诱猴子作出他要的动作才行。所以被切断神经的猴子不但在成功拿到食物时可以吃它，在作出有一点像实验者期待的行为时也有东西吃。

1981 年 5 月，陶伯 49 岁，正领导位于马里兰州银泉（Sliver Spring）的行为生物中心（Behavioral Biology Center），他心中充满了大计划，要把他在猴子身上看到的方法转用到中风病人身上，乔治·华盛顿大学（George Washington University）政治系有个 22 岁的学生亚历克斯·帕切科（Alex Pacheco）志愿要来他的实验室工作。

■ 解放银泉猴子

帕切科告诉陶伯他想成为医学研究者，陶伯觉得他和蔼可亲又热心帮忙就收了他。帕切科没有告诉陶伯，他其实是善待动物协会（People for the Ethical Treatment Animals, PETA）这个好战的保护动物权利组织的共同发起人及主席，另一个发起人是 31 岁的纽柯克（Ingrid Newkirk），华盛顿特区流浪狗中心的主任。纽柯克和帕切科是对恋人，在他们华盛顿特区的公寓里经营这个组织。

善待动物协会过去反对、现在仍然反对所有用动物做实验的医学研究，即使是癌症、心脏病、艾滋病的研究都不可以。他们强烈反对人类吃荤，也不可以喝牛奶、吃蜂蜜（他们说这是食母牛和蜜蜂），也不准养宠物（他们说这是蓄奴）。当帕切科自愿来替陶伯工作时，他真正的目的是解放 17 只银泉猴子，使它们成为动物权宣传的口号和主角。

虽然切断感觉神经的实验不会很痛苦，但也不是很赏心悦目，因为被切断神经的猴子不再感觉到痛，它们有时会伤到自己而不自觉，当它们受伤的手绑上纱布时，有时会把这只手当作其他猴子的手或别的东西，会去用力咬它。

1981 年夏天，当陶伯去度 3 周的假时，帕切科闯入他的实验室，拍了许多猴子看起来非常痛苦的照片，被虐待到受伤，又没人照顾。它们被迫在沾有大便的盘子中进食。

凭着这些相片，帕切科说动了马里兰州的警察去突袭陶伯的实验室，并没收这批猴子，这是 1981 年 9 月 11 日。马里兰州的法律规定，即使为医学研究也不可以对动物残忍，所以陶伯会有麻烦。

当陶伯回到他的实验室时，被门口包围的媒体吓坏了。几英里外，美国国家卫生研究院这个美国最大的医学研究机构听说警察的突袭，他们害怕了。美国国家卫生研究院的实验室是全世界用最多动物来做生物医学实验的地方，显然会是善待动物协会的下一个目标。他们必须马上决定是要站在陶伯这一边，还是要弃车保帅，附和善待动物协会，说陶伯是个烂苹果，然后和他划清界线。他们选择了背弃陶伯。

善待动物协会变成法律的捍卫者，虽然帕切科自己说过，为了减轻动物的痛苦，他们不惜放火、破坏财产、偷窃、抢劫。陶伯的案子变成华盛顿的著名诉讼案例。《华盛顿邮报》（*Washing-ton Post*）刊登动物实验室的正反意见，它的专栏将陶伯钉上十字架，动物权力的激进分子把陶伯恶魔化，说他是纳粹的门格勒医生（**Dr. Mengele**）。银泉猴所得到的曝光率把善待动物协会变成美国最大的动物权力组织，而陶伯变成人尽可诛的魔鬼。

陶伯后来被逮捕，以虐待动物的罪名受审，检察官起诉他119项罪名。在开庭之前，2/3的国会议员投票停止他的研究经费，因为他们接收到大批选民寄来的抗议信，陶伯被他的同侪孤立，失去薪水、研究经费、他的动物，他被停止做实验的权利，并且从银泉赶出来。他的太太出门被跟踪，两人都受到死亡威胁。有一次，有人跟踪米尔德里德去到纽约，然后打电话给陶伯，详细描述了米尔德里德在纽约的一举一动，不久，陶伯接到一通电话，那个人自称是蒙哥马利郡（**Montgomery County**）的警官，他说他刚刚接到纽约市警察局的通知，米尔德里德出了一个"不幸的意外"，当然这是谎言，但是陶伯并不知道。

■ 善待动物协会落败

陶伯在后来的 6 年里，一周工作 7 天，一天 16 个小时，来洗刷名誉，他通常必须担任自己的律师，在官司开始时，他银行的户头有 10 万美元的存款，官司打赢时，存款只剩 4 000 美元。他无法在任何一所大学找到教职，但是逐渐地，一次又一次开庭，一次又一次上诉，一个又一个控诉，他打败了善待动物协会。

陶伯指出相片是作假、加工过的，他宣称帕切科的相片是故意排演拍摄的，相片的说明是虚构的。例如，在一张相片中，猴子本来是在实验室椅子上舒适地吃东西，却被拍摄成猴子面孔扭曲，表情痛苦万分，陶伯说这种表情只在有人对椅子动过手脚，把螺钉和螺帽拆下来重新调整过才会如此。帕切科否认他动过手脚。

警察突袭有个很奇怪的地方是：警察把这些猴子从陶伯的实验室中带走，交给善待动物协会的一个成员洛里·雷纳（Lori Lehner）。雷纳把这些猴子关在她家的地下室里，突然之间，所有的猴子都不见了。陶伯知道帕切科和善待动物协会一定把猴子移走了。《纽约客》（New Yorker）杂志的撰稿人弗雷泽（Caroline Fraser）问帕切科这些猴子是不是被移到佛罗里达州的盖恩斯维尔（Gainesville）去了，他回答说："这是一个很好的猜测。"

当善待动物协会发现没有那些猴子就不能起诉陶伯，而偷取法庭证物是重罪时，这些猴子又突然出现了，而且短暂地送还给陶伯。没有人追究猴子的离奇失踪和出现，但是陶伯从血液检查中看到这 2 000 英里的搬运对猴子来说是件压力很大的事，而且它们得了运输热（transport fever），不久，一只猴子查理就被另一只暴怒的猴子咬伤，法庭任命的兽医给了查理过量的药物，查理就死了。

到 1981 年 11 月，陶伯案的一审即将结束时，检察官所起诉的119 件控诉中已有 113 件被撤销了。到二审时，马里兰高等法院发现州的反虐待法其实并不适用于研究者，陶伯在无异议一致同意的情况下被释放了。

潮流似乎反转过来了，67 个美国职业协会为陶伯案向美国国家卫生研究院陈情，请求改变先前不再支持他做研究的决定，因为先前的控诉并没有实质的证据。

但是陶伯仍然没有工作，也没有猴子，他的朋友告诉他没有人敢要他。当 1986 年亚拉巴马大学（University of Alabama）终于决定聘任他时，学校有示威游行反对他，威胁要停止学校所有的动物实验，但是心理系系主任卡尔·麦克法兰（Carl McFarland）及其他了解他研究的人，都站出来支持他。

这么多年来第一次，陶伯拿到了研究经费去研究中风，并且成立了一家诊所。

■ 中风 45 年后依然可以恢复

我们在陶伯的诊所中最先看到的东西是厚厚的棉布手套和吊腕带：一走进室内，就看到成人在他们好的手上戴着厚重的棉布手套，在他们好的手臂上吊着吊腕带，他们清醒时 90% 的时间都要这样戴。

这家诊所里有许多小房间及一个大房间，大房间是做陶伯运动训练的地方。陶伯跟物理治疗师克拉格（Jean Crago）一起发展出这种运动。有些像比较强烈的每日复健运动，一般复健中心也在用，只是这里的更进阶。在这里，他们用"塑造"的行为主义训练方式，一点一点地引诱病人朝目标走去。大人在玩小孩子的游戏：有人把木棍插进有很多洞的板子中；有人在抛接大球；有人把桌上一大堆铜板捡起来，放进碗中。这些游戏都不是随便叫他们玩的，他们在重新学习如何走路，像婴儿最初学走路时那样，一小步一小步地练习，他们要把大脑中的运动程序重新唤醒。

　　一般的复健疗程通常一次只做一个小时，一周 3 天。这里的复健是一天 6 个小时，10 ～ 15 天中间不休息。病人都累极了，有时必须睡午觉，病人一天做 10 ～ 12 种作业，每一种作业要重复 10 次，他们的进步会很快，作业的难度也逐渐提高。陶伯原始的研究发现只要还有一点动手指头能力的病人几乎都可以恢复，也就是说，一半的中风病人都可以从这个疗程中受益。陶伯诊所后来发展出的训练可以让完全瘫痪的手再动起来。他们一开始只治疗中度中风的病人，但是现在，用控制组来对照，显示 80% 已经失去手臂功能的人有显著的进步。许多严重中风患者有显著的进步。甚至有中风 4 年以上的患者，在接受这种限制－诱导疗法后，也有显著的进步。

　　安德鲁（化名）就是这种病人，他是一名 53 岁的律师，在中风超过 45 年后才去找陶伯。他没有想到在几乎半世纪的中风后，限制－诱导治疗法居然仍然对他有效。在 7 岁念 1 年级时他中风了，那时他在玩棒球。"我站在边线上，"他告诉我，"突然之间，我倒在地上，说：'我的手不见了，我的脚不见了。'我爸把我背回家。"他失去右边身体的感觉，不能抬起右脚或用右手，后来发展出颤动现象。他只好用左手来写字，因为右手非常虚弱而且使不上力。他接受了一般性的复健，但是情况并没有改善，虽然他用拐杖走路，但他还是常常摔跤。到他 40 岁时，一年大约要摔跤 150 次，跌断过手、脚，49 岁时，他的骨盆也跌伤了。在这之后，复健科医生帮助他将跌倒减到一年 36 次。后来他听说了陶伯的诊所，接受了两周右手的训练，然后是三周右脚的训练，他的平衡改善了很多。他的右手在短短的两周内进步了许多。"他们给我铅笔叫我用右手写我的名字，我真是惊讶极了。"他继续做练习，情况一直有改善，在离开诊所的 3 年里，他只跌了 7 次跤。"3 年后，我继续有进步，"他说，"因为这些练习，我比离开陶伯诊所时进步很多，非常多。"

■ 恢复已经缩减的大脑地图

安德鲁在陶伯诊所的进步让我们看到大脑的可塑性和重组神经的能力，我们对有动机复健的中风病人不应该太快下断语，说他顶多只能复原到什么地步。我们第一次看到安德鲁时，可能会以为他的平衡、走路、用手的机制都已经退化光了，但是当给予适当的刺激后，大脑还是可以重新组织它自己，并发现新的方法来保持旧的功能，这点现在在脑造影的扫描上可以得到证据了。

陶伯、利波特（Joachim Liepert）和德国耶拿大学（University of Jena）的同事一起做实验，发现中风后，受损的手大脑地图大约萎缩了一半，所以中风的病人大约只有一半的神经元可以用，陶伯认为这是为什么中风的病人都说用受损过的手要比以前用力。这不只是肌肉的萎缩，使得动起来比较困难，其中还有大脑神经萎缩的问题，当限制－诱导治疗重新恢复大脑中运动皮质的区域时，动那只受损的手就没那么吃力了。

有两个实验研究证实了限制－诱导疗法可以恢复已经缩减的大脑地图。第一个实验是测量6位平均中风6年、有手麻痹现象病人的大脑地图，6年远超过了自然恢复所预期的时限。在经过限制－诱导疗法后，这6位病人大脑中手的地图都扩大了两倍。第二个实验是让我们看到这个改变在两边的脑半球都发生了，表示神经可塑性的改变比我们想象的更广泛。这两个实验最初让我们看到限制－诱导疗法可以改变中风病人大脑的结构，而且给了我们线索去了解安德鲁为什么过了40多年还可以恢复。

目前，陶伯在研究究竟要给病人训练多久是最恰当的。有研究者汇报说一天3小时的效果最好，增加每小时内的运动量比一天6小时令人疲倦的训练效果更好。

能够使大脑重新组合的当然不是棉手套和吊腕带，这个治疗最重要的是循序渐进的训练或行为塑造，困难度是慢慢增加的。"大量练习"（两周内集中练习）是为了引发启动大脑的可塑性改变，帮助大脑重新组织。但是在大脑细胞曾经大量死亡后，重新组织并不能马上做到十全十美。新的神经元必须接过死去神经元的工作，它们一开始时，不可能像老手一样那么熟练有效率，但是我们可以在伯恩斯坦医生身上看到，他的进步是很显著的，我们也在下面的鲁登（Nicole Von Ruden）身上看到改进。

■ 鲁登小姐不说"can't"

他们告诉我，只要鲁登在，整个房间的气氛都会不一样，鲁登生在 1967 年，曾担任过小学老师，也做过美国有线电视新闻网（CNN）的节目制作人，更制作过当红节目《今夜娱乐》（*Entertainment Tonight*）。她在盲人学校做义工，也帮助过癌症儿童和因为被强暴或从母亲身上传染艾滋病的儿童。她喜欢在湍急的河流里划橡皮艇，也喜欢登山，更参加过马拉松，还去过南美秘鲁的印加古道健行。

她 33 岁时，已经订婚正准备结婚前的某一天，她去加利福尼亚州贝壳滩（Shell Beach）自己家附近的一家眼科诊所求医，因为两个月来，她的眼睛都看到双重影像，医生觉得不对劲，叫她在当天立刻去照核磁共振，照完，医生让她住院，因为她大脑里长了一颗无法开刀割除的肿瘤。那一天是 2000 年 1 月 19 日，这颗瘤长在脑干，是神经胶质瘤（glioma）。她只有 3～9 个月的时间可活了。

鲁登的父母亲立刻把她带到加利福尼亚大学旧金山校区的医院，那天晚上，神经外科主任告诉她，唯一的希望是接受大量的放射治疗，因为瘤长在脑干这个掌管我们呼吸、循环等重要功能的区域，在这么小的地方动刀是不可能的事，医生的刀会要了她的命。在 1 月 21 日早上，她开始了第一次放射治疗，6 个星期后，又接受了一次人体所能承载的最大量放射治疗，因为这是人体所能承载的最大量，她之后一年都不能再接受放射线了。医生同时给她高剂量的类固醇（steroids），以减少脑干肿胀，脑干肿胀也同样会要她的命。

放射线救了她的命，但是同时开始了一个新的毛病。"在接受放射治疗后两三个星期，"鲁登说，"我的右脚开始有麻麻的感觉，它爬上我的右膝，到右腿，到右边的身体，最后我的右脸麻痹了。"她是惯用右手的，所以右边整个麻痹，她就不能写字了。她说："情况糟到我不能坐起来，也不能在床上翻身，就好像你坐太久，腿麻痹了，想站起来时，腿无法支撑，就会跌倒。"医生很快就知道，这不是中风，而是放射线的副作用，损害了她的大脑。她无奈地笑着说："这就是生命。"

她从医院回到父母的家，"我必须坐轮椅进去，等着人抱我上床，或坐上椅子。"她无法坐直，所以要吃饭时，父母必须把她绑在椅子上，以防她跌下来，摔跤对她来说很危险，她无法用手去支撑。因为大量的类固醇，加上不能运动，她的体重从125磅直线上升到190磅，她的脸变成南瓜脸[⊖]，放射线使她的头发一块一块掉下来。

她为自己的病拖累了家人感到很难过。有6个月的时间，她非常沮丧，不愿说话，也不愿下床，甚至连坐起来都不肯。"我记得这段时间，但是我不了解它，我记得每天望着钟，等时间过去，我起床只为吃饭，因为我不愿让父母担心。"

她的父母年轻时曾经参加过"和平工作团"（Peace Corps），他们的态度是没有不可能做到的事。她的父亲是一位家庭医生，他把诊所关掉，每天在家里陪她，他们带她去看电影，去海边推轮椅散步，想办法让她跟生活不要脱节。"他们告诉我，我一定可以走过这一段，这一切都会过去。"与此同时，朋友和家人都尽量收集可能的治疗法。有一个人告诉鲁登有关陶伯诊所的事，她决定去试一下限制－诱导治疗法。

⊖　中国叫月亮脸。——译者注

在那里，他们给她戴棉布手套，使她无法使用左手。她发现那里的工作人员很坚持，她笑着说："第一天晚上，他们做了很好笑的事。"当她在旅馆跟她妈妈在一起时，电话响了一声，她很自然地脱掉手套，很快接起电话。"我的治疗师立刻破口大骂，她是来突袭检查的，她知道假如我用了受损的右手去接电话，一定不会这么快，我马上就被逮到了。"

她不但得戴手套。她说"他们还必须把我的手套用魔鬼粘黏到我的腿上，因为我说话时，手会动，我是爱说故事的人，一定会指手画脚，他们用魔鬼粘把我的手绑住，我觉得很好笑，这绝对会降低你的自尊心。"

"我们每个人都有一位治疗师，我的治疗师叫克里斯汀，我们两人是一拍即合。"鲁登的左手戴了手套，她只好用右手写字或打字。刚开始的练习是把扑克牌的赌具筹码放进大的麦片罐中。一个星期后，她要把筹码放入网球大小的存钱罐中。一次又一次，她练习把婴儿玩的彩色圆圈套入柱子中，把晒衣服的夹子夹在一把尺上。起初克里斯汀会帮助她，后来克里斯汀就拿着一只码表站在旁边计时，看她有没有进步，每一次鲁登做完了作业说："这是我所能做到最好的了。"克里斯汀就立刻响应她："不是，你还可以更好。"

鲁登说："这真是不可思议，我亲眼看到 5 分钟之内，我进步了多少，两周之后，那真是大地震。他们不准你说你不能，can't 变成克里斯汀的四个字母字[⊖]，不准用的。扣纽扣是令我发狂的挫折事，

⊖ 通常四个字母字指的是 fuck，老师听到会叫学生用肥皂洗嘴巴，因为是脏话，所以孩子就改用四个字母字来替代。——译者注

只扣一个就像在做一件不可能的事，但是两周后，你扣上又解开实验衣上的扣子时，真是骄傲极了，你知道自己可以做到了。"

在两周治疗流程过了一半的时候，有一天，所有的病人都去外面下馆子，我们真的把桌子搞得一塌糊涂，侍者知道我们是来自陶伯诊所的，他知道我们会怎样，我们全体都用受损的手吃饭，食物满天飞，我们有16个人，你可以想象那天餐馆的情形。等到第二周快结束时，我用受损的手煮咖啡，假如我想要喝咖啡，他们说，你自己去煮，我要把咖啡量出来，放进壶中，还要量水，全部都用我受损的手去完成，我不知道那咖啡煮出来味道如何，我太兴奋，尝不出来了。"

我问她离开那里的感觉。

"像浴火重生一样，在心理上的意义大过身体上的，它给了我再求进步的毅力与决心，使我的生活正常化。"有3年的时间，她不曾用她受损的手拥抱过任何人，但是现在，她又可以了。"我现在还无法掷标枪，但是我可以用我的右手开冰箱、关电灯、关水龙头，把洗发精倒在我头上。"这些小小的进步使她可以独立生活，在高速公路上开车，用两只手来控制方向盘。她现在开始游泳，在我跟她面谈的前一周，她去犹他州滑雪，没有用滑雪杖。

在她整个生病的过程中，她在有线电视新闻网的老板及同事都很支持她，当他们在纽约有一个不必签约的自由作家工作出缺时，通知了她去应征，到9月，她已变成全职的工作人员了，2001年9月11日，她坐在办公室，望着窗外，正好看到第二架飞机撞上世贸大楼。她被派到新闻组支持报道，他们的态度是："你有很好的心智，就应该发挥。"她说："这是发生在我身上最好的事情。"

当那份工作结束后，鲁登回到加利福尼亚州去教小学，孩子立刻就喜欢上了她，他们甚至有"鲁登小姐日"，每个孩子在那一天戴上母亲厨房烤东西用的厚棉手套，而且戴一整天。他们开她的玩笑，因为她的右手比较弱，写出来的字不好看，所以她让孩子们也用非惯用手去写字。鲁登说："我也不准他们用 can't 这个字。事实上，我在学校里也有小治疗师，我的 1 年级小朋友要我在他们学数数时，把手高举过头，每一天我都得举得比前一天更久……这些是非常强悍的治疗师，你一点都不能偷懒的。"

鲁登现在是《今夜娱乐》的全职制作人，她的工作包括写脚本、查证事实、协调摄影（她负责轰动一时的迈克尔·杰克逊审判的新闻采访），那个以前连翻身都不行的女人，现在每天早晨 5 点就得去上班，一周工作 50 个小时以上，体重已经恢复到以前的 126 磅。她还是有一点麻麻的感觉，右边仍然比较弱，但是她的右手可以拿东西、举起来，自己穿衣服，照顾自己的生活。她现在也会去为患有艾滋病的孩子服务。

■ 语言也有"习得的无用"

这种限制-诱导疗法目前在德国由弗里德曼·普尔弗马克（Friedemann Pulvermüller）博士的团队推广，他曾与陶伯一起合作，帮助那些布罗卡区中风受损而不能讲话的病人，大约有 40% 的病人左半球受损后会有失语症（aphasia）的问题出现。有些人，如布罗卡医生那位著名的病人"唐"只能说一个字——唐，这是为什么他被称为"唐"。其他人虽然可以讲比较多的词，但是仍然有严重的语言缺失。有些人过一阵子后会自然恢复，有一些词可以被找回来。过去一般认为假如在一年内没有恢复的话，就不会恢复了。

在语言治疗上，什么样的做法相当于厚棉布的手套或手腕的吊带？有失语症的病人就跟那些手麻痹的病人会用没有麻痹的手一样，他们会用手势或画图来取代说话，假如还可以说话，他们会挑最简单的句子来表达心中的意思。

所以用在失语症病人身上的限制就不能是身体上的，但必须是有生活真实性的：一系列的语言规则。因为行为是要慢慢建立而成，这些语言规则也得慢慢教，病人先玩一种有治疗功能的纸牌游戏。4个人手上拿着32张牌，里面有16种图片，每种图片两张，一个病人如果拿到一张牌，上面画着石头，他就必须问别人要一张同样花色的纸牌，一开始时，唯一的要求是不准用指的方法，这是为了不要强化"习得的无用"，他们可以用任何方式，只要是语言都可以。假如你要一张上面画有太阳的牌，而你找不到"太阳"这个字，你可以说："那个使你白天很热的东西。"一旦拿到两张一样的，就可以把牌放下来，赢的人就是手上最先没有牌的人。

下面一个阶段就是要正确叫出物体的名称，现在在他们必须用确定的名称来要牌，比如："我可不可以要一张狗的牌？"然后，他们必须把人的名字加上去，而且还要有礼貌，比如："史密特先生，我可以要一张太阳的牌吗？"在训练的后期，使用的纸牌变得更复杂，颜色、数字都加上去，如一张纸牌上有三只蓝色的袜子，两块石头。一开始时，病人只要做对了简单的作业就会得到称赞，后来是必须完成很困难的作业才会得到治疗师的称赞。

德国的团队找了一群相当有挑战性的病人，平均中风时间 8 年 4 个月，这是一群通常已经放弃的病人。在这 17 人中，有 7 个是控制组，接受传统的治疗法，重复念诵一些字。另外的 10 个人接受限制－诱导治疗法，要去玩语言规则的游戏，一天 3 个小时，一共 10 天。两组人花一样的时间学习，10 天过后，一起接受标准化的语言测验。结果限制－诱导组的病人在沟通能力上，增强了 30%，控制组一点进步都没有。

陶伯根据他的可塑性研究，发现了一些训练法则：训练的项目越接近日常生活用到的技术，效果就越好；训练应该慢慢进阶、循序而上；训练应该集中在很短的时间内完成，即所谓的"大量练习"，他发现短时间内大量练习远比时间拖得长、次数不频繁的练习效果好。

这些原则有许多也能用在学习外国语言上。我们之中有多少人学了多年外语，结果成绩远不及到那个国家住一阵子沉浸在那个语言环境中的人。当我们去跟不说我们母语的人沟通时，我们被迫说他们的语言，那就是"限制"，每天沉浸在那个语言之中，使我们有大量的练习。我们的口音让别人知道，他们必须用比较简单的句子跟我们说话，所以我们是慢慢接受挑战或被塑造。习得的无用就慢慢融解了，因为我的生存决定于我们跟当地人的沟通。

■ 治疗脑性麻痹的孩子

陶伯把这种限制－诱导原则应用到许多其他的患者身上。他已经开始治疗脑性麻痹的孩子，这些孩子在发展期由于中风、感染或是在出生时缺氧造成复杂的失功能状态。他们常常不太能走路，一辈子坐在轮椅上，也不能清楚地说话，或控制他们肢体的动作。在限制－诱导疗法之前，治疗脑性麻痹孩子瘫痪肢体的方法都被认为是没有效果的。陶伯做了一个研究，一半的孩子接受传统的治疗法，另一半的孩子接受限制－诱导治疗法。他先把孩子比较能动的手放在轻的玻璃纤维做的夹板上固定。限制－诱导治疗法包括用不好用的手去拍肥皂泡泡，把泥土做的球塞入一个小洞中，用手拿起一小片拼图。每一次孩子做成功时，他们就大力奖励他、称赞他，然后他们鼓励孩子增加正确率、速度，以及动作的流畅性。即使孩子已经很累了，仍不停止。结果在三周训练后，就有可观的成绩出现：有些孩子开始平生第一次爬行，如一个18个月大的孩子可以爬楼梯，并且第一次可以自己把食物放进嘴里，自己进食。一个从来没有用过他的手和手臂的4岁半的男孩，现在开始玩球。下面是弗里德里克•林肯（Frederick Lincoln）的故事。

◎ 林肯成了棒球明星

林肯在他母亲肚子里就中风了，当他4个月半大时，他母亲就看出他不对劲："我注意到他没有做其他托儿所孩子所做的事，他们会坐起来，抱着奶瓶吃奶，而我的儿子不会。我知道他不对劲，但是不知道去找谁好。"他整个左边身体都受到影响，左手和左脚没有什么功能，眼皮下垂。他不能发出声音，因为他的舌头有一半是麻痹的。林肯不能爬，也不会走，他一直到 3 岁才会说话。

当林肯 7 个月大时，他的癫痫发作，左手缩到胸口的位置，拉不开，当他去照核磁共振时，医生告诉他妈妈："他大脑有 1/4 已经死了，他可能永远不会爬、走或说话了。"医生认为他的中风可能发生在怀孕 12 周时。

他被诊断为脑性麻痹，加上左边身体瘫痪，他的母亲本来在联邦法庭工作，后来辞去工作全身心在家带他，这使家庭经济来源立刻发生困难。林肯的残障同时也影响到了他 8 岁半的姐姐。

"我必须跟他姐姐解释，"他母亲说，"她弟弟无法照顾自己，妈妈必须照顾他，我们不知道这要多久，我们甚至不知道林肯以后会不会照顾自己。"当林肯 18 个月大时，他的母亲听到陶伯诊所的消息，急忙去问林肯可不可以接受治疗。不过当时陶伯只有给大人的疗程，过了好几年才发展出儿童专用的疗程。

当林肯到陶伯的诊所时，他已经 4 岁了。传统的复健使他的情况好一些了，他的腿穿了铁鞋可以走路，不过还是很困难，只是当他来求诊时，进步曲线已经停止再上升了。他可以动左臂，但是无法用左手，他的大拇指无法碰触任何一根手指头，所以无法捡起一颗球握在手掌上。当他要握住一颗球时，他必须用右手的手掌加上左手的手背。

一开始时，林肯不愿意上陶伯的治疗课，大哭大闹，宁可用上了夹板的手去拿马铃薯泥吃，也不肯用他受损的手。

　　为了确定林肯能接受21天不间断的疗程，他的限制-诱导治疗法不是在诊所进行的。"为了我们的方便，"他母亲说："这个治疗在托儿所、家、教堂、祖母家，我们在哪里，治疗师就在那里进行。治疗师跟我一起去教堂，在车上，她训练他，然后跟他一起去上主日学。她依我们的生活作息而调整，周一到周五大部分在林肯的托儿所进行治疗，他知道我们在想办法使他的左边身体更好。"

　　到治疗的第19天时，林肯的左手可以握东西了。"现在，"他母亲说，"他可以用左手做任何事情了，只是左手还是比右手弱，他现在可以用左手打开拉链袋，可以握住棒球棒，他每天持续在进步，他的运动技巧进步得最多。从陶伯教他开始，一直进步到现在。就帮助他而言，我现在所做的跟其他父母没有差别了。"因为林肯变得比较独立，母亲又可以回去上班了。

　　林肯现在8岁，他不认为自己是残障，他可以跑，他可以打好几种球，包括排球，但是他最爱棒球，他的母亲在棒球手套里面缝了一块魔鬼粘，可以使手套黏在他手臂上的一个小手环上。

　　林肯的进步真是令人不敢相信，他参加一般的棒球队，而不是残障儿童的棒球队。"他打得这么好，"他母亲说："他被教练选做明星队球员，当他们告诉我这个消息时，我整整哭了两个小时。"林肯是惯用右手的，握球棒的方式与别人一样，偶尔他的左手会失去握球棒的力气，但是他的右手非常强，他可以用一只手挥棒。

　　"2002年，"她说，"他打少年棒球的5～6岁组，而且打了5

场明星赛，这5场中他赢了3场，他赢了打点冠军，我把这一切都录下来了，他真是棒极了。"

■ 大脑的重组跨越了区域

银泉猴子和神经可塑性的故事还没有完。猴子被带离陶伯的实验室已经好多年了，在这期间，神经科学家开始看到陶伯研究的重要性，他们对陶伯研究的新兴趣，导致可塑性实验中最重要的一个实验完成。

梅策尼希在他的实验中显示当一根手指头的感觉输入被切断时，大脑地图通常在皮质1～2毫米处改变。科学家认为这是因为神经元长了新的分叉出来。大脑神经元受伤后，会长出小的新芽或分叉，去和别的神经元相连。假如一个神经元死亡或失去输入信息，它旁边的神经元可以长1～2毫米来帮助联结，但是假如这是可塑性发生的机制，那么改变只限于受损神经元附近的几个神经元而已。所以大脑损伤附近区块会有可塑性改变出现，比较远的区域就不应该有。

梅策尼希在范德堡大学的同事卡斯跟一个研究生庞斯（Tim Pons）一起挑战这1～2毫米的上限，真的只有1～2毫米吗？还是梅策尼希观察的神经元不够，因为在一些重要的实验里，他只有切断一根神经？

庞斯在想如果所有的神经都切断了，大脑会怎么样？会不会影响的地方超越两毫米？会在不同的区块看到改变吗？

可以回答这个问题的是银泉的猴子，因为它们有 12 年不曾有任何信息进入大脑地图。很讽刺的是，因为善待动物协会的干扰，过去的时间越久，这批猴子对科学家就越重要，假如任何动物有大量的皮质重组可以被测量到，非这些猴子莫属。

但是他们搞不清楚现在谁拥有这批猴子，虽然它们应该在美国国家卫生研究院管辖之下，但他们却坚持他们并不拥有这些猴子，这些猴子是烫手山芋，没有人敢用它们做实验，因为害怕善待动物协会找麻烦。不过现在主要的科学团体，包括国家卫生研究院，已经受够了这些乱咬人的团体。1987 年，善待动物协会向最高法院提出监护权的要求，法院驳回不予审理。

当这些猴子逐渐变老，它们的健康开始走下坡路，其中一只猴子保罗瘦了很多。善待动物协会开始游说国家卫生研究院让它安乐死，他们去向法院提出申请。1989 年 12 月，另外一只猴子比利，也快死了。

神经科学学会（Society for Neuroscience）的主席莫蒂梅尔·米什金（Mortimer Mishkin），也是国家卫生研究院神经心理学实验室的主任，很多年前，他曾经看过陶伯的第一个切断输入神经的实验，也就是推翻谢灵顿反射反应理论的那个实验。在银泉猴子事件时，米什金站出来替陶伯讲话，是少数极力反对国家卫生研究院停止陶伯研究经费的人之一。米什金跟庞斯见面，同意他在猴子安乐死之前，做最后一个实验。这是一个很勇敢的决定，因为国会是同情善待动物协会的，科学家很知道善待动物协会会非常愤怒，所以没有用政府的经费，而用私人捐助的钱来做这个实验。

在这个实验里，比利被麻醉后，科学家把一个微电极植入大脑来分析它手臂在大脑地图的位置。因为科学家和外科医生承受着很大的压力，所以他们把本来要一天才能完成的实验在 4 个小时内做完了。他们移除猴子脑壳的一部分，植入 124 个电极到感觉皮质中有关手臂的区域，他们碰触已经被切断输入神经的手臂，如他们所料，手臂没有送出任何电脉冲到大脑去。然后，庞斯轻触猴子的脸，因为大脑地图中，脸跟手是紧邻的。

他很惊讶地看到，当他碰触猴子的脸时，猴子被切断感觉神经的那只手臂的大脑地图神经元开始发射了，即脸的地图已经占用手的地图了。就如梅策尼希在他自己的实验中所看到的一样，当大脑地图没有用时，大脑可以重新组织，使别的心智功能可以接管没有使用的空间。最让人惊讶的是重新组织范围之大，整整 14 毫米，手臂地图半英寸以上的地方已经被脸的感觉输入占据了，这是最大范围的神经重组纪录。

做完实验后，他们给比利安乐死，6 个月以后，这个实验在 3 只猴子身上重复，都得到同样的结果。

这个实验给陶伯带来很大的鼓舞，他是这篇论文的作者之一，这篇论文也给其他的神经可塑性支持者很大的鼓舞，大脑的神经元在受损后，不但在少数区域之内可以长出新的分叉，而且这个实验显示，大脑的重组甚至跨越区域，可以发生在更大的范围。

■ 生命之光

像很多的神经可塑性学者一样，陶伯也跟很多人一起做实验，他为不能来到诊所的病人设计了一个限制－诱导的计算机疗程，叫作自动化限制－诱导疗程（Automated CI Therapy, Auto CITE），目前已有很好的效果出现。美国现在全国都在使用限制－诱导疗法，陶伯的团队现在正在设计一部机器来帮助肌萎缩性脊髓侧索硬化症（amyotrophic lateral sclerosis）患者，物理学家斯蒂芬·霍金（Steven Hawkins）就是得的这种病。这机器可以将他们的思想通过脑波转换去指挥计算机的光标，选择字母拼出字来构成短句。他也参加了耳鸣（tinnitus）的治疗，这可能是听觉皮质地图改变所引起的。陶伯也想知道中风病人能不能通过限制－诱导疗法完全恢复正常。病人现在只接受两周的治疗，他想知道如果持续一年，效果会怎样。

或许陶伯最大的贡献是他对大脑受损的看法应用到了很多领域，帮助了很多人，甚至是非神经性的疾病，因为他看到了"习得的无用"，如因为痛而不再用他们的四肢或关节的关节炎病人，也能因此而得到改善。

在所有的疾病中，很少像中风那样使人闻虎色变，恐惧不已，因为大脑的组织死亡，人生也就失去尊严了。陶伯让他们知道，只要受损组织附近还有活的细胞，都还有希望恢复一些功能，因为细胞有可塑性，可以把功能接手过来。很具讽刺意味的是，整个银泉猴子事件中，唯一让动物忍受无意义的压力、紧张和挫折的时期，是善待动物协会介入的时期，它们神秘地消失，被送到 2 000 英里外的佛罗里达州又被送回来，经历完全不必要的旅途颠簸，显现在它们血液中的压力荷尔蒙上，使它们易怒、咬人。

陶伯的研究每一天都在帮助病人，大部分人是在他们生命的盛年受到病变打击，倒地不起。每一次他们练习使用自己麻痹的手和身体，或开口说话，他们不但自己复活了，也使陶伯坎坷的学术生涯重新发出生命之光。

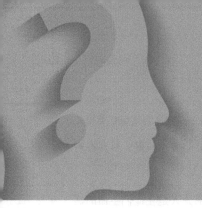

第 6 章

打开锁住的脑

利用大脑可塑性停止忧虑、偏执想法、强迫性行为和坏习惯

　　每个人都有烦恼，因为我们是智慧的动物，所以才会担忧。智慧的本质就是预测，它使我们能够做计划、定策略、有想象力、敢梦想、可以形成假设，同时也使我们担忧，预期坏的事情要发生。但是有些人比别人更会担忧，他们担忧的程度使他们自成一群。他们担忧的事不见得都是真的，事实上，想法"都在他们的脑中"，也因为都在他们的脑中，所以逃避不掉。这些人因为不停地受到自己大脑的折磨，而常常考虑自杀。一个年轻的大学生因为忍受不了自己强迫性的担心和行为，最后把枪放进嘴里，饮弹自尽。子弹穿过了他的额叶，使医生必须切除他的额叶，在当时，这种手术正好是治疗强迫症的方式。他活下来了，强迫性焦虑不见了，他回到学校把书读完了。

忧虑有很多种，焦虑也有很多种：恐惧症（phobia）、创伤后应激障碍（post-tramatic stress disorder, PTSD）、惊恐发作（panic attack）。在这些病人中最常见的是强迫症（obsessive-compulsive disorder, OCD）。他们通常很害怕不好的事情会发生，他们会受到伤害，有时不只是自己，还包括他们所爱的人。虽然他们在小时候可能就是一个相当焦虑的孩子，但是在人生某一个阶段，通常是青春期，他们的焦虑会突然提升到一个新的阶段而发病。一旦发病后，他们就觉得自己像一个受惊的孩子，觉得失去自我控制是件很羞耻的事，他们会隐藏这个毛病不让别人知道，有人甚至隐藏了很多年后才去求医。如果情况严重，有的人几个月都无法从这个噩梦中醒过来，更有人受苦几十年。药物可以减轻他们的焦虑，但是无法使它消失。

强迫症如果不治疗通常会变得更糟，逐渐改变病人大脑的结构。为了减轻强迫症状，就得专注在使他们担心的原因上（确定所有的门窗都关好了，小偷绝对进不来了），结果他越去想门窗有没有关好、有没有漏掉检查，他就越担心，强迫症使他越来越担心。

■ 强迫性想法

第一次发作时，通常会有一个情绪上的原因使病症出现。患者可能是想到母亲逝世的日子，听到竞争对手车祸死亡，感到身体疼痛或有个肿瘤，看到报纸上登某种食物内有化学物质，或在电影里看到一只手着火了。然后他开始担忧自己快要到母亲过世的年龄，虽然他平常不是个迷信的人，但是他感觉自己会在那一天死亡；或是觉得竞争对手的早夭也会降临到自己身上；或是他发现身体出现了不治之症的早期症状；或是他已经中毒了，因为他平日对吃什么不够小心。

我们都曾经有过这些想法，但是有强迫症的人无法放手让这些忧虑的想法走开，他们的大脑和心智带领着他们走过各种不同的可能场景，虽然他们想要抵抗这些想法，不去想它，却做不到。他们觉得这些威胁这么真实，一定要注意防范。最常见的强迫想法是害怕感染不治之症，如被细菌感染了，化学中毒了，被电磁波、放射线照到了，甚至担心被自己的基因背叛。有时强迫症病人的心思会被对称性缠绕，如看到图片不是完全对称，牙齿不是完全整齐，或是东西不是完全按次序排好，他们会花几个小时把东西排整齐。他们会对某个数字迷信，闹钟只能设定在偶数的时间上，音量的转钮只能停留在偶数上。有人有性和攻击的想法——害怕自己会伤害所爱之人，但是这些想法从何而来，他们并不知道。很常见的强迫性想法可能是："我刚刚开车时听到声音，可能是我撞到了人。"假如他们是虔诚的教徒，亵渎的念头可能会出现，使他们有罪恶感，外加忧虑。许多强迫症患者都有挥之不去的怀疑，一直在猜测：炉火关掉了吗？门锁了吗？自己有没有在无意中伤害到别人的感情？

有些担忧是很奇怪的，即使对担忧的人本身也是没有意义的，但是这并不会使他们的担忧减轻。一个好妈妈会一直想：我会伤害我的宝宝。另一个好太太会想：我会在睡觉时，起来用菜刀砍死我先生。一个丈夫有个偏执的想法——他的手指头上黏了刀片，所以不能拥抱孩子，不能跟太太做爱，或拍拍狗的头，因为他会伤害到他们。他的眼睛并没有看到刀片，但是他的心里坚持有，他会一直问他太太，他有没有伤害到她。

通常有强迫性想法的人很担心他们在过去所犯的错会伤害到未来，而且并不限于过去真正犯的错，很多时候是他们想象自己可能犯下的错误，担心万一有一天他们一疏忽，祸事就发生了，而作为一个人，不可能每天都很警觉，所以他们总是担心祸事要发生了。这种恐惧会引发偏执性的焦虑，无法关掉。这种有强迫性想法的人只要有一点点坏的可能性，就马上认为在劫难逃、死定了。

我有好几个病人对自己健康的担忧强烈到好像他们是死刑犯，每天都等着被枪毙。但是他们的痛苦还不仅于此，即便医生告诉他，他的身体好得很，他们也只会暂时地松一口气，马上又给自己下了更严重的诊断，说自己这么做一定是疯了，虽然这种想法只是强迫性想法的新伪装。

■ 强迫行为

一般来说，当偏执性的忧虑念头出现时，强迫症患者会想办法消灭这个念头，于是就出现强迫行为了。假如他们觉得自己被细菌污染了，就会不停地洗手、洗澡，假如这不能使焦虑停止，他们就开始洗衣服、洗地板、洗墙壁。假如一个女人害怕她会杀死自己的宝宝，她就会把菜刀用衣服包起来，放在盒子里，锁在地下室。加利福尼亚大学洛杉矶校区的精神科医生杰弗里 M. 施瓦茨（Jeffrey M.

Schwartz）描述有一个男子很害怕被车祸时电瓶漏出来的酸液污染，所以每天晚上他躺在床上听有没有警笛的声音，因为有的话表示附近有车祸。当他听到时就会起床，不论当时是几点钟，他穿上特别的跑鞋，开车出去晃，直到找到车祸的现场。在警察离开之后，他会用刷子洗刷柏油路面几个小时，然后蹑手蹑脚地回家，把穿过的鞋子丢掉。

患强迫症的人常发展出检查的偏执行为。假如他们怀疑自己没有关掉厨房的炉火，或没有锁上大门，他们会一直回去检查有没有关好、有没有锁好，千百遍以上，因为这个怀疑的念头一直去不掉，所以他们出了门通常要一直回去看，几个小时以后才能离开。

那些害怕他们会撞死人的强迫症患者开车时会一直绕回去看，以确定马路上没有躺着死人。假如他们害怕的是得某一种可怕的病，他们会一直检查、再检查他们的身体以确定没有症状出现，他们会去诊所几十次以确定医生没有看走眼。这些检查的行为后来会变成一种仪式，假如他们觉得自己被污染了，就一定要以某种固定的顺序来清洁自己：先戴上手套，开水龙头，以某个固定程序洗刷自己的身体。假如他们有不敬神的念头或性方面的想法，就要进行特定的祈祷形式，还有特定的祈祷次数。这些仪式可能跟他个人的迷信有关，假如他们躲开了噩运或灾难，他们会认为是因为他们以某种程序检查的关系，所以只有继续加强这种程序的检查才可以避开每一次的灾难。

这种强迫症患者因为一直都在怀疑自己有没有做好，所以他们

丝毫不敢犯错，一犯错就吓得要死，更加严厉地改正自己。有一个
女人，花了几百个小时才写了一封短信，因为她无法找到让她觉得
没错的词，许多博士候选人无法交出博士论文，不是因为他们是完
美主义者，而是因为他们担心所写出来的东西会错，他们无法找到
觉得完全没错的词。

　　当一个人想去抵抗这种偏执的念头时，紧张程度就高涨，假如
他去进行那些仪式，这种紧张的压力会暂时解除，但是又会使强迫
症的念头出现，迫使他再去做仪式性的行为来减轻强迫性念头的压
力，如此恶性循环下去，这可怜的人就永无安宁之日了。

■ 强迫症大脑不会自动换挡

　　强迫症以前很难治疗，药物和行为治疗只能改善一部分。施瓦
茨发展了一种有效的、以大脑可塑性为基础的治疗法，不但帮助那
些有强迫症的人，也对常常担忧的人有帮助，这些人明知这些忧虑
是不必要的，但是无法停止。这种治疗法也对常常以咬手指甲、抓
头发、拔头发、购物、赌博和吃东西来减轻压力的人有帮助，甚至
对某些无法控制的嫉妒、物质成瘾、强迫性的性行为、对别人看法、
自我形象、身材、自尊的过度在意都有帮助。

　　施瓦茨是在比较强迫症病人与正常人的大脑扫描图时，突然得
到灵感，发明了这种新的疗法。据我所知这是第一次像正电子断层
扫描（PET）这种技术不但帮助医生了解疾病，而且帮助医生发展出
心理治疗的方式。他在病人进行这种疗程之前和之后都做了大脑扫

描，发现治疗之后的大脑有跟正常人一样的趋势。这又是另外一个第一，证明谈话治疗也可以改变大脑。

一般来说，当我们犯错时，有三件事情会发生：第一，我们会有犯错的感觉，那种挥之不去的有事情不对劲的感觉；第二，我们变得焦虑，焦虑促使我们去改正错误；第三，当改正了错误之后，大脑会自动换挡，使我们可以去想或做下一件事，于是前面犯错的感觉和焦虑都会消失。

但是强迫症患者的大脑不会自动换挡，让他可以做下一件事，即使他已经改正了拼字的错误，洗过了手，或为忘记朋友生日道过歉了，他还是会不停地想。大脑的自动换挡功能没有作用，犯错的感觉和焦虑会因为一直想而被强化。

我们现在从大脑的扫描中知道，有三个部位跟强迫症有关。

我们发现错误是发生在眼眶额叶皮质（orbital frontal cortex），它在额叶下面、眼睛的后面。大脑扫描显示病人的强迫性行为越厉害，眼眶皮质活化的程度就越高。

一旦眼眶皮质发射"犯错感觉"后，它就送信息到位于皮质深处的扣带回（cingulate gyrus），扣带回的活化会使我们焦虑，觉得不好的事情要发生了，除非我们马上改正错误，把信息送到胃和心脏，使它们不要产生抽搐和狂跳这些跟不好的、害怕的事情连在一起的生理感觉。

负责自动换挡的尾状核（caudate nucleus），也位于大脑的深处，它使我们的想法能够从一件事流到另一件事，除非像强迫症的病人一样，它"卡"住了，变得非常黏。

强迫症病人的大脑扫描显现这三个区域都活化过度，眼眶皮质和扣带回活化起来后就一直保持活化，好像锁定在"开"的位置上了，这是为什么施瓦茨叫强迫症为"大脑锁住"（brain lock）。因为尾状核没有换挡，眼眶皮质和扣带回就继续发射信号，增强了犯错的感觉和焦虑，因为这个人已经改正了他的错误，所以这些都是假警报（false alarm）。功能失常的尾状核可能会过度活化，因为它被卡住了，不能换挡，但是又不停接到眼眶皮质送过来的信息。

引起大脑锁住的原因很多，很多时候有家族遗传的因素，是基因方面的问题，但是也可能由于尾状核受到感染而肿胀。我们下面会看到，学习也在强迫症的发展上扮演了重要角色。

■ 为强迫症大脑解锁

施瓦茨开始发展治疗的方法来解开强迫症大脑的锁，他要改变从眼眶皮质和扣带回的神经回路，使尾状核的功能正常。他在想，病人可以用不停地集中注意力，保持警觉的"人工"方式来替尾状核换挡吗？他要病人转移注意力到别的东西上，一个新的、他有兴趣、可以带来快乐感觉的活动上。这种做法符合可塑性的本质，因为快乐会引发多巴胺的释放，我们前面提到，新活动带来的报酬会固化这个回路而且长出新的神经联结，这个新联结慢慢就可以和旧联结根据用进废退的原则竞争。用这个方法，我们不是打破坏习惯，而是用好的行为去取代坏的。

施瓦茨把治疗过程分成很多的阶段，其中有两个关键。

第一，使强迫症病人在发作时把发生的事情重贴标签，使他了解他正在经历的恐惧并不是来自细菌的攻击，也不是艾滋病，更不是汽车电瓶里的酸液，而是强迫症的症状。他要记住大脑的锁是锁在三个部位上的。作为一个治疗师，我鼓励强迫症病人对自己讲下面的话："是的，我现在真的有大问题，但它不是细菌，而是我的强迫症。"这个标签使他抽离偏执的内容，跳出来看这件事，这种方式好像是佛教徒在打坐时看众生的苦一样，观察但不卷入。

第二，强迫症病人还要记住这个念头挥之不去是大脑回路出了问题。有些病人觉得这样做很有帮助，在发作的当下，跳出来，去看施瓦茨医生所写的书《脑锁》(Brain Lock)里面不正常的强迫症患者大脑扫描图，然后将它与经过治疗后正常人大脑扫描图相比较，提醒自己改变大脑回路是有可能的。

施瓦茨医生教他的病人将强迫症的一般形式（闯入意识的担忧思想和冲动）和偏执的内容（如危险的细菌）区分开来。病人越注意内容，他们的情况就越糟。

有很长一段时间，治疗师只注意病人发病的内容，最常见的治疗叫作"暴露与反应抑制法"(exposure and response prevention)，这是行为疗法的一种，有一半的强迫症病人会有进步，不过大部分的人不会完全好。假如一个人害怕细菌，治疗师就让他慢慢接触越来越多的细菌，想用这种方法降低敏感度。在实际操作上是让病人待在厕所里（我第一次听到这个疗法时，那个精神科医生是叫病人把肮脏的内衣盖在自己的脸上），你可以了解为什么有 30% 的病人拒绝这种治疗。让病人暴露在他所害怕的细菌底下并不会使尾状核换挡到下一个想法。它只会使人对细菌更加恐惧，至少有一阵子会。行为主义疗法的第二部分是抑制反应，禁止病人去做他强烈想要做的事。另外一种疗法是认知疗法，它的前提是问题的情绪和焦虑来自认知的失常，即有不正确或夸大的思想。认知疗法咨询师叫病人写下他所害怕的东西，然后叫他们写出这些害怕不合理的理由，但是这种方法也是使病人沉浸在强迫症的内容里。施瓦茨说："叫病人说我的手不脏其实是重复他已经知道的事情，认知的扭曲不是这种病症主要的问题。病人基本上都知道不去数今天宴会上有多少个瓶子并不会真的使他母亲今夜就死掉。问题是他的感觉跟他的理智是分家的。"心理分析师也是着重在害怕的内容上，他们认为问题出在性和攻击的念头上。他们发现一个偏执挥之不去的念头，如"我会伤害我的小孩"，可能是对小孩压抑的愤怒。对问题有这样的了解，在轻微的病例中，可能会使强迫性的行为消失，但是这对中度或严重的强迫症来说就没有效。虽然施瓦茨相信这些偏执的思想是来自性、攻击及罪恶感的冲突，如弗洛伊德所强调的，但是他看到了一点很重要，这些冲突可以解释强迫症的内容，却不能解释它的成因。

■ 用大脑皮质换挡

在病人承认他的忧虑其实是强迫症的症状后，下面关键性的第二步就是重新聚焦到一个正向、有意义、可以带来快乐的行为上，只要他一发现自己的强迫症又发作了，就要马上将注意力转移到新的目标上。这个新行为可以是种花除草，帮助别人，从事爱好的活动，演奏乐器、听音乐、外出散步或打篮球等。有别人加入的任何活动，都可以帮助病人重新聚焦。假如强迫症在病人开车时发作了，车上应该准备好有声书或音乐光盘，最主要是去做某一件事，用人为的方式换挡。

这对一般人来说看起来好像理所当然，听起来也很简单，对有强迫症的人就不见得了。施瓦茨跟他的病人说，虽然他们大脑的手排档很紧，很难操作，但是只要肯努力，他们可以用皮质来换挡。

当然，换挡是一种机械比喻，大脑并不是一部机器，它是一个活的、有可塑性的东西。每一次病人想要换挡，大脑就会去长新的回路来修理这个排档，这就改变了尾状核。用重新聚焦的方式，病人学习不再困在跳不出的偏执内容中，而是绕过它、避开它。我建议我的病人去想用进废退原则。每一次他们去想那个症状——认为细菌会造成威胁，他就强化了偏执的回路。但是绕过它时，慢慢就可以不理它。强迫症是你越做，就越想做；你越不做，就越不会想去做。

施瓦茨发现你的感觉不重要，实际怎么做才是一件很重要的事。他说，病人挣扎的不是让感觉走开，他们挣扎的是不要向感觉投降（去做你觉得非做不可的事，去思考你偏执的想法，这就是投降）。这种疗法不会马上得到效果，因为神经可塑性的改变需要时间。所以一开始，病人会觉得他要去做，也会感到抵抗不去做时的紧张和压力。治疗的目标是当强迫症症状出现时，立刻转台到新活动上 15 ～ 30 分钟。（假如你不能抵抗那么久，任何花在抵抗旧行为上的时间都是值得的，即使只有几分钟。抵抗的努力会铺下新神经联结的基础。）

我们可以看到施瓦茨治疗强迫症病人的方法和陶伯的限制 - 诱导疗法有异曲同工的地方，强迫病人去"转台"，重新聚焦在新的活动上，施瓦茨给病人的就好像陶伯的棉布手套。通过让病人专注在新的行为上 30 分钟，他给他们大量练习的机会。

在第 3 章中，我们学到可塑性的两个法则：第一是在一起发射的神经元会连在一起，在想做强迫性行为时，改用愉悦的行为去取代，病人会形成新的神经回路，它会逐渐取代旧的。第二条法则是不在一起发射的神经元不连在一起，不去做强迫性行为时，那个行为与念头之间的联结会变弱，因此可以减轻焦虑。这个联结的切断很重要，我们在前面看到，做强迫性的行为会暂时减轻焦虑，但是长远来讲，会使强迫症变得更糟。

施瓦茨的治疗法也在严重的强迫症病人身上得到好效果。他的病人用药物治疗与他的方法双管齐下时，有 80% 情况得到改善。使用的药物是一般抗郁剂如氟西汀（Prozac）[⊖]或安那芬尼（Anafranil）等。药物的作用像小孩子初学脚踏车时加装的辅助轮，它是为了减轻焦虑，使病人可以感受到治疗法的好处，不久之后许多病人便不再吃药，也有些人一开始便不需要药物的帮忙。

我自己看过这个大脑锁住疗法对害怕细菌、洗手症、不停回头去检查等类型的强迫症的效用，它使病人自己手动换挡越来越自动化，发病的时间变得比较短，比较不那么频繁。虽然病人在紧张的时候还是会复发，但是他们可以用新的方法，很快又控制住自己。

当施瓦茨的团队扫描这些病情有改善的病人大脑时，他们发现

⊖ 氟苯氧丙胺俗称百忧解。——译者注

过去大脑的三个部分锁住、一起过度发射的现象没有了。现在他们
正常地分开发射，大脑的锁被解开了。

◎ 埃玛的故事

我在一家餐馆与我的朋友埃玛、她的作家先生谢尔顿以及几个
其他作家吃晚餐。

埃玛40多岁，当她23岁时，一个基因突变使她得了色素性视
网膜炎（retinits pigmentosa），这个疾病使她的视网膜细胞死亡。5
年前她已经完全看不见，开始用导盲狗玛帝来带路。

埃玛的盲已经重新组织了她的大脑以及生活。在餐桌上，好几
个客人对文学很有兴趣，自从埃玛看不见以后，她读的书比我们还
多，科兹威尔（Kurzweil）教育系统的计算机程序会用计算机语音念
书给她听，碰到逗点就停顿一下，碰到句点就停较久一点，碰到问
号，声音就上扬，这种计算机语音的速度很快，我一个字也听不懂。
但是埃玛可以，她是经过学习逐渐变快的，她现在一分钟可以读到
340个字，还继续在读所有的经典名著。"我进入一个作者的网站，读
这个作者所有的作品，然后我再去读下一个作者的作品。"她已经读
完陀思妥耶夫斯基（Dostoyevsky，她的最爱）、果戈理（Gogol）、托尔
斯泰（Tolstoy）、屠格涅夫（Turgenev）、狄更斯（Dickens）、切斯特顿
（Chesterton）、巴尔扎克（Balzac）、雨果（Hugo）、左拉（Zola）、福楼
拜（Flaubert）、普鲁斯特（Proust）、司汤达，以及其他许多作家。最
近她一天之内读了三本特罗洛普（Trollope）的小说。她问我，她怎
么可能比她未盲时读得更快？我认为她的视觉皮质因为长久不用已

经被她的听觉处理占用了，所以她的听觉处理的速度可以变快。

那天晚上，埃玛问我关于她要一直检查不然不安心的症状。她告诉我她要出一趟门是很不容易的，因为她要一直回去看炉子有没有关好、门有没有锁好。在她还去办公上班时，出门上班走到一半，还会折回去看门有没有锁好，回去后又觉得应该去看一下炉子有没有关好，电器的插头有没有拔掉，水龙头有没有关紧，都好了以后，她再度离家，走到一半又折回去，从头再检查一次。她要重复这个动作很多次，而且要拼命抵抗回去检查的冲动。她告诉我，在她成长过程中，权威的父亲使她非常焦虑，当她离家独立时，她不再焦虑，但是现在这个焦虑好像被一直回去检查所取代，而且这现象有越来越严重的趋势。

我解释大脑锁住的理论给她听，我告诉她，通常我们检查再检查电器用品是没有集中注意力的，所以我建议她检查一次，而且只有一次，但是要非常注意，完全不漏掉任何一个细节。

第二次我看到她时，她很高兴。"我现在好多了，"她说，"我只检查一次，然后我就去做下一件事，我还是会感到那种想要检查的渴望，但是我抵抗它，然后它就过去了。当我练习得越多时，它过去得就越快。"

她假装瞪她先生一眼，因为他开玩笑地说，在宴会中，拖着精神科医生一直问自己的病情是不礼貌的事。

"谢尔顿，"她说，"我并没有发疯，只是我的大脑卡住了，没有翻到下一页而已。"

第 7 章

疼痛
可塑性的黑暗面

当我们希望我们的感觉完美时，神经可塑性是一个恩赐，但是当它为疼痛效劳时，可塑性是一个诅咒。

疼痛是神经可塑性专家 V. S. 拉玛钱德朗（V. S. Ramachandran）最感兴趣的一个课题。拉玛钱德朗生在印度的马德拉斯市（Madras），他是有印度教背景的神经学家，他是一位医生，也是一位心理学博士，他的学位来自英国剑桥的三一学院（Trinity College）。我们是在美国加利福尼亚州的圣迭戈（San Diego）会面的，他是加利福尼亚大学大脑与认知中心的主任。拉玛钱德朗有着黑而卷、像波浪般的头发，穿着黑色皮夹克，他的声音低沉有力，有英国口音，但是当他兴奋起来时，他的 r 音拖得很长，像鼓声隆隆。

当许多神经可塑性专家致力于帮助人们发展或找回读书、运动的技能或克服学习障碍时，拉玛钱德朗用可塑性去找出心智的内容。他让我们看到我们可以用相当短暂而无痛的疗程去改变我们的大脑，他指的是用想象力和知觉（perception）。

他的办公室里并没有高科技的仪器，只有 19 世纪简单的机器，一些吸引孩子接触科学的简单发明，如使两张图片放在一起变成三度空间影像的立体镜（stereoscope），过去治疗歇斯底里的电磁仪器，一些像游乐场的哈哈镜、早期的放大镜、化石，及一个年轻人的大脑标本，房间里还有弗洛伊德的半身像，一张达尔文的肖像，还有一些性感的印度艺术品。

这个房间只可能是一个人的办公室，现代神经学的福尔摩斯，拉玛钱德朗。他是一个侦探，一次解开一个神秘的案子，好像完全不知道现在科学讲究的是统计上大样本群的研究。他认为个案对科学也有贡献。他说："想象我把一只猪呈现给一位充满怀疑的科学家，坚持这只猪会说英文，我挥一下手，这只猪就说英文了，你认为这个科学家说，'但是这只有一只猪，拉玛钱德朗，再给我看一只会说英文的猪，我才会相信你。'这句话合理吗?"⊖

他一直认为神经学上奇怪的案例可以帮助我们了解正常的脑功

⊖　个案（individual case）和团体平均（group data）一直是神经心理学上的争辩，哪一种研究法才是有代表性的到现在还没有定论，加利福尼亚大学圣迭戈分校（University of California, San Diego）还是个案研究法的大本营，代表人物为贝兹（Liz Bates）博士及拉玛，团体平均的代表人为当时在约翰·霍普金斯大学的卡拉马撒（Alfonso Caramazza）博士。——译者注

能。"我很讨厌科学上的一窝蜂。"他告诉我。他不喜欢去参加科学会议，那种几千人的研讨会。"我告诉我的学生，当你们去参加科学会议时，看到别人去一个方向，你就朝相反的方向走，不必锦上添花。"

他告诉我，8岁开始，他就躲避运动、宴会，他发展一个又一个的兴趣：古生物学（paleo-tology，他收集罕见的化石）、贝类学（conchology）、昆虫学（entomology，他特别喜欢甲虫），以及植物学（botany，他培养兰花）。他的兴趣在办公室中到处可见，都是一些美丽的自然物体：化石、贝壳、昆虫和花卉。他告诉我，假如不是成为神经学家，他会是一个考古学家，研究美索不达米亚的苏美尔人（Sumer）或是印度河谷。

这些维多利亚时代的兴趣显现他对那个时代科学的兴趣，那是分类学的黄金时代，人们的足迹遍布全世界，用肉眼和达尔文的观察方式将大自然的万物分类，将它们纳入广泛的理论中，来解释生物界的各种主题。

拉玛钱德朗也是用同样的方式来研究神经学，他早期的研究是调查有幻觉的病人。他研究大脑受伤后认为自己是宗教上的先知，或是有卡普格拉综合征（Capgras syndrome）的病人，这些人认为他们的父母或配偶是冒名顶替者，不是真的父母或配偶。他研究视幻觉及眼睛的盲点。他没有用现代的技术就找出了这些病的原因，为正常的大脑功能带来了新的认知。

"我很瞧不起那些复杂昂贵的机器，"他说，"因为你要花很多的时间去学会用它，我对数据要经过太多处理才得到的结论都很怀疑，你有很多机会去操弄数据，不管是不是科学家，人都喜欢自我欺骗，人倾向于看到他所期待的数据。"

拉玛钱德朗拿出一个正方形大盒子，里头有一面镜子，看起来很像小孩子玩的魔术盒子，他用这个盒子与他对可塑性的洞察力，解开了几百年来幻肢的神秘面纱以及它所带来的长期痛苦。

■ 神秘的幻痛与幻肢

我们承受了许多不知名的疼痛，也不知它是从哪里来的，疼痛是没有退件地址的。英国海军大将尼尔逊爵士（Lord Nelson）在1797 年的战役中失去了他的右臂，一只可以感觉到却看不到的手臂，尼尔逊最后说他这只手的存在是"灵魂存在的直接证据"，假如一只手可以在切除后，仍然存在，那么一个人在形体消失后，也仍然可以存在。

95% 的人在切除四肢后会有四肢部位长期性的痛觉，这种"幻痛"（phantom pain）甚至一生都去不掉，你如何去除一个不存在的器官上的疼痛？

幻痛折磨着被切除四肢的士兵以及在意外中失去肢体的人，它是几千年来困扰医生的"神秘不可思议的痛"，因为它不是来自身体，即使在一般例行的手术之后，有些人会有同样神秘的手术后疼痛，也可以痛上一生。疼痛的文献包括：妇女在切除子宫后，仍然有经痛和产痛，有男性在胃溃疡的胃和神经都切除后，仍然感到胃溃疡时的疼痛，也有人在直肠切除后，还感到肛门和直肠的痛，还有人在膀胱切除后，仍然会感到慢性的疼痛和尿急。如果我们记住它们都是幻痛，是内在器官被切除的结果，这些事情就可以理解了。

正常的痛、急性的疼痛，警告我们受伤了或生病了，它送信息到大脑说"就是这里受伤了，赶快去处理它"。但是有的时候，伤害可以同时损坏我们的身体组织和我们疼痛系统中的神经。结果就是神经痛（neuropathic pain），没有外在的原因。我们的疼痛地图受到损坏，它就一直发射疼痛信息，其实是假警报，它使我们相信这问题出自我们的身体，实际上来自大脑。在身体已经复原很久后，疼痛系统还在发射疼痛信息，这种痛就"永垂不朽"，死后仍有生命了。

幻肢最早是美国医生塞拉斯·威尔·米切尔（Silas Weir Mitchell）在照顾盖茨堡（Gettysburg）伤兵时发现的，他对这种幻觉深感兴趣。美国内战时，还没有抗生素，救受伤士兵唯一的方式就是把受伤的肢体切除，以免坏疽蔓延开来。很快地，被截肢的士兵报告他们的肢体回来折磨他们，米切尔最初叫这种经验为感官的鬼魂，后来把它们叫作"幻肢"。

这些幻肢通常具有真实性，手被截肢的人在说话时，常觉得切除的手臂在打手势，在跟朋友挥手说哈啰，或在电话响时，伸手去接电话。

少数医生认为幻肢是来自病人心中期待的念头——否认失去肢体的痛苦。不过大部分人是假设被切除肢体的神经终端因为运动受到刺激，有些医生治疗这个幻痛的方式就是把肢体和神经再多切断一点，结果一次一次地切，疼痛一次又一次地在手术后又回来。

■ 抓抓脸颊，幻肢就不痒了

拉玛钱德朗在医学院念书时，就对这个幻痛现象感兴趣。1991年，他读到庞斯和陶伯合写的关于银泉猴最后一个实验的报告。他记得在猴子被安乐死之前，庞斯找出它们被切断手部感觉神经的大脑地图，发现原来手部的大脑地图并未因神经切断没有信息进来而萎缩，相反地，它们正在活跃地处理脸部送来的信息。根据潘菲尔的理论，这个现象是很正常的，因为脸与手的地图是紧邻的。

拉玛钱德朗立刻想到可塑性可以解释幻肢的现象，因为陶伯的猴子和病人的大脑地图被剥夺了从四肢送来的信息，有没有可能这些被截肢的人，他们的脸部地图已经侵入了手部地图？所以当被截肢的人脸被触摸时，他们感觉被触摸的是他们的手？拉玛钱德朗怀疑，当陶伯的猴子被触摸脸时，它们的感觉是脸呢？还是已经被切断神经的手？

苏伦生（化名）在一场车祸中失去了他的手，当时他才 17 岁。当他被抛到空中时，他往下看，看到他的手仍然紧握着椅垫，已经跟身体分离了，后来它必须从手肘以下切除。

大约 4 周之后，他开始感觉到幻肢，那只已经切除的手在做许多它原来在做的事。当他跌倒时，那只幻肢反射反应要伸出来去支撑住他的身体，使他不会摔得那么重，或在看到弟弟时，伸出手去拍拍他的肩膀。他的幻肢还有其他的症状，包括一个令他抓狂的现象，他的幻肢会痒，而他抓不到痒处。

拉玛钱德朗从同事那儿听到苏伦生被截肢的事，他请苏伦生来找他以验证他的幻肢理论：幻肢是来自大脑地图的重组。他用手帕把苏伦生的眼睛蒙住，然后用棉花棒轻触苏伦生的身体各个部位，问苏伦生感觉到什么。当他轻触苏伦生的脸颊时，苏伦生报告说他感到脸和幻肢上有东西，当拉玛钱德朗轻触苏伦生的上唇时，他感到上唇及幻肢的食指有东西抚过。拉玛钱德朗发现轻触苏伦生脸上其他部分时，他感到幻肢的其他部分也有东西轻抚过。拉玛钱德朗滴了一滴温水到苏伦生的脸颊上，他感到有东西流下他的脸颊，但是同时也感到有东西流下他的幻肢手臂。最后苏伦生发现他终于有办法去抓幻肢的痒了，他只要抓他的面颊即可。

在拉玛钱德朗成功地应用棉花棒证实了他的理论之后，他用最新进的脑磁波仪（magneto-encephalography, MEG）来确定苏伦生手臂和手的大脑地图，脑造影的结果证实了苏伦生手部的大脑地图已经用来处理脸部的感觉了，他的脸跟手的地图已经混合在一起了。

拉玛钱德朗在苏伦生身上的发现一开始在临床神经学家之间引起了很大的争议，因为他们不相信大脑地图是有可塑性的，不过现在大多数人都接受了这样的看法。跟陶伯合作的德国团队所做的大脑扫描实验，也证实了大脑可塑性改变的程度与截肢者体验到的幻肢痛之间的相关。

拉玛钱德朗强烈地怀疑地图受到入侵是因为大脑神经长出新的联结，他认为当身体的某个部分没有了，它在大脑中所留下的地图渴望着信息的再输入，于是分泌神经生长因子邀请邻近地图的神经元送一些神经新芽到它们这边来。

一般来说，这些新芽是联结到相似的神经元上，触觉的神经新芽会连到其他的触觉神经上，但是我们的皮肤传递的信息不只是触觉，它有个别的感受体侦察温度、震动及痛觉。每一个感受体都有它自己的神经纤维通到大脑。在大脑中，它们有自己的大脑地图，有些地图彼此很接近，有的时候，因为触觉、温度觉、痛觉的地图这么靠近，在受伤后会有交叉接错线的情形，所以拉玛钱德朗在想，会不会因为接错了线，在触摸这个人时，他感觉到痛或温度？有没有可能轻触一个人的脸而让他感到截肢的手臂会痛？

幻肢这么不可预测又引起这么大麻烦的一个原因是大脑地图是动态的，在一直不停地改变，甚至在正常的情况下，前面我们在梅策尼希的实验上看到的脸部大脑地图也会移动一些。幻肢的地图会移动是因为它们的输入是突然被切断的，有剧烈的改变。拉玛钱德朗和陶伯以及他们的同事在重复扫描大脑地图时，都发现幻肢的地图形状也在不停地改变。他认为人会感到幻肢的痛是因为当截肢时，肢体原来的地图不但缩小，还因此分崩离析，无法正常运作了。

◎ 错位的性兴奋

并非所有的幻肢都会痛。在拉玛钱德朗发表他的发现后，截肢者纷纷来找他，好几个脚截肢者很不好意思地告诉他，当他们性交时，常常在截去的腿和脚上感到高潮。有一个人说因为他的脚和腿比他的生殖器大了许多，所以他的高潮也比过去大了许多。过去这些病人的报告都被嗤之以鼻，被认为是想象力太丰富，拉玛钱德朗却认为这些报告有神经学上的道理。潘菲尔的大脑地图显示性器官的位置是在脚的旁边，因为脚不再接受信息输入了，性器官的地图就扩张到脚的地图，所以当性器官经验到愉快感时，幻肢也经验到了。拉玛钱德朗开始想，有些看到别人的脚会引起性兴奋的恋足狂是不是因为脚和性器官的地图紧邻的关系。

其他性兴奋的谜也可以解开了。有一个意大利医生阿格里欧提（Salvatore Aglioti）报告：有些女性的耳朵、锁骨和胸骨受刺激时会感到性兴奋，这三者的大脑地图都跟乳头的大脑地图紧邻；有些因阴茎癌而把阴茎切除的男士不但体验到幻阴茎，而且阴茎还会勃起。

■ 真实与错觉的界限

在拉玛钱德朗检查过很多的截肢者后，他发现一半的病人有不愉快的幻肢感觉，有人觉得幻肢僵在某一个动作上，或是套在水泥、石膏中不能动弹，其他人觉得好像抱着一条不能动的手臂。这些影像冰冻在时间中，一颗手榴弹在手中爆炸的士兵，永远一直不停地在重复手榴弹爆炸时的痛苦。拉玛钱德朗有一位女病人的大拇指因为冻疮必须切除，结果她的幻肢同时把冻疮的痛感也锁住了，永远感受到痛。有人一直感受到不存在的坏疽、向内长的脚指甲、水泡、在肢体切除前的疼痛记忆，尤其是在切除时的疼痛记忆。这些病人体验的不是只有疼痛记忆，而是实实在在当时的疼痛（有时会痛到流冷汗），有的人可能几十年都不会痛，但是有一天或许一根针刺到了激发点，在几个月或几年之后会重新激发那种痛苦。

当拉玛钱德朗仔细研读那些幻肢疼痛又麻痹的人的历史后，他发现他们的手臂都是在上夹板或吊带好几个月之后才切除的，他们

的大脑好像记录的是手臂在截肢前的位置。他怀疑是这只不存在的
手臂让这种瘫痪麻痹的感觉一直存在。一般来说，当大脑的运动中
枢送出指令去移动手臂时，大脑会接到各种回馈感觉，让大脑知道
这个指令已经被执行了，但是手臂被固定的人，大脑无法接到手臂
已经移动的回报，因为没有手，所以没有神经可以送出回馈，因此
大脑就觉得这只手臂被僵住了，不能动。因为这只手臂曾经上石膏
夹板好几个月，所以大脑地图就发展出手臂不能动的表征。当手臂
切除后，并没有新的输入来改变原先的大脑地图，所以这只手的心
智表征一直停留在冻结不能动的时期，这种情况跟陶伯在中风病人
身上发现的习得性麻痹很相似。

拉玛钱德朗认为，被截掉的肢体无法传送回馈信息不但引起麻
痹的幻肢，同时引起幻痛。大脑的运动中枢可能送指令到手的肌肉
要它收缩，但是没有接到回馈报告说已经执行了，所以指令就升级，
就好像是说：握紧你的拳头，握得还不够，手指还没有碰到手掌，
尽你所能握紧你的拳头。这些病人觉得他们的手指甲都已经插入手
掌了，假如手臂还在的话，这样紧握拳头就会痛了，这个想象的紧
握引起了痛，因为最大程度的收缩跟痛在记忆中是连在一起的。

拉玛钱德朗于是问了一个最大胆的问题：幻肢的痛和麻痹是否
可以"去学习"？这是精神科医生、心理学家和心理分析师会问的
问题：一个人如何去改变有心理真实性、但是没有物质真实性的情
况？拉玛钱德朗的研究开始模糊神经学和精神医学的疆界，也模糊
了真实与错觉的界线。

■ 幻肢被"切除"了

拉玛钱德朗又想到了一个以毒攻毒的方式，用错觉来打击错觉，假如他可以送一个假的信号到大脑，让病人以为他在动那只不存在的手，有可能吗？

这个念头使他发明了一个装有镜子的盒子去骗病人的大脑，当病人把好的手伸进盒子时，那面镜子会使病人以为是他已被截肢的手又复活了。

这镜盒跟大的蛋糕盒一样大，没有盖子，它分左、右两个隔间，盒子前面有两个洞，如果病人的左手被截肢了，就把好的右手从右边的洞伸到右边隔间中。然后，他要去想象已被截肢的左手也伸进左边的洞里，进入左边隔间。

区分两个隔间的是一面直立的镜子，面对好的右手。因为这个盒子没有盖子，所以病人可以看见他右手的镜像，在镜子中，好像是他尚未切除的左手，当病人移动他的右手时，通过镜子，好像他的左手也在动。拉玛钱德朗希望病人的大脑会以为已被截肢的左手在动。

为了找受试者来验证他的镜盒理论，拉玛钱德朗在当地的报纸上登广告，诚征截肢者，马丁内斯（Philip Martinez）来应征了。

大约 10 年前，马丁内斯骑摩托车，以每小时 55 英里的速度前进时，出了车祸，他飞了出去。从左手、左臂到脊椎的神经都在飞出去时扯断了，他的手臂仍然连在身体上，但神经断了，没有信息从他的左臂送进大脑。他的手臂比没有用还糟糕，变成了一个没有用的负担，他必须用绷带吊着，他最后决定切除左臂。但是在切除后，他感到手肘处有非常严重的幻肢痛。这只幻肢也是麻痹的，他觉得只要能移动这只手，他就能减轻痛苦，这种幻痛使他沮丧，甚至想要自杀。

当马丁内斯把他好的手臂放进镜盒时，他不但看见他的幻肢在动，他同时也感觉到它在动，他高兴得不得了，说他觉得这只手臂又被接上了插头，可以用了。

但是假如他一停止看盒子中的镜像或闭上眼睛，他的幻肢又僵住了。拉玛钱德朗把这个盒子交给马丁内斯叫他带回去练习，希望他可以刺激大脑地图的改变，重新组织大脑地图来"去学习"他的麻痹感觉。马丁内斯每天用这个盒子练习 10 分钟，但是仍然是只有看着盒中的镜影时才有效，眼睛一闭上又回到原样。

4 个星期后，拉玛钱德朗接到马丁内斯的电话，他非常地兴奋。不但他的幻肢永远地解除冻结了，它还消失了，即使他不再用盒子，幻肢也没有再回来。跟着消失的是他的幻肘及幻肘的痛，唯一剩下的是他的幻指，挂在肩膀之下。

拉玛钱德朗这位神经学上的错觉专家，变成了第一位执行不可能的手术的医生——成功地切除了一只幻肢。

■ 身体是大脑建构的幻象

拉玛钱德朗把这个镜盒用在许多病人身上，大约有一半病人的幻痛消失了，原来僵住在某个位置上的手可以动了，又开始觉得自己对手有控制了。其他科学家也发现镜盒可以使他们的病人情况改善。功能性核磁共振的大脑扫描显示这些病人幻肢的运动地图随着情况改善而增加，伴随截肢而产生的地图萎缩状况也逆转了，感觉和运动地图正常化了。

镜盒用改变病人对他自己身体的知觉来去除痛感。这是一个非常了不起的发现，因为它让我们知道我们的心智是怎样在运作，也让我们知道我们是怎样体验到痛觉。

痛和身体影像是紧密相关的，我们的痛都跟身体相关，你说："我的背痛简直要了我的命。"你不会说："我的痛觉系统简直要了我的命。"但是幻肢让我们知道，我们并不需要身体部件甚至痛觉感受体来让我们感受到痛，我们只需要大脑地图所制造出来的身体影像就够了。真正有手的人并不会了解到这一点，因为我们四肢的身体影像丝毫不差地投射到我们的四肢，使我们没有办法去区分身体影像跟身体。拉玛钱德朗说："你的身体是一个幻象，是大脑为了方便起见建构出来的东西。"

身体影像的扭曲其实常常可以见到，神经性厌食症（anorexics）患者觉得自己的身体很胖，但其实他们已在饿死的边缘了。这让我们看到身体影像跟身体其实是不同的，有一种人对他自己的身体有扭曲感，叫作身体变形症（body dysmorphic disorder），身体明明是在正常情况的范围之内，他们却觉得自己身体有毛病，认为自己的耳朵、鼻子、嘴唇、胸部、阴茎、阴道或臀部太大或太小，或就是"不对"，他们为此而抬不起头来，觉得非常羞愧。性感女神玛丽莲·梦露（Marilyn Monroe）就曾认为她的身体有许多不完美之处，这种人常会求助整形手术，但是即使动了手术仍然觉得自己有缺陷。他们需要的其实是"神经整形手术"（neuroplastic surgery）来改变自己的身体影像。

拉玛钱德朗成功地重新组织过大脑幻肢的地图，让他看到这个方法或许可以帮助扭曲身体影像的人重组他们的大脑，为了要了解他所说的身体影像是什么意思，我问他可否解释心智建构的身体影像与实际物质建构的身体有什么差别。

他叫我坐在桌子前面，把一个整人玩具店所卖的那种假橡皮手放在桌上。它的手指头与桌子边缘平行，大约离桌边 1 英寸。他叫我把我的手也放在桌子上，与这假手平行，大约离桌边 8 英寸，我的手与假手完全平行，指着同一个方向。然后他放了一块硬纸板在我的手与假手中间，使我只能看见假的手。

然后，他当着我的面，去搔那假手，与此同时，他用另一只手搔我的手背，但是隔着硬纸板，我看不见。当他搔假手的大拇指时，他也搔我的大拇指，当他轻敲假手的小指三次时，他同时也轻敲我的小指三次，当他摸假手的中指时，他也摸我的中指。

只一下子，我自己的手被触摸的感觉便消失了，我开始觉得我的触摸感觉来自那个假手，那个橡胶手已经变成我的身体影像了，这个错觉跟我们以为腹语者的木偶真的会说话，或以为卡通人物或电影明星真的在说话一样，因为嘴唇的动作与声音是同步的。

然后拉玛钱德朗变了一个更简单的把戏。他叫我把我的右手放在桌子底下，所以我看不见我的右手，然后他一只手轻敲桌子，另一只手在桌子底下敲我的手，当然我看不见他的动作，但是两者节奏相同，而且桌面上的手及桌面下的手移动的距离、方位都相同，几分钟以后，我就不再感觉到他在轻触我桌下的手，很神奇地，反而觉得我手的身体影像已经跟桌子合在一起了，我感到轻触的感觉是来自桌面，他创造了一个错觉，现在我的身体影像感觉已经扩张到家具上了。

拉玛钱德朗在做这个桌子实验时，曾经测量受试者的肤电反应（galvanic skin response）来看他们紧张的程度。在轻触桌面和桌下的手多次直到受试者的身体影像扩张到包括桌子后，他就拿出一把铁槌，用力向桌面打下，这时受试者的压力反应直上云霄，好像拉玛钱德朗打的是受试者的手一样。

■ 疼痛也是大脑的建构

拉玛钱德朗认为痛就好像身体影像，是大脑创造出来，然后投射到身体上，这个看法跟一般看法相矛盾。传统神经学认为当我们受伤时，我们的痛觉感受体送出单向的信号到大脑的疼痛中心，疼痛的程度跟我们受伤的严重性成正比，我们假设疼痛一向是送出正确的受伤报告。这个传统的看法可以追溯到笛卡儿，他把大脑看成被动的痛觉接受者，但是这看法在1965年被推翻了，一位加拿大研究幻肢和痛的神经科学家罗纳德•梅尔扎克（Ronald Melzack）和一位专门研究痛和可塑性的英国神经科学家沃尔（Patrick Wall）合写了一篇疼痛史上最重要的论文。他们认为疼痛系统布满大脑和脊髓，而且大脑绝对不是被动接受痛的信息，它是主控者。

他们的"疼痛闸门控制理论"（gate control theory of pain）认为从受伤处到大脑之间有一连串的控制器，即"闸门"。当疼痛信息从受伤的组织经由神经系统往上送时，从脊髓开始它们经过许多道闸门，才能上达大脑，但是这些信息只有在大脑给予许可证时，才能通行无碍。大脑必须先确定它们够不够分量，重不重要，才决定放行。假如拿到许可证，这道闸门就会开启，让某些神经元活化，传送疼痛信息，加强痛的感觉。大脑也可以关掉闸门，用释放脑内啡的方式，阻止疼痛信息往上传。脑内啡是大脑自己制造的止痛剂，它的成分和吗啡一样。

这个疼痛闸门理论解释了我们所经验到的各种疼痛。例如，在第二次世界大战时，在意大利的 70% 的美军在严重受伤后都说他们不痛，不要止痛药。在战场上受伤的军士常常不感觉痛，继续打仗，好像他们的大脑关上了闸门，使注意力集中在如何逃避受伤，只有当他到达安全地方后，疼痛信息才被允许送达大脑。

医生很早就知道一个期待止痛药能够减轻他痛苦的病人，往往在服下不含任何药物的安慰剂后，也能达到减痛的效果。功能性核磁共振的大脑扫描显示在安慰剂发挥效应时，大脑关掉了它自己的疼痛反应区域。当一个母亲安抚她受伤的孩子时，她会轻抚她的孩子，柔声地对他说话，她在帮助他的大脑减轻痛的程度。我们对疼痛的感觉有很大一部分由我们的大脑和心智决定，如我们当时的心情、我们过去对疼痛的经验、我们的心理，以及我们自己觉得受伤有多严重。

　　沃尔和梅尔扎克显示我们疼痛系统的神经元比我们想象的更有弹性。脊髓的重要疼痛地图在受伤后可以改变，长期受伤会使疼痛系统的细胞比较容易发射，这种可塑性的改变就使这个人对痛特别敏感。地图也可以扩大它的感觉区，处理更多身体表面的信息，增加疼痛的敏感度。地图改变时，疼痛信息会扩散到邻近的疼痛地图上去，而可能产生牵连痛（referred pain），使得身体某个地方受伤，却在另一个地方感受到痛。有的时候，单一疼痛信息在大脑中反射回响，使这个疼痛在原始刺激已经停止后仍然持续存在。

　　这个控制闸门理论引出新的止痛疗法，沃尔跟其他人共同发明了"跨皮肤电神经刺激法"（transcutaneous electrical nerve stimulation, TENS），它是用电流刺激抑制痛的神经元，帮助疼痛闸门的关闭。这个控制闸门理论也使西方科学家比较能接受针灸，这是用刺激身体的穴道来减轻痛感，通常这些针灸穴都离感到痛的地方很远。看起来，针灸可以活化抑制痛的神经元，关上闸门，阻止痛的知觉。

　　梅尔扎克和沃尔还有一个革命性的卓见：疼痛系统还包括运动的成分。当我们切到手指时，我们会马上压住伤口，这是一个运动的动作；当脚踝受伤了，我们会摆一个安全的姿势，本能地保护受伤的脚踝，大脑下达命令，直到脚踝复原之前，不准动任何肌肉。

　　拉玛钱德朗扩展了这个疼痛闸门理论，发展出他下一个想法：疼痛是可塑性大脑控制下一个复杂的系统，疼痛是有机体对目前健康情况的意见，而不仅是对受伤的反射反应。大脑在收集了从各处送来的证据后，才决定要不要引发痛觉。他又说："疼痛是一种错觉。"我们的心智是一个虚拟现实的机器,它间接地体验这个世界,在我们大脑中建构一个模式来处理外界的信息。所以疼痛就像我们的身体影像一样,是我们大脑的建构,因为拉玛钱德朗用镜盒去改变身体影像,清除幻肢和它的幻痛,他是否也可以用镜盒来使真正四肢的长期疼痛消失?

■ 解除"习得的疼痛"

拉玛钱德朗认为他也许可以对反射性交感神经萎缩(reflex sympathetic dystrophy)患者的"第一型长期疼痛"有所帮助。这是一个小伤(如指尖被昆虫咬伤或淤青)却使得整只手臂痛到不能动的情况,甚至可能在原始的伤口都好了以后还在痛,常常会变成长期性的疼痛,只要轻触皮肤就马上引发灼热的不舒服感和挥之不去的令人讨厌的疼痛。拉玛钱德朗认为这是大脑重组它自己的可塑性引发了病态的保护机制。

当我们保护自己时,我们会防止肌肉运动,以免刺激到伤口。假如我们必须有意识地提醒自己不要动,那就会累垮,而且一不小心就会活动而伤害自己,让自己疼痛。拉玛钱德朗觉得,假设大脑在活动受伤部位之前先引发痛,就是在运动中心发出指令到这个指令被执行之间引发痛,这个动作就不会产生了,还有比发出运动的指令就引发痛更好的防止运动的方式吗?拉玛钱德朗认为这些长期疼痛病人的运动指令跟疼痛系统组合在一起了,所以虽然肢体已经愈合了,但大脑送出运动的指令时,它还是引发了疼痛。

　　拉玛钱德朗把这叫作"习得的疼痛"，他想或许镜盒可以帮忙解除痛苦。这些病人试过了所有传统的疗法：干扰痛处神经的联结、物理治疗、止痛药、针灸、骨疗法⊖（osteopathy），但都没有效果。沃尔的团队曾经做过一个实验，请病人把两只手都放进镜盒中，让病人只能看见他好的手臂及这只手臂的镜像，然后请病人随意动他的手臂（假如可以的话，也请病人动他痛的手臂10分钟），一天好几次，持续好几个星期。镜像中的运动是没有大脑运动指令就产生的，它就骗过了大脑，让大脑以为坏的手臂可以自由移动而不会痛，这个练习使大脑觉得不需要再警戒保护了，因此大脑中断了手臂的运动指令与疼痛系统的联结。

　　这个实验发现镜盒对疼痛仅仅持续了两个月的病人效果最好，第一天疼痛明显减轻，而且这个效果在不使用镜盒之后仍然存在，一个月之后，他们就不再痛了。已经痛了5个月到一年的病人，效果就没有那么好，但是他们的手臂不再僵硬，可以回去工作了。对那些已经痛了两年以上的病人就没有任何改进。

　　为什么呢？一个理由是长期疼痛的病人这么久不曾动过他的手臂，大脑中的运动地图已经退化了，这也再一次证明大脑是用进废退的。剩下的少数联结是当手臂最后运动时用到的那些，很不幸的，那些联结正是连到疼痛系统中的，就像一直戴着夹板或石膏的病人最后决定截肢时，会发展出瘫痪的幻肢，因为那正是他的手在尚未截肢前的最后一个印象。

　　澳大利亚有位科学家莫斯利（G. L Moseley）觉得他或许可以帮

⊖　骨按摩，宣称可以治疗全身疾病的学说。——译者注

助那些镜盒不能帮助的病人。莫斯利要用心智练习的方式重新建构一个坏的手臂的运动地图，他想或许这可以激发可塑性的改变。他请这些病人想象他在动那只会痛的手，不要真的去做，只在心中想象，以活化大脑运动的回路。他也给这些病人看手的图片请他们判断这些手是左手还是右手，直到他们可以迅速正确地判断出左、右手为止，实验上已知这项作业可以活化运动皮质。实验者给病人看各种姿态的手，请他们想象这个姿势 15 分钟，一天三次，然后再做镜盒练习。12 周之后，有些人的痛减少了，有一半的人，疼痛消失了。

请想想看，这个实验有多了不起，仅仅用想象和视觉错觉来重新建构大脑地图，没有打针、吃药，没有电流刺激，就将极其痛苦、难以忍受的长期疼痛减轻或治愈了。

疼痛地图的发现也为外科手术及止痛药带来了新的方向。假如在全身麻醉之前，先局部麻醉，阻挡局部神经疼痛的感觉，手术后，幻肢的痛就可以减轻。在手术前先使用止痛药，而不是在手术后使用，可以防止大脑可塑性改变疼痛地图，"锁住"疼痛。

拉玛钱德朗和阿特休勒（Eric Altschuler）用实验证明镜盒在其他非幻肢的问题上也有效，例如中风病人瘫痪的腿。镜盒治疗法与陶伯治疗法的差异在于它是骗了病人的大脑，让大脑以为坏掉的手可以动，所以脑就开始刺激那只手的运动程序。另一个实验显示镜盒治疗法对严重中风、身体一边完全不能用的瘫痪病人也有帮助，它帮助这些病人做好准备以接受陶伯的疗法。这些病人可以恢复一部分手的机能，这是第一次，两个新发明的以大脑可塑性为基础的疗法（镜盒治疗法与限制－诱导治疗法）一起连续使用。

■ 心的力量

　　在拉玛钱德朗生长的印度，许多西方人觉得不可思议的事，在那里是稀松平常的。他知道瑜伽大师可以经由打坐减轻痛苦，赤足在烧红的煤炭上走或睡钉床，他看到宗教狂热者在发作时把针刺入自己的面颊。在印度，生物可以改变形状是大家都接受的事，心的力量可以影响身体是大家认为理所当然的事，而错觉是女神玛雅（Maya）最基本的神力。他把印度街头的奇景带进了西方的神经学，他的研究启发了心灵与生理两者混合的问题。把体内疼痛的闸门关上是打坐中出神入化的境界吗？当打坐的人冥想到忘我时，他是不是就感觉不到痛？这是因为疼痛闸门关上了吗？为什么我们认为幻痛比真正的疼痛还厉害？拉玛钱德朗提醒我们，不管科技怎么进步，还是可以用很简单的方法创造出很伟大的科学。

第 8 章

想象力

思想如何造就想象力

　　我现在在波士顿哈佛大学医学院的贝丝以色列女执事医学中心（Beth Israel Deaconess Medical Center）的电磁大脑刺激实验室，帕斯科－里昂（Alvaro Pascual-Leone）是这个中心的主任，他的实验显示我们可以用想象改变大脑的生理结构。他把一个像木桨形状的仪器放在我大脑的左边，这个仪器会放出电磁的刺激，叫作经颅磁刺激（transcranial magnetic stimulation, TMS），可以改变我们的行为。在这仪器中，有一组铜线圈，当电流通过时，会产生磁场的改变，进入脑壳下神经元的轴突，从那里进入手部的运动地图。磁场的改变会引发电流的产生，帕斯科－里昂是第一个让世人看到经颅磁刺激可以使神经元发射的研究者。每一次开启磁场，我右手的无名指就会动一下，因为他刺激了我大脑手指的地图区里大约 0.5 立方公分的区域，那里有百万以上的神经元，它们的活化使我的右手无名指动了一下。

经颅磁刺激是非常聪明的进入大脑的桥梁，它的电磁场可以无痛、无害地进入我们的身体，只在电磁场范围内激发神经元的活化，启动电流。潘菲尔必须打开脑壳，把电极插入神经元才能刺激运动皮质或感觉皮质。当帕斯科－里昂打开那个仪器的开关，使我的手指头动时，我所体验的正是当年潘菲尔对他的病人所做的事，但是我的脑壳不需经由外科手术打开，我的大脑皮质也不需插入电极，就得到潘菲尔当年的结果。

以他的成就来说，帕斯科－里昂实在太年轻了，他是 1961 年出生于西班牙的瓦伦西亚（Valencia），在西班牙和美国都有实验室。他的父母都是医生，把他送去西班牙的德国学校就读，在那里，像许多神经可塑性专家一样，他研读经典的希腊和德国哲学家的思想，然后才进入医学界。他在佛莱堡（Freiburg）取得医学博士和生理博士的双学位，然后到美国接受博士后训练。

帕斯科－里昂有着橄榄色的皮肤、黑头发、富有感情的声音，他活力四射，但游戏认真。他的小小办公室挤满了苹果计算机的屏幕，用来呈现经颅磁刺激所看到的大脑情况。他的电子信箱塞满了来自全世界偏远角落他的合作者的信件。他背后的书架上塞满了书，论文散得到处都是。

他是第一个用经颅磁刺激去找出大脑地图的人，科学家可以用经颅磁刺激去启动一个大脑区域或阻止它发挥功能，完全看当时所用的强度和频率。要决定大脑某个部位的功能，他会用强磁去暂时阻挡那个区域的作用，然后观察什么样的功能丧失了。

他同时也是高频率重复使用经颅磁刺激（repetitive TMS, rTMS）的开创者之一，高频率重复使用经颅磁刺激可以强烈活化神经元，使它们可以让彼此兴奋，在原始的重复使用经颅磁刺激停止后还继续发射，这可以使大脑区域活化一阵子，因此可以用来治疗疾病。例如，一些抑郁症的病人前额叶活化不够，帕斯科 - 里昂的团队是最早使用重复使用经颅磁刺激的方式有效治疗严重抑郁症患者的，这种患者在传统的治疗法都试过但无效后，来试帕斯科 - 里昂的重复使用经颅磁刺激，结果有百分之七十的病人发现有效，而且这种方法的副作用比服药少了很多。

■ 人如何学习新技能

20 世纪 90 年代初期，帕斯科 - 里昂还是刚出道的医学院毕业生，在美国国家神经疾病及中风研究院（National Institute of Neurological Disorder and stroke）担任研究员时，他做了一个实验，完美地将大脑功能定位，实现了他想象中的实验，并且让我们看到我们是如何学习技能的。

他用经颅磁刺激来研究人们如何学习新的技能。他找出盲人学习点字时的大脑地图，这些受试者一周 5 天、一天两个小时在课堂中学习点字法，回家还有一小时的家庭作业，这样学了一年。点字法是盲人用他的食指扫过一堆隆起来的小点，这是运动的活动。他们手指感觉到隆起小点排列的方式，这是感觉的活动。他的实验是最早确定人在学习新的技能时，大脑地图会发生可塑性改变的实验之一。

当帕斯科－里昂用经颅磁刺激去找出运动皮质的地图时，他发现盲人读点字的大脑食指地图比另一只不读点字的食指地图来得大，也比一般不使用点字者的食指地图区域大。帕斯科－里昂还发现在受试者每分钟读字的速度加快后，运动地图的大小也相对增加了。但是最令人惊讶而且对学习新技能有重要意义的是：他发现这种可塑性的改变是以一星期为周期循环的。

这些受试者是在上完一周的课后，在星期五到他的实验室测量大脑地图，然后休息了一个周末之后，星期一再来实验室测一次大脑地图，帕斯科－里昂发现星期五跟星期一的地图竟然不同。从实验一开始，星期五的地图就是非常快速、戏剧化地扩张，但是星期一又回到原来基准的大小。星期五的地图持续发展了6个月，而每次在星期一又都固执地回到基线，6个月之后，星期五的地图仍然在扩张，但是没有像前6个月那样快。

星期一的地图正好是相反的情况，它们在训练的前6个月一直没有改变，6个月之后才开始慢慢地变大，一直到10个月后进入高原期，即不再往上爬，但维持原有的高度。受试者读点字的速度跟星期一地图的相关比较高，虽然星期一地图的改变从来不像星期五那样具有戏剧性，但是它们很稳定。在学习了10个月之后，这些学生会休息两个月。当他们再回来上课时，帕斯科－里昂重新找出他们的大脑地图，结果发现这个地图跟两个月前的星期一地图一样，没什么改变。因此每天的练习会导致短期戏剧性的改变，但是永久性的改变是在星期一的地图上看到的。

　　帕斯科－里昂认为，星期一和星期五的地图的差别说明了二者有不同的可塑性机制。比较快速的星期五地图的改变强化了现存的神经回路联结，揭开了过去被埋葬的途径；比较慢、比较永久性的星期一地图的改变显示全新结构的形成，可能是新神经元联结的分叉和新突触的形成，它是长新芽而不是强化旧有的。

　　了解了这个龟兔赛跑的效应后，我们知道应该怎样做才能真正掌握一个新技术。就像考前"开夜车"，在短暂的练习后，我们可以进步，因为我们强化了现有的神经突触联结。但是我们很快会忘记"开夜车"所学的东西，因为来得快、去得快的神经联结很容易反转，又散掉去和别的神经联结。如果要一直保持进步，永久掌握这个新技术，必须慢慢持续地工作，形成新的联结。例如一个学生觉得他的进步无法累积，或觉得他的心智"像一个筛子"、什么都记不住的话，他要持续练习，直到产生"星期一效应"（练习读点字者花了 6 个月才达到这个效应）。星期五和星期一的差别可能是造成有些人像"乌龟"，很慢才学会一个新技术，但是最终学得比"兔子"好的原因，因为那些很快学会的人如果没有一直练习、使学习固化的话，也会很快忘记的。

　　帕斯科－里昂扩大了他的研究范围，去看读点字者是如何从手指尖上得到这么多信息的。我们都知道盲人可以发展出非常好的非视觉感官感觉，而点字者的手指头非常敏感。帕斯科－里昂想知道这种手指的超级敏感度是不是因为他们触觉的感觉地图变大了，或是大脑其他部位有可塑性的改变，例如视觉皮质因为眼盲没有用到，有用进废退的情形，被其他功能取代了。

他想如果视觉皮质对受试者读点字有帮助，那么他用经颅磁刺激干扰视觉皮质的活化，就会阻碍点字的阅读。结果发现果然如此，当他们设定经颅磁刺激作用在视觉皮质上，阻止它的活化时，受试者就不能读点字或是感觉到读点字的那根手指头，视觉皮质已经被征召去帮忙处理触觉的信息了。对正常视力的人用经颅磁刺激去阻挠他的视觉皮质活化，对他们的感觉能力并没有任何影响，这表示某些特别的事情发生在读点字的盲人身上了：大脑用来处理某一个感官的部分已经用来处理另一个感官了，这正是巴赫－利塔所说的大脑可塑性的重组。帕斯科－里昂也让我们看到，一个人的点字读得越好，他所借用的视觉皮质区就越多。他下面的实验开启了一个新的领域，展现了我们的思想可以改变大脑的结构，心可以改变物。

■ 心智练习造成大脑改变

帕斯科－里昂用经颅磁刺激去测量初学钢琴者大脑的手指地图，来研究思想如何改变大脑结构。帕斯科－里昂最崇拜的一个人，西班牙的神经解剖学家、诺贝尔生理学或医学奖的得主卡哈（Santiago Ramón y Cajal），曾经在他生命的暮年寻找大脑的可塑性，但是没有找到。他在1894年的论文中说："思考的器官，在某个程度之内，是可以塑造的，并且可以通过很有效的心智练习而趋近完美。"到1904年，他说在心智练习中一直重复的思考会加强现有的神经联结，而且创造新的联结出来。他的直觉认为这个历程在控制钢琴家手指的神经元上会特别明显，因为钢琴家必须时时在他脑海中练习曲子，他们做很多心智练习。

卡哈用他的想象力，画了一个有可塑性的大脑，但是缺乏工具去证明它。帕斯科－里昂现在认为他有经颅磁刺激这个工具，可以来检验心智练习和想象力是否能够引起生理上的改变。

这个实验的方法很简单，他继承卡哈的想法，用钢琴来研究。帕斯科－里昂教两组从来没有弹过钢琴的人弹一系列的音符，教他们如何移动手指，让他们听到自己弹出来的声音。其中有一组是"心智练习组"，坐在电子琴前面想象自己在弹琴，也想象自己听到自己弹的琴声，一天两个小时、一个星期 5 天到实验室来想象；第二组则是真正练习弹奏，他们也是一天两小时，一周 5 天来实验室弹琴。这两组人在实验开始前、每天练习时以及练完以后都接受大脑扫描。最后，两组人都要弹奏出这个序列的音符，由计算机来测量他们表现的准确度。

帕斯科－里昂发现两组都学会了，也都有大脑地图的改变，很令人惊讶的是心智练习组也在大脑的运动系统上造成了生理上的改变，跟实际弹奏组一样。到第 5 天时，两组受试者送往肌肉的运动信息的改变是一样的，想象组在第三天时就跟实际动手的一样正确了。

心智练习组到第五天时的进步程度并不及实际弹奏组，但是当心智练习组完成他们的心智训练，并进行单次两个小时的实际练习后，他们整体表现进步到跟实际弹奏者第 5 天的表现一样，显然心智练习是用最少的实际练习来学习新肢体技术的有效方式。

◎ 心智下棋

　　当我们在准备考试、记住台词或彩排任何表演时，我们都用到了心智练习或心智复诵。有些运动员和音乐家用这种方式来准备演出，美国有名的钢琴演奏家格伦·古尔德（Glenn Gould）在他事业的后期，在准备录音灌唱片时，就是仰赖心智练习来使演出完美的。

　　最前卫的心智练习之一是"心智下棋"，两个人在没有棋盘或棋子的情况下，在脑海中下棋，棋手要想象大脑中有个棋盘，每下一步棋都得记住前面棋子的位置。俄国的人权斗士萨拉斯基（Anatoly Saransky）被关在地牢时，靠心智下棋活过刑期。萨拉斯基是犹太籍的计算机专家，在1977年被冤枉指控为美国间谍，在牢里关了9年，有400天的时间被单独监禁，独自一个人关在冰天雪地、5英尺乘6英尺宽的黑暗牢房里。有许多政治犯在隔离监禁后都精神失常，因为用进废退的大脑需要外界的刺激来维持它的地图。在这个极端的感觉剥夺期间，萨拉斯基跟自己下心智棋，一下就是几个月，这能帮助他维持大脑不退化。他同时下黑棋和白棋，在脑海中要记住这么多棋，尤其要同时思考对立的角度，对心智是很大的挑战。萨拉斯基有一次半开玩笑地告诉我，他继续在脑海中下棋，心想反正被关了，不如利用这个机会成为世界西洋棋冠军。在他被释放出来后，经由西方国家的施压，他得以进入以色列，最后成为内阁阁员。当世界西洋棋冠军加里·卡斯帕罗夫（Garry Kasparov）跟以色列的总理及阁员比赛时，他赢了所有人，只输给了萨拉斯基。

◎ 专家的脑

我们现在从大脑扫描研究中知道萨拉斯基关在地牢中时，他的大脑发生了什么事。我们可以来看一下一位年轻的德国人鲁迪格·加姆（Rüdiger Gamm），他有着一般人的智商，但却使自己变成一个数学奇葩，他是一个计算器人。虽然他出生时并没有特别的数学能力，现在却可以心算一个数字的 9 次方或开 5 次方根，他可以马上回答 68 乘 76 是多少，用时不超过 5 秒钟。在 20 岁服务于银行时，他开始每天做 4 小时的计算练习，到他 26 岁时，他已经变成计算的天才，可以靠在电视上表演的收入维持生计。科学家用正电子断层扫描（PET）扫描他计算时的大脑，结果发现他能征召超过 5 处的大脑区域来帮助他计算。心理学家安德斯·艾瑞克森（Anders Ericsson）专门研究专家的发展及形成，他认为像加姆这种人仰赖长期记忆来帮助他解决数学问题，而别人用的是短期记忆。专家不储存答案，但是储存重要的事实及策略，使他们可以快速得出答案。他们可以立即提取这些事实和策略，好像它们就在短期记忆中一样。用长期记忆来解决问题是许多领域专家的共同点。艾瑞克森发现要变成某个领域的专家通常需要 10 年的专心练习。

■ 靠想象增强肌肉

我们可以通过想象力来改变大脑的一个理由是：从神经科学观点来看，想象一个动作跟实际执行其实没有很大差别。当人们闭上眼睛，想象一个物体，比如说字母 a，主要视觉皮质区（primary visual cortex）会亮起来，好像这个人真的在看字母 a 似的。大脑扫描显示，执行动作和想象这个动作所活化的大脑部位有许多重叠，这就是为什么可视化（visualizing）会增进表现。

在一个很难令人相信但又非常简单的实验中，于光（Guang Yue）博士及科尔（Kelly Cole）博士显示，一个人想象他在使用自己的肌肉可以增加肌肉的强度。这个实验比较两组人，一组实际做运动，另一组想象在做运动，两组人都练习手指头的肌肉，从周一到周五，总共 4 周。实际运动组每天做 15 次的强烈伸缩，每次中间休息 20 秒。想象组每天想象他们做 15 次的强烈伸缩，每次中间休息 20 秒，同时要想象一个声音对着他们吼："用力点，再用力！再用力！"

实验结束后，实际运动那组人的肌肉强度增加了 30%，就如同每个人所期待的；想象做运动的那组人，肌肉强度增加了 22%。这是因为大脑中负责计划动作的运动神经元，在想象做这些动作时，负责把伸缩动作串在一起的神经元既被激活了，也被强化了，所以当肌肉真的收缩时，它们的强度就增加了 22%。

■ 用思想控制机器

这个研究帮助发明了能够解读思想的第一部机器。思想转译机是当人或动物在想象一个动作时，将这个想法特殊的电流信号译码，把电流指令传到仪器上，使思想变成行动。这部机器能够起作用是因为大脑有可塑性，当我们在思考时，大脑的结构和状态在生理上改变了，所以就可以用测量电流的方式追踪到。这部仪器现在设计给全身瘫痪的人用他们的思想来移动物体。假如这部仪器再精密一点，它就可以读人的思想，因为它是设计来辨识和转译思想内容的，比测谎仪的能力高多了。测谎仪只能测出人在说谎时的紧张程度。

这些机器进步得很快，20 世纪 90 年代中期，杜克大学（Duke University）的米古尔·尼可雷里斯（Miguel Nicolelis）和蔡平（John Chapin）做了一个学习阅读动物想法的行为实验。他们训练老鼠去按一支杆，这支杆以电线连到饮水机上，每一次老鼠单击杆，这部饮水机就会滴下一滴水给老鼠喝。老鼠的脑壳有一小块被切除，使实验者能够放一组微电极到老鼠的运动皮质上。这些微电极记录 46 个神经元，它们在运动皮质区专门负责计划动作和动作的程序。它们通常是从脊髓送指令到肌肉去的神经，因为这个实验的目的是记录老鼠的思想，而思想是很复杂的，所以这 46 个神经元必须同步被测量。每次老鼠单击杆，尼可雷里斯和蔡平就记录这 46 个神经元发射的情形，这些信息被送到一部计算机中，很快地，这计算机就能辨识按杆的神经发射形态。

在老鼠学会了按杆后，尼可雷里斯和蔡平切断杆和饮水机的联结。现在老鼠按杆时，没有水流出来了。老鼠很受挫，它会用力再按这支杆很多次，但是都没有用。现在实验者把饮水机连到计算机上，而这台计算机跟老鼠的神经元连在一起。从理论上来说，每一次老鼠想到"按杆"，计算机就会辨识神经元发射的形态，就会送信号给饮水机，就会有一滴水滴下来了。

　　几个小时以后，老鼠学会了它不必按杆就会有水喝，它只要坐在那儿想象按杆就可以了，尼可雷里斯和蔡平训练了4只老鼠，它们可以坐在笼子里享受自来水。

　　然后他们开始教猴子去做比较复杂的思考转译。贝尔是一只猫头鹰猴（owl monkey），它会用游戏杆去追踪一个光点，当这个光点横穿过屏幕时，它去追踪它，如果做得好，会有一滴果汁滴下来奖励它。每一次它移动游戏杆，它的神经元就发射，一部计算机就用数学的方法分析神经发射的形态。这个神经活化的形态都是在贝尔实际操作游戏杆之前300毫秒出现，因为它的大脑需要300毫秒才能把指令送达手臂肌肉。当它把杆移到右边去时，一个"移动游戏杆到右边"的神经发射形态会出现在它的大脑中，计算机就知道了；当它移动它的手到左边时，计算机也会侦察到那个神经发射的形态。然后计算机把这些神经发射的形态转换成指令，去移动一只贝尔看不见的机器手臂。这个数学分析的神经发射形态也从杜克大学传送到麻省剑桥市的实验室中的第二只机器手臂上。就像上次老鼠的实验那样，游戏杆和机器手臂是没有联结的，机器手臂连到计算机上，计算机阅读贝尔神经元发射的形态，他们希望杜克的机器人手臂和剑桥机器人的手臂能够跟贝尔自己的手同步，在它的想法出现的300毫秒后移动。

　　当科学家随机改变计算机屏幕上光点的形态时，贝尔的手移动游戏杆，600英里外的机器手臂也在移动，完全由计算机转译贝尔的想法来驱动。

　　这个团队现在已经教会好几只猴子用它们的思想去移动一个机

器手臂，在三度空间中任意移动，作出复杂的动作，例如去拿一个东西。这些猴子也会玩电动游戏（而且好像很喜欢）。它们用思想去移动一个屏幕的光标，然后命中一个移动的目标。

尼克莱利斯和蔡平希望他们的研究可以帮助瘫痪或麻痹的病人，这个梦想在 2006 年 7 月实现了。布朗大学（Brown University）神经科学家约翰·唐纳休（John Donoghue）的团队在人身上做到了这个技术。耐格（Matthew Nagle）是一个 25 岁的年轻人，他的脖子被人砍了一刀，使他的四肢都麻痹不能动了，医生把一个很小、无痛的、上有 100 个微电极的硅芯片，植入他的大脑中，连到计算机上。经过 4 天的练习后，他可以用思想去移动计算机屏幕上的光标，开电子信箱、调整电视的音量、换台、玩电动游戏，控制一个机器手臂。肌肉萎缩症病人、中风的人和有运动神经元疾病的人都将被安排去尝试这个思想转译机，这些研究最终的目的是在病人的运动皮质中植入一个很小的微电极组，里面有电池和一个像婴儿指甲那么小的发报器，然后将一部很小的计算机连接到机器手臂或轮椅的控制开关上，或连到植入肌肉的电极上来引发动作。有些科学家希望能发展出比较没有侵入性的技术来侦察神经元的发射，可能是像经颅磁刺激或是陶伯发展出来侦察脑波改变的仪器。

◎ 想象与实操

这些"想象"实验展现的是想象与实际操作其实是结合在一起，分不开的，虽然我们总是把想象和实际操作认为是两种完全不同的东西，遵守两种不同的规范。但是你可以想一想，很多时候，如果你可以越快想象某件事，你就能越快把它做出来。法国里昂（Lyon）的狄西提[⊖]（Jean Decety）做了一个很简单的实验：你可以测量想象用自己的惯用手写下名字跟实际写下名字所花的时间，两者是相同的；而当你想象用非惯用手写下名字所花的时间比较长，实际用非惯用手去写也比较长。很多惯用右手的人发现他们"心智的左手"写字比他们"心智的右手"来得慢。在一个帕金森症病人及中风病人的研究中，狄西提发现病人用想象去移动他们受损的手比他们想象移动正常的手来得慢。心智的想象跟实际执行一样慢，因为两者都是大脑中同一个运动程序的产品，我们想象的速度可能遵守运动程序中神经发射速度的规范。

■ 铺设心智的路

帕斯科－里昂也知道神经可塑性会导致大脑的僵化不可改变，以及重复进行某个动作或念头。对这些现象的了解帮助解决了下面这个矛盾：假如我们的大脑这么有可塑性、可以改变，那为什么我们还这么经常被困在僵硬不能改变的重复动作或念头中？要得到这个答案，得先了解我们的大脑是多么有可塑性。

他告诉我 plasticina 是西班牙文的 plasticity，它捕捉到了一些英文所没有的东西，plasticina 在西班牙文中还有另外一个意思，就是黏土（plasticine），这是一种可以随意捏、随意成形的物质。对他来

说，大脑如此具有可塑性，即使我们每天做同样的行为，负责这个行为的神经元联结还是有一点不同，因为在行为跟行为之间，我们还做了别的，这会影响到神经的联结，使它们不可能一模一样。

"我认为，"帕斯科－里昂说，"大脑的活动就像我们在玩黏土一样，我们所做的每一件事情都会影响黏土的形状。"但是他说："假如你开始玩的黏土是正方形的，即使你把它搓成圆球，它还是有可能回归到正方形。但是它不会是一开始的那个正方形。"外表的相似性不代表它是一模一样的，新的正方形的分子排列得不一样了。换句话说，同样的行为，在不同的时间做，用的是不同的神经回路。对他来说，即使一个有神经或心理问题的病人被治愈了，也永远不可能使病人的大脑恢复到他未发病前的状态。

"这个系统是有可塑性，不是有弹性。"帕斯科－里昂以低沉的声音说。一条橡皮筋可以拉得很大，但是一松手，它会回到它原来的形状，它的分子在这个过程中没有重新排列过。但有可塑性的大脑是被每一次的经验、每一次的交集，永远地改变了。

所以这个问题变成：如果大脑这么容易改变，我们该如何保护自己不会永无止境地变下去？的确，假如大脑像一块小孩子玩的黏土，我们怎么可能维持自己而不是一直改变使自己都认不出来？我们的基因给了我们帮助，虽然不完全是一致性，但它给了我们重复性。

帕斯科－里昂用一个隐喻来解释这个问题。有可塑性的大脑就像是一道冬天下雪的山坡，这座山的各个层面——山坡的斜度、石头、雪的一致性——就像我们的基因一样，是先天设定的，当我们坐雪橇滑下来时，我们可以操纵雪橇使它遵循一条道路一路平安地滑到山下，这条道路是取决于我们如何驾驶及山丘的特性。我们会停在哪里，实在很难预测，因为其中包含太多因素在内。

"但是，"帕斯科-里昂说，"第二次你坐雪橇下来会怎么样你就知道了，你会多多少少遵循上次那条路，不会完全相同，但是也不会离得太远。假如你整个下午都在玩雪橇，走上去，滑下来，走上去，滑下来，到最后，有一些路会用很多次，有些用得很少，你会创造出一条大路，现在你很难不经过这条大路，而这条大路不再是由基因决定的了。"

心智的大路会使我们养成习惯，不管是好的还是坏的。假如我们发展出不好的姿势，这会很难改变；假如我们发展出好习惯，它们也会跟着你很久。那么，在"大路"或神经回路铺好后，有可能跳脱这条路，去走另一条路吗？是的，有可能，根据帕斯科-里昂的说法是可以的，但是会很困难，因为一旦我们建立了这条大道，它们会变得非常快速、非常有效率地引导雪橇滑下山，要走另一条路就会变得很难，除非有路障或其他东西阻碍，我们才会去改变方向。

■ 将正常人变成盲人的路障实验

在帕斯科-里昂下一个实验中，他使用路障来表示，改变一条既成的路径及大量的重新组合是可以发生的，而且出乎我们意料之外的迅速。

他的路障实验来自于他听说西班牙有个非常奇特的住宿学校，那里的老师要受训了解盲人在黑暗中读书的情形，所以他们先被绑

住眼睛一周以亲身体验盲人的生活。绑住眼睛使他们看不见就是视
觉的路障，在一周之内，他们的触觉及对空间的判断就变得非常敏
感。他们可以从摩托车引擎的声音来区分摩托车的厂牌，也可以靠
回音来判断路上有没有东西挡路。当这些老师刚取下眼罩时，他们
有一阵子失去了方向感，无法判断空间或看东西。

当帕斯科－里昂听说这所黑暗学校时，他决定把正常人变成盲人。

他绑住受试者的眼睛 5 天，然后用经颅磁刺激找出他们的大脑
地图。他发现当他去掉受试者所能感受的所有的光时，受试者的视
觉皮质开始去处理手部送进来的触觉信息，就像盲人学点字一样。
最令人惊奇的是，大脑在几天之内就重新组合它自己了。帕斯科－
里昂用大脑扫描发现，只要两天，视觉皮质就开始处理触觉和听觉
的信息了。要改变地图，绝对的黑暗是很重要的，因为视觉是一个
强有力的感官，假如有任何光进来，视觉皮质就会偏向去处理光而
不会去处理声音或触觉。帕斯科－里昂发现，就像陶伯发现的一样：
要发展一个新的回路，就必须阻挡或管制它的竞争者，即那些通常
最常使用这个回路的信息。在眼罩拿掉后 12 ~ 24 小时之内，受试
者的视觉皮质就不再对触觉或听觉刺激有反应。

■ 运算符理论

视觉皮质这么快就转去处理触觉和听觉的信息，对帕斯科－里
昂来说，这是一个大问题。他认为两天这么短的时间应该没有办法
让大脑去重组它自己，在实验时把神经放在生长液中时，它们一天

顶多长一毫米，视觉皮质能够这么快地处理其他感官的信息唯一的可能性就是这些联结本来就存在了。帕斯科－里昂和汉弥尔敦（Roy Hamilton）利用这种回路原先就存在、只要揭开面纱往前延伸一点就可以使用的想法，提出了一个理论：在黑暗中大脑快速重组的现象不是例外而是常态，人类的大脑可以重组得这么快，是因为大脑的各个部位没有必要承诺只处理某一个特定的感官，我们可以用大脑的各个部位去做许多不同的作业，而且每天都如此在做。

在前面我们看到，几乎所有现行大脑理论都是功能区域特定论，假设感觉皮质就是处理每一种感觉，如视觉、听觉、触觉，在不同的区域上，单独处理这些信息。"视觉皮质"这个名词就已经假设大脑这个区域唯一的功能就是处理视觉信息，就好像听觉皮质就是处理听觉信息，身体感觉皮质就是处理触觉一样。

"但是，"帕斯科－里昂说，"我们的大脑并不是真的以这种处理特定感觉输入的方式组织的，我们的大脑是以一系列特定运算符（operator）的方式组织的。"

一个运算符是脑中的一个处理程序（processor），不是处理单一感官所送进来的信息，如视觉、听觉、触觉，而是处理比较抽象的信息，如空间关系、动作、形状等。空间关系、动作、形状所牵涉的信息是好几个感官已经处理完的信息，我们可以同时感到和看到空间上的差异（一个人的手有多宽），就像我们可以同时感受到并看到动作和形状。有一些运算符可能只管一种感官（如颜色的运算符），但是空间、动作和形状的运算符处理一个以上的感官送上来的信息。

运算符是通过竞争脱颖而出的，运算符理论是根据 1987 年诺贝尔生理学或医学奖的得主杰拉尔德·埃德尔曼（Gerald Edelman）的神经元团体选择（neuronal group selection）理论发展而成的。埃德尔曼认为任何大脑活动都是神经元团体中最能干的被选去做这件事，也就是我们中国人说的能者多劳。这个方式很接近达尔文的生存竞争，也就是神经达尔文主义，根据埃德尔曼的说法，就是各个运算符之间不停地竞争，看哪个最能够有效处理在某个情境之下某个感官送来的信号。

这个理论提供了区域理论和神经可塑性理论两者中间的桥梁，前者强调事情都在某些特定的区域发生，后者则强调大脑重新建构自己的能力。

这表示人们在学一个新的技术时，可以征召原来负责其他活动的运算符来帮忙，这样很快地增加了处理能力，假如他们能在他们所需要的运算符和它本来的功能之间设定路障的话。

假如有人要背诵荷马（Homer）的《伊利亚特》（*Iliad*），这是一项负荷很重的听觉作业，他可能应该把眼睛蒙起来，把原来用来处理视觉的运算符征召过来使用，因为视觉皮质大部分的运算符也可以处理声音。在荷马时代，很长的史诗是以口述的方式代代相传的（据说荷马本人是位盲者），在没有文字的文化中，记忆是非常重要的。的确"不识字"可能迫使人们的大脑把更多的运算符派给听觉作业使用。然而在有文字的文化里，假如有足够动机的话，口语记忆仍然可以做得很好。几百年来，也门的犹太人教他们的孩子背诵全部的犹太律法，伊朗的孩子到今天仍要背全部的《古兰经》。

■ 笛卡儿的错误

我们已经看到想象一个动作会动用与做这个动作相同的运动和感觉程序。我们以前都把想象看成一种神圣、纯洁、不可侵犯的非物质性的东西，与我们物质的大脑没有相干，现在我们不太确定应该从哪里开始画这条切割线。

你的非物质心智每一次想象时都会留下物质的痕迹。你的每一个想法都会在微小层次上改变大脑突触的生理状态。你每一次想象移动你的手指在钢琴琴键上弹奏时，都改变了你大脑里的卷须。

这些实验不但做得精巧，引人入胜，还推翻了几百年来从法国哲学家笛卡儿学说引申而来的心物的混淆，笛卡儿认为心和脑由不同的物质组成，受不同的规则规范。他认为大脑是物质的，存在于空间中，遵循着物理的法则，心智（或是灵魂，笛卡儿把心智叫灵魂）则是非物质的，思想不会占据任何空间，也不服从物理法则。他认为思想是受到推理、判断和欲望的规范，而不是因果关系的物理法则。人类是二者兼具，结合了非物质的心智和物质的大脑。

但是笛卡儿（他的心物二元论主控了科学家 400 年）永远不能解释非物质心智如何可以影响物质的大脑。因此，人们开始怀疑非物质的思想（或单纯的想象），是否能改变物质大脑的结构。笛卡儿的理论似乎造就了心与脑之间无法跨越的鸿沟。

他想把脑变成机械化的东西来拯救当时一般人对脑的神秘论的看法，但是他的这个高贵企图失败了，大脑反而因此被看成一部没有生命的机器，只能被非物质的、鬼魂似的灵魂所操控，所以心智才会被叫作"住在机器中的鬼魂"(ghost in the machine)。

　　因为他把大脑比作机器，滤掉了大脑生命的本质，延误了一般人对大脑可塑性的接纳。任何的可塑性（任何我们所拥有的改变能力）都在心智中，思想可以改变，但是大脑不行。

　　但是现在我们看到，我们非物质的思想也可以有一个实质的印记，或许将来有一天，思想可以用物理的名词来解释。虽然我们现在还不了解思想究竟是怎么改变大脑结构的，但是我们已经确定它可以。过去笛卡儿所画的心物之间的界线，已经慢慢变成虚线了。

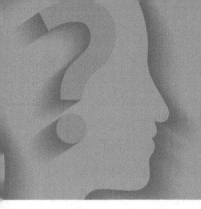

第9章

把纠缠我们的鬼魂变成祖先

心理分析是神经可塑性的疗法

　　L先生40年来饱受抑郁症之苦，而且很难跟女性维持亲密关系。他现在50多岁，退休了，来找我帮忙。

　　20世纪90年代初期，只有很少的精神科医生知道大脑是有可塑性的，而且他们都认为快要60岁的人大脑已经太僵化了，不可能从治疗中得到什么益处，因为治疗不但是想把症状去除，还想改变他们长久以来的个性。

　　L先生一直都很拘谨、很有礼貌，他聪明、敏锐，说话精简，常把最后的尾音省略，声音平淡不带感情，当他说到自己的感觉时，他给人的感觉是距离越发拉得远了。

　　抗抑郁症的药对他并没有太大效果，除了抑郁症之外，他还有第二种奇怪的情绪状态，他常会突如其来地有奇怪的麻痹感觉，感到麻木、没有目标，时间好像停顿了似的。他还说自己酒喝得太凶。

他特别为自己跟女性的交往感到烦恼。每一次他感到浪漫，他就要赶快退出，觉得别的地方还有更好的女人。他是个不忠诚的丈夫，背叛他太太很多次，所以后来离婚了，但是现在非常后悔。更糟的是，他不晓得为什么他会不忠诚，因为他其实很尊重他太太，他试了很多次要求破镜重圆，但是他太太都拒绝了。

他不确定什么是爱，他从来不曾感觉到嫉妒，也不会有占有欲，总是觉得女人想要占有他。他避免对女性作出承诺，也避免跟女性发生冲突。他对孩子很好，但是出于抚养义务的成分多于喜欢他们。这种感觉使他痛苦，因为孩子们非常崇敬他、爱他。

■ L 先生的失落梦

当 L 先生 26 个月大时，他的母亲因难产而死。他一直不认为母亲的死对他有什么显著的影响。他有 7 个兄弟姐妹，他的父亲是个农夫，他们的农场很偏远，附近没有邻居，家中没有自来水，也没有电，在美国经济大恐慌时，许多农家的确如此。他 3 岁多时，得了慢性肠胃炎，需要大人照顾，在他 4 岁时，他父亲无法照顾他还有其他的兄弟姐妹，所以就把他送到 1 000 英里以外结了婚但没有小孩的姑姑家。短短的两年间，他生活里的所有一切都不一样了，他失去了母亲、父亲、兄弟姐妹，他的健康、他的家、他的村庄，及所有他熟悉、依恋和喜欢的一切。

因为他在惯于接受困境、逆来顺受、咬紧牙关靠自己的家庭和时代中成长，所以他的父亲、姑姑都不曾跟他谈论过他的失落感。

L先生对他4岁以前的生活没有任何记忆，即使对他的青少年时代也记忆不多，他对发生在他身上的事既不感到悲哀，也没有哭过，即使成年以后他也不曾为任何事流过眼泪。的确，从他的谈话中，你会觉得所有在他身上发生的事情都没有留下痕迹。为什么应该会留下？他问道。孩子的心智不是没有发展完成，不能记录早期的事件吗？

但是有一些线索让我们看到他的确记录了早期的失落感。在他说自己的故事时，即使过了这么多年，他看起来仍然处于惊吓状态。他一直被噩梦所困扰，在梦中，他在搜寻一个不知名的东西。弗洛伊德说，一直重复的梦，结构几乎没有改变，这是童年创伤的片段回忆。

L先生描述了下面这个典型的梦：

我在寻找某个东西，我不知道是什么，一个不知名的物体，可能是一个玩具，我想把它找回来，但是它在我所熟悉的环境之外……

他对这种梦唯一的说明是它代表一种很可怕的失落感，但是很奇怪的，他并没有把这个梦联系到他母亲的死亡或他失去家人的事。

通过了解他的梦，L先生学习去爱别人，改变了他性格中重要的层面，丢掉了40年的病征，但是这个治疗非常长久，从他58岁一直到62岁。他的情况可以改变，因为心理分析的治疗正是神经可塑性的疗法。

■ 埃里克·坎德尔对心理分析的兴趣

多年来，在很多地方，你会听见人家说心理分析这种谈话疗法并不是有效治疗精神病的方法。真正的治疗需要用药物，并不是动动嘴皮、谈谈感觉就可以改变大脑或改变个性，因为大脑和个性越来越常被认为是基因的产物。

当我在哥伦比亚大学精神科做住院医生时，埃里克·坎德尔[○]（Eric Kandel）也在那里任教，他的研究使我对神经可塑性产生兴趣。他是精神科医生，也是研究者，他的课对所有在场的人产生了重大影响。他是第一个让我们看到，当我们学习时，我们个别的神经元会发生改变，强化神经之间突触的联结。他也是第一个让我们看到，当我们形成长期记忆时，神经元会改变它们原来的形状，增加它们跟别的突触的联结。

坎德尔既是医生也是精神科医生，希望能进行心理分析治疗（的研究）。但是他的心理分析师朋友劝他去研究大脑、学习和记忆，因为当时这些知识都还非常少。如果要了解为什么心理分析会有效，它怎么可以帮助病人，这些基本的知识是必要的。在一些初期的重要发现后，坎德尔决定要当一位全职的实验室科学家，但是他一直没有忘记他对心理分析法如何改变大脑和心智的兴趣。

○　2000年诺贝尔生理学或医学奖得主，他以研究海蜗牛40年找出记忆的本质而获奖，他一生的研究写成《透视记忆》（*Memory: From Mind to Molecules*）一书。——译者注

■ 海蜗牛的记忆

他开始研究一种大型的叫海兔（aplysia）的海蜗牛，它有特别大的神经元，细胞有 1 毫米宽，肉眼看得见，所以可以提供一个窗口，让我们了解人类的神经细胞是怎么工作的。演化是很保守的，基本的学习功能在有简单神经系统的动物和人身上是相同的。

坎德尔的希望是在他能找到的最少的神经元组合上诱发出学习反应，然后进行研究。他发现海蜗牛身上有很简单的神经回路，他可以把这个神经回路从海蜗牛身上移出来一部分，使它泡在海水中继续活着。用这种方法，他可以在活的动物身上研究活的神经细胞怎么学习。

海蜗牛简单的神经系统上有感觉细胞，可以感觉到危险，把信号送到运动神经元去，它就会产生反射反应来保护它自己。海蜗牛用鳃呼吸，鳃外面盖了一片薄薄的组织，叫虹吸管。假如虹吸管中的感觉神经元侦察到不熟悉的刺激或危险，它们会送信息给 6 个运动神经元，使它们发射，使鳃旁的肌肉收缩，将鳃和虹吸管安全地撤回壳中。坎德尔把微电极插入这些神经元中来研究神经回路。

他发现海蜗牛学会逃避电击，把鳃缩回后，它的神经系统改变了，强化了感觉和运动神经元之间的突触联结，送出比较强的信号，这是第一次有研究证实学习会使神经元之间的联结产生神经可塑性的强化改变。

假如他在短期内重复刺激这只海蜗牛，它就变得很敏感，发展出“习得的恐惧”，对无害的刺激也会过度反应，就像人类的焦虑症

一样。当海蜗牛发展出习得的恐惧后，突触前神经元会释放出更多
的神经传导物质进入突触，产生更强烈的信号。然后，他发现海蜗
牛也可以学会辨识一个刺激是无害的。当海蜗牛的虹吸管被一而再、
再而三地轻触，但是没有电击跟随着后，这个导致退缩反应的突触
变弱，海蜗牛最终会忽略这个轻触。最后坎德尔发现海蜗牛可以学
习将两种不同的事件联结在一起，它们的神经系统在这过程中就改
变了。当他给海蜗牛一个好的刺激，紧接着电击它的尾巴时，海蜗
牛的感觉神经元很快就把好的刺激也当作危险的刺激，释放出非常
强的信号，即使后面没有跟随电击。

　　坎德尔跟生理心理学家汤姆・卡鲁（Tom Carew）一起共同展示
了海蜗牛可以发展出长期和短期记忆。在实验中，他们训练海蜗牛
在被轻触 10 次后缩回它的鳃，它的神经元改变可以保留好几分钟，
相当于短期记忆。当他们在 4 个不同的训练尝试中轻触鳃 10 次，每
个尝试间隔几个小时，甚至一天，这个神经元的改变可以维持到 3
个星期，海蜗牛发展了出原始的长期记忆。

■ 学习塑造基因，基因塑造大脑

　　下一步，坎德尔跟分子生物学家詹姆斯・施瓦茨（James Schwartz）
及遗传学家一起合作，想了解海蜗牛在形成长期记忆时产生的分子
改变。他们发现当海蜗牛的短期记忆要变成长期记忆时，细胞内必
须先制造一种新的蛋白质，这是一种神经元中叫蛋白激酶 A（protein
kinase A）的化学物质，要从细胞中移入储藏基因的细胞核。这种

蛋白质会把基因打开去制造新的蛋白质，改变细胞尾端的结构，使它可以长出新的联结去连接别的细胞。坎德尔、卡鲁和同事陈玛丽（Mary Chen）及贝利（Craig Bailey）做新的实验，展示当一个神经元发展出对敏感度的长期记忆时，它从原有的 1 300 个突触联结发展到 2 700 个，这数字是很惊人的神经可塑性改变。

同样的历程也发生在人类身上。当我们学习时，我们使神经核中的基因"表现出来"（expressed）或是"打开"（turned-on）。

我们的基因有两个功能。第一个是复制的"模板功能"（template function），使我们的基因可以复制它自己，从一个世代传到另一个世代。这个复制功能是我们不能控制的。

第二个功能是"转录功能"（transcription function）。我们身体中的每一个细胞都有我们的基因，但不是所有的基因都是打开或是表现出来的。当一个基因被打开时，它会制造新的蛋白质来改变细胞的结构和功能，这叫作转录功能。因为当基因被打开时，关于怎么去制造这些蛋白质的信息就被转录或读出来。这个转录功能是受我们的思想和行为所影响的。

大多数的人假设基因塑造了我们，即我们的行为和我们大脑的结构。坎德尔的研究让我们看到，当我们学习时，我们的心智同时也影响着神经元中哪一个基因要被转录，所以我们可以塑造我们的基因，它又塑造我们大脑的细微结构。

坎德尔认为："当心理治疗改变人们时，是通过学习，给基因表现的层次造成改变，因为基因表现可以强化突触的联结形态。心理治疗会有效是因为它深入大脑和神经元，用启动基因的方式改变大脑的结构。"精神科医生苏珊·沃安（Susan Vaughan）认为谈话治疗有效是因为"对神经元说话"，一个有效的心理治疗师或心理分析师是心智的微层外科医生（microsurgeon of the mind），他帮助病人在神经网络的层次作出必要的改变。

■ 坎德尔的童年创伤

这些对学习和记忆在分子细胞层次的发现其实源自坎德尔自己个人的历史。

坎德尔 1929 年生于奥地利的维也纳，一个有着伟大文化历史的城市，也是有着丰富的学术人文气息的城市。但是坎德尔是犹太人，而奥地利在当时是个反犹太的城市。1938 年 3 月，希特勒的军队占据维也纳，把奥地利并入德国第三帝国，维也纳大主教还命令教堂要悬挂纳粹旗。第二天，坎德尔所有的同学都不再跟他说话，只除了一个女生以外，因为她也是犹太人，同学开始欺负她，到 4 月时，所有的犹太学生都不准再上学了。

1938 年 11 月 9 日的"碎玻璃之夜"（night of broken glass），纳粹摧毁了德国第三帝国（包括奥地利）所有的犹太教堂，逮捕了坎德尔的父亲，奥地利的犹太人从他们自己的家中被驱赶出来，第二天，30 000 名犹太男子被送往集中营。

坎德尔写道："我甚至到今天都还记得碎玻璃之夜，60 多年之后的记忆犹如昨天发生的事，它发生在我 9 岁生日的后两天，我生日时，父亲买给我许多玩具，一周之后我们被允许回到自己的公寓时，所有值钱的东西都不见了，包括我的玩具……即使是跟我一样受过心理分析训练的人，要去追溯我后来生命中复杂的兴趣和行为是来自哪些童年经验都是无效的、徒劳无功的。然而我还是不由自主地想到，是我在维也纳最后一年的经验使我决定将来要走研究人类心智的路，研究人如何作出行为、动机的不可预测性，以及记忆的持久性……我跟别人一样，被困住了，童年的创伤事件深深地烙在我的记忆上。"后来他进入心理分析领域，因为他认为那是当时最有条理、最有趣、最能区别细微差异的人类心智理论，在所有心理学中，最能完整合理解释人类的矛盾行为：一个文明的社会为什么有这么多的人会突然释放出这么多恶意？一个像奥地利这样文明的国家为什么就这么突然地瓦解掉了？

心理分析法是一种疗法，帮助受症状甚至是自己个性困扰的人寻求解脱。这些毛病会浮现出来是因为我们内在有很大的冲突，就像坎德尔说的，我们自己的一部分突然跟自己分离了。

■ 弗洛伊德对神经可塑性的四个想法

坎德尔的事业将他从临床诊所带到神经科学的实验室，而弗洛伊德则正好相反，他是从实验室的神经科学家走向临床的医生。因为他太穷，无法继续做研究，只好去开业，做神经学家只能当成个人兴趣，这样他的妻小才得以生活。他的第一个贡献就是把他在实验室中学到的关于脑的知识，跟在开业时治疗病人所学到关于心智的知识融合起来。作为一个神经学家，他很快就对当时流行的大脑功能区域特定论失望，他发现布罗卡和威尔尼克等人的理论无法解释复杂的、有文化的心智活动，如阅读和写作。1891 年，他写了一本书《失语症》（On Aphasia），说明现行的"一种功能，一个位置"理论的缺失，他指出复杂的心智现象（如阅读和写作）并没有被限制在皮质的某个区域，所以，功能区域特定论者所争论的大脑是否有个"文学中心"（center for literacy）是完全没有意义的，因为人的文学素养不是天生的。大脑在人的一生中一定是不停地重组它自己，因为要去做阅读和写作这么有文化性的工作，需要很多功能。

1895 年，弗洛伊德完成了《科学的心理学》（Project for a Scientific Psychology），这是第一次把心和脑组合起来以完整的神经科学模式呈现出来的书之一，到现在，它仍以严谨精辟而为人所称道。弗洛伊德在谢灵顿爵士之前好几年便提出了"突触"的概念，但是大家都把功劳归到谢灵顿爵士身上。在这本书中，弗洛伊德甚至描述了突触，将它叫作"接触障碍"（contact barriers），可能会因我们的所学而改变，他预料到了坎德尔的研究，也提出了神经可塑性的想法。

弗洛伊德所发展的第一个可塑性概念是一起发射的神经元会联结在一起，这通常被称为"海伯定律"（Hebb's law），虽然弗洛伊德在 1888 年就提出了，比海伯整整早了 60 年。弗洛伊德认为两个神经元同步发射时，这样的发射会促进它们的联结，弗洛伊德强调联结神经元的是它们在时间上的一起发射，他称之为"同步联结律"（law of association by simultaneity）。联结律则解释了弗洛伊德的自由联想（free association）概念的重要性，这是让接受心理分析的病人躺在沙发上自由联想，说出任何进入他们心中的东西，不管说出的内容有多让人不舒服，也不管这件事有多微小。分析师坐在病人的后面，使病人看不见他，通常不说什么话。弗洛伊德发现，如果他不插嘴中断病人的思维，许多被病人小心谨慎戒备的感觉和有趣的联结会自己跑出来，这些都是病人平日推开、隐藏起来不要去想的。自由联想的原理是我们所有的心智联结，不管表面看起来是多么随机、没有意义，都是形成我们记忆网络的各种联结的外显表现。他的同步联结律则就是说神经网络的改变以内隐的方式联结了记忆网络的改变。所以许多年前一起发射的神经元连在一起了，这些原始的联结通常还留着，会出现在病人的自由联想中。

弗洛伊德的第二个关于可塑性的想法是心理学上的关键期及其相关的性可塑性。前面第 4 章曾提到，弗洛伊德是提出人对于性的兴趣及爱别人的能力有关键期的第一人，关键期是在童年期早期而且发生得很早，他把这个时期叫作组织期（phase of organization）。在这段关键期所发生的事情与我们爱别人的能力以及后来的生活都有关系。假如有些事情不对劲的话，在以后的生活中是可能改变的，但是在关键期结束之后再来改变是很困难的。

弗洛伊德对可塑性的第三个看法是记忆。弗洛伊德从他的老师那儿得来的想法是我们所经历的事件可以在心智上留下永久的记忆痕迹，但是当他开始治疗病人时，他观察到记忆并非一次就写下或是像刻在石头上永不改变，而是一直被后来发生的事情重写。弗洛伊德观察到事情发生很多年后，会以不同的意义或姿态出现在病人的心智中，接着病人会改变他对于这件事的记忆。小孩子在很小的时候被性侵，而因为年纪太小，还不知道别人对他做了什么，所以当时并没有很难过，他们对于这件事的原始记忆也不一定是负面的。但是一旦他们性成熟之后再来看这件事，赋予它新的意义时，对于性侵害的记忆就改变了。1896 年，弗洛伊德写道，通常我们会重组我们的记忆以符合新的情境，即重新转录，重写一遍。所以弗洛伊德说："我的理论中最主要的一个新观念就是记忆不是一次记录，而是分好几次。"记忆是在不停改变的，它就跟国家在改写早期历史一样。弗洛伊德说，要改写一个记忆必须是有意识的，而且要集中我们的注意力才会有效。这一点，神经科学家用实验证明给我们看了。很不幸的是，就如 L 先生的病例，早年发生的创伤事件不容易再找回意识中，所以它们就不能改变了。

弗洛伊德对神经可塑性的第四个看法，解释了为什么把一个潜意识中的创伤记忆带回意识中重写出来是可能的。他观察到在轻微的感觉剥夺情况下（指坐在病人后方，使病人看不到医生），医生只有在对问题有心得、有新的看法时才出声，于是病人开始把医生看成他们过去生命中重要的人，通常是他们心理关键期时的父母。病人就好像是不自觉地重新经历一次过去的记忆。弗洛伊德把这个潜意识现象叫作"移情"，因为病人在转移场景及看法，他们是重新活一次而不是回忆过去的经验。一个病人看不见、话又说得很少的治疗师变成一个空白的屏幕，病人开始投射出他们的移情。弗洛伊德发现病人的"移情"不仅投射到他身上，而且还投射到他们生活中的其他人身上但不自觉。扭曲别人通常是造成病人困扰的原因之一。帮助病人了解他们的移情，使他们能够改进与他人的关系。最重要的是，弗洛伊德发现，早期创伤情境的移情常常可以被改变，但前提条件是医生要对病人指出在移情被激活以后真正发生了什么，而且病人也很注意在听。所以，内在的神经网络以及联结记忆是可以被重写和改变的。

■ 情绪发展的关键期

在 L 先生失去母亲的年龄（26 个月大），正是孩子可塑性的高峰：新的大脑系统在形成，并且神经联结在强化，地图在分化，并且正在通过外界的刺激和互动完成它们基本的结构，右脑刚刚完成它生长的高峰，左脑正开始它的生长冲刺。

右脑一般来说负责处理非语言的沟通，如面孔的辨认、脸部表情的解读，使我们跟别人联结，所以它负责处理母亲和婴儿之间非语言的视觉信息交换，同时也处理语言的声调，我们通过声调表达自己的感情。在右脑成长冲刺时，从出生到两岁左右，是这些功能的关键期。

左脑一般来说负责处理语言，并用意识的方式分析问题。婴儿的右脑比较大，这个优势一直保持到两岁生日过完，而因为这时左脑才开始它生长的冲刺期，所以在生命的头三年是右脑主控着大脑。L 先生丧母的年龄（26 个月）是右脑主导的情绪动物的年龄，他还不能说出他的经验，因为那是左脑的功能。

有一个重要的关键期是从 10 或 12 个月一直到 16 或 18 个月，这段时期右前额叶的一个重要区域正在发展并塑造大脑的回路，使婴儿可以维持跟人的依恋及调节他们的情绪。这个地方在眼睛的后面，叫作右眼眶皮质系统（right orbitofrontal system）。这个系统的核心在眼眶皮质，我们在第 6 章谈过。但是这个系统还包括跟边缘系统的联结（边缘系统是处理情绪的），使我们可以阅读别人脸上的表情、了解他们的情绪，同时也能了解并控制我们自己的情绪。26 个月大的小 L 先生已经完成眼眶皮质的发展，但是还没有机会去强化它。

当一个孩子处于情绪发展和依恋的关键时期时，母亲不停地用富有声调的语言和非语言的手势来教孩子情绪是什么。当她看到孩子喝牛奶太急，吸了空气进去，她会轻拍孩子的背，抚慰他说："乖，乖，宝贝，你看起来不舒服，不要害怕，你肚子痛是因为喝得太快了。让妈妈给你拍拍，妈妈抱抱，一下就不难过了。"她告诉孩子这个情绪的名字（害怕），这是有原因的（喝得太快），这个情绪是用脸上的表情沟通的（看起来不舒服），它跟身体的感觉有关系（肚子痛），向别人求援通常会有效（让妈妈替你拍拍、抱抱）。这个母亲教了孩子情绪的许多层面，她不但用文字，还用了她的声音、姿势和触摸。

如果要孩子了解情绪、调节情绪，而产生社会化联结，他们必须在关键期经历几百次这种互动，然后在生活中强化它才有效。

L 先生在眼眶皮质系统发展完毕几个月后就失去了他的母亲，其他的人也在哀悼，而且没办法像他母亲那样照顾他，帮助他训练他的眼眶皮质系统。在这个年龄失去母亲的孩子通常都有两个打击：他因为母亲的死亡及父亲的忧郁而失去他们的照顾。假如其他人不能帮助他、安抚他，像母亲一样调节他的情绪，他就学会以关掉感

情的方式来"自动调节"。当 L 先生寻求治疗时，他仍然有要把感情
关掉的倾向，很难维持依恋。

■ 心理分析将内隐记忆变为外显记忆

在还没有眼眶皮质的扫描技术之前，心理分析师就观察到在
童年关键期失去母亲的孩子有许多特性。在第二次世界大战时，何
内·史匹兹（René Spitz）对比了在监狱里跟着母亲长大的婴儿与育
幼院的孩子，在育幼院是一位护士同时照顾 7 个婴儿。育幼院的婴
儿智商比较低，不能控制自己的情绪，他们会一直不停地摇晃身体，
或做很奇怪的手势。他们也是把情绪关掉，对外面世界漠不关心，
对抱他、安慰他的人不起反应。在照片中，那些婴儿的眼睛是恐惧
不安或空洞的。这种"关掉"感情的情况多半是在孩子放弃等待他
们的父母来找自己后出现的。但是有类似情况的 L 先生是怎么在记
忆中记录这种早期经验的呢？

神经科学家知道人有两种记忆系统，两者都可以通过心理治疗
而改变。

在 26 个月就发展得很好的记忆叫程序性记忆（procedural
memory）或内隐记忆（implicit memory）。这两个名词对坎德尔来说
是一样的，他常交互使用，程序／内隐记忆在我们学习一个程序或
一些不太需要语言的自动化动作时发挥作用，我们跟人互动的非语
言方式或许多情绪记忆就属于程序记忆。坎德尔说："在生命的头两
三年，婴儿跟母亲的互动特别重要。婴儿主要依赖程序记忆在过日

子。"程序性记忆一般来说是下意识的，骑脚踏车是程序记忆，会骑车的人其实很难告诉你他是怎么骑的。程序记忆让我们看到我们可以有潜意识记忆，如弗洛伊德所主张的。

另外一种记忆叫作外显记忆（explicit memory）或陈述性记忆（declarative memory），在 26 个月大的孩子身上，才刚刚开始发展。外显记忆是有意识地收集各种事实、事件，这是我们在解释上个周末做了什么事时所用的记忆。它帮助我们以时间和地点来组织我们的记忆。外显记忆需要语言的支持，在孩子会说话后，变得更重要。

在出生后头 3 年受到创伤的人对创伤只有非常少的记忆，这是我们所预期的（L 先生说他对 4 岁前的生活没有任何记忆），但是程序性记忆把这些创伤都记录下来了，当人们进入跟创伤情境很相似的情况时，这些记忆会被引发出来。这些记忆对我们来说好像是突然跑出来的，而且不像外显记忆一样可以用时间、地点归类。情绪的内隐记忆常在后来的生活中重复出现。

外显记忆的发现来自神经科学上最著名的一个记忆病例。一个年轻人，名叫 H. M.，他有严重的癫痫，为了治疗癫痫，医生把他大脑中一块像大拇指那么大的海马回切除了。我们在左右脑各有一个海马回，不幸地，他两边都被切除了。手术之后，一开始 H. M. 看起来很正常，他认得他的家人，可以跟人聊天、说话。但是很快地，医生就发现手术后的他不能学任何新的东西。医生来巡房，跟他说话，离开，再回来时，他已经完全不记得他们曾经见过面。我们从他身上知道海马回跟记忆很有关系，它把短期的外显记忆转变成长期的外显记忆，使我们记得发生过的人、事、地等，有意识地接收事件。

病人可以通过分析把他下意识的程序性记忆变成文字，放入情境中，使他可以更了解这些记忆。在这个过程中，他们转述了程序性记忆（有时是第一次），使它变成有意识的外显记忆，不必再重新活出创伤记忆就可以知道曾经发生了什么事。

◎ L 先生的三种内隐记忆

L 先生像别的病人一样，接受了心理分析和自由联想的治疗后，很快发现前一天晚上的梦常常出现在他心中，自由联想时就立刻出现，他开始报告那个搜寻不知名物体的梦，但是增加了新的细节，那个物体可能是个人：

> 那个失去的物体可能是我的一部分，也可能不是，可能是一个玩具，我所拥有的某个东西，也可能是一个人。我一定要找到它。只要我找到它，我就会知道。但是有的时候，我不确定它真的存在，所以我不确定我真的失去过任何东西。

我向他指出，他的梦以一种固定的形式出现。他说不只是梦，还有在中断我们治疗的假期过后感受到的那些沮丧和麻痹感觉。一开始他不相信我，但是他的沮丧和关于失落的梦境开始在不来治疗时出现，然后，他记起中断治疗也带来了神秘的沮丧感觉。

他在梦中拼命寻找一个东西的想法跟照顾的中断有关，记录这些记忆的神经元在他童年早期就联结在一起了，但是他不再有意识地知道过去的这些联结。他失去玩具的梦是一个线索，他现在受的苦跟他童年的失落有关。但是他的梦暗示这种失落是发生在现在，过去和现在混在一起了，移情现象已经被启动了，所以身为分析师，我做了母亲在孩子发展眼眶皮质系统时所做的事：我指出情绪的根本，帮助他找出情绪的名称，触发这个情绪的原因，以及情绪如何影响他的心智和身体状态。很快他就能了解触发情绪的是什么，并学会调节自己的情绪。

这种中断的情况引起三种不同种类的内隐记忆：焦虑的状态，他在寻找失去的母亲和家庭；沮丧的状态，他绝望地想知道他要找的是什么；麻痹的状态，当他把情绪关掉，时间静止不动了，这可能是他已经完全被淹没了。

从叙述这些经验的过程中，他第一次在成年后能够把他拼命寻找的梦境跟失去一个人这个真正的触发原因联结在一起，而且了解到他的大脑和心智仍然将分离的念头跟他母亲死亡的念头连在一起。找到这个联结后，他就了解他不再是一个无助的孩子，也比较没有那种被大浪淹没、透不过气来的感觉了。

用神经可塑性的术语来说，激活并专心注意日常的分离和他大难临头的反应之间的联结，使他把这个联结解开，从而改变了神经回路激活的形态。

◎ 母亲死亡的重担

当 L 先生了解到他的反应是把我们的短暂分离当成巨大的失落时，他做了下面这个梦：

我跟一个人在搬一个很重的木箱子。

当他对这个梦做自由联想时，好几个念头浮上他的心头。这个木箱子使他想起他的玩具箱，但它同时是一具棺材，这个梦好像在说他担负着他母亲死亡的重担，然后梦里的人说：

"看看你为这个箱子付出了多大的代价。"我开始脱去衣服，我的腿伤痕累累，都是疤痕和痂。这些痂是我身体死去的一部分。我不知道代价是这么高。

"我不知道代价是这么高"这句话让他了解，他仍然受到母亲死亡的影响，他受伤了，疤痕仍然存在。在他说出这些想法后，他变得沉默，一道光射入他的生命，他终于开窍了。

◎ 避免对母亲的不忠

"当我跟女人在一起时，"他说，"我很快就觉得她不适合我，我开始想象在某处有一个更好的女人在等着我。"然后，听起来极度令人震惊，他说："我刚刚发现那个更好的女人好像是我妈妈，我必须对她忠诚，但是我一直找不到她，现在跟我在一起的女人变成我的养母，爱她就是背叛我真正的母亲。"

他突然了解，他那种必须欺骗他太太的冲动都发生在他要亲近他太太时，这种亲近等于威胁要把他和他母亲的关系埋葬。他的不忠都是为了避免"更高阶"的、潜意识的不忠。这个发现也是第一次让他看到他跟他母亲之间有某种依恋关系。

当我说他是否把我当成他梦里的那个男人，那个对他指出他受到多大伤害的人，L先生突然痛哭起来，这是他成人以后第一次哭泣。

■ "去学习"与移情

L 先生并没有马上就康复，他必须先体验分离、做梦、沮丧和顿悟的循环，这个重复的过程是长期改变神经联结必要的步骤。他必须学会跟别人产生关系的新方式，必须把新的神经元连在一起，旧的反应必须"去学习"，把它变弱。因为 L 先生把分离跟死亡连在一起，它们在他的神经网络上是互相联结的，现在他意识到这个联结了，他可以将它"去学习"。

我们每个人都有防御机制，这是一种把不能忍受的痛苦感觉和记忆隐藏起来、使我们意识不到的反应形态。有一种防御机制就叫分离（dissociation），把受威胁的念头或感觉隔离开来，好像与自己无关。在分析时，L 先生开始有机会去重新体验寻找母亲的痛苦记忆，那个记忆被冻结在时间中，从他有意识的记忆中被分离出来了。

弗洛伊德以后的心理分析师注意到有些病人在做心理分析时，会发展出对心理分析师强烈的感情。L 先生也是一样，我们之间发展出某种温馨、正向的密切关系。弗洛伊德认为这种正向、有力的感情移情是促进痊愈的引擎。用神经科学的说法，这种关系有帮助的原因可能在于亲密关系中所表现出来的情绪和形态其实是内隐记忆的一部分。当这种形态在治疗中被启动时，给病人一个机会去检视并改变它，就像我们在第 4 章中看到的，正向的关系可以促进神经可塑性的改变，因为它可以启动"去学习"，把现有的神经网络融解，使病人可以改变现有的意图与心态。

■ 心理分析可以导致大脑的改变

"无疑的，"坎德尔写道，"心理分析可以导致大脑的改变。"最近的大脑扫描发现在心理分析之前和之后，大脑有重组的现象，治疗的效果越好，大脑的改变越大。当病人重新体验他以前的创伤，重现不可控制的情绪时，额叶的血流量降低了，这个区域原是帮助病人调节他的行为的，这表示额叶比较不活化了。根据心理分析学家马克·索姆斯（Mark Solms）和神经科学家奥利弗·特恩布尔（Oliver Turnbull）的说法，"自由联想等心理治疗的目的……从神经生物学的观点来看，就是要把前额叶的功能延展出去"。

有一个关于用人际关系疗法（interpersonal psychotherapy）（一种根据心理分析学家约翰·鲍尔比（John Bowlby）和哈里·斯塔克·沙利文（Harry Stack Sullivan）的理论发展出来的短期治疗法）治疗抑郁症病人的研究显示，前额叶系统经过治疗后活动正常化了（右眼眶皮质系统是前额叶的一部分，在辨识、调节情绪和亲密关系方面非常重要，这也是 L 先生功能受损的部分）。最近功能性核磁共振大脑扫描的研究发现，焦虑的恐慌症病人在经过心理分析治疗后，他们的边缘系统不再像以前一样，一看到可能会威胁到他们的刺激时就不正常地活化，现在活化程度降低了。

当 L 先生了解他的创伤后应激障碍后，他也开始调节他的情绪，他报告说现在他的自我控制好多了。他过去神秘的麻痹状态减少了。当他有痛苦感觉时，他不再靠酒精逃避，至少不像过去那么频繁。现在 L 先生开始放下他的防御机制，比较不像以前时时都在警戒状态。他对表达愤怒比较自在了，跟孩子也比较亲近，他用理智去面对痛苦，而不像过去一样把痛苦完全关掉。

■ 重新揭露旧的神经回路

因为他失去母亲的哀痛在成长时无人可以跟他谈论，他的家庭用正常过日子的方式来处理哀痛（农场的动物总是要喂，衣服总是要洗，饭总是要吃），而他已经沉默了这么久，我冒险让他把他的非语言感受转变成语言。我说："你要跟我说的似乎是你过去想对你家里的人说的：'你们难道看不出来吗？在这巨大的死亡失落之后，我现在一定要沮丧忧郁才行呀！'"

他大哭起来，这是他来做心理分析后第二次流眼泪。在哭泣间，他的舌头有规律地、不由自主地伸出来，好像婴儿在寻找奶头，然后他盖住脸把手放进嘴里，像一个两岁的孩子，大声地哭起来："我需要人家安慰，你都没有来安慰我，我要一个人沉浸在我的不幸中，你不了解我的不幸，因为我自己也不了解，这个哀伤实在太大了。"

听到这句话，我们两个都了解到他常常拒绝别人的安慰，他的个性使人觉得不容易亲近。他现在正努力穿过他自童年起便建立的防御机制，这个防御机制帮助他隔离巨大的失落。这个机制经过千百次的重复，已经被强化了，变成他人格最显著的特征：冷漠、遥远、不与人亲近。这个人格特质并非天生的，而是后天习得的，现在他在去学习，把它去除掉。

L先生像婴儿一样把舌头伸出来，大哭，好像很奇怪，但其实这是他在治疗过程中好几个婴儿期经验中的一个。弗洛伊德观察到早年有创伤的病人常在关键时刻"退行"（regress）到婴儿时期，不但记起了早年的记忆，同时也再经历了一次这个经验，使他们作出孩子般的行为。从神经可塑性来看，这是很有道理的。L先生刚放弃他自童年起使用的防御机制，即否认他母亲过世带给他的情绪伤害，现在他暴露在被防御机制隐藏着的记忆和痛苦中。记得前面巴赫－利塔曾经描述过一个大脑重组的病人吗？这个情况与它非常相似。假如一个既存的大脑网络被堵住不通了，那么以前旧的网络会被拿出来用，就像高速公路堵车了，路人会用旧的省道，他把这个叫作"重新揭露"旧的神经回路，认为这是大脑重新组织它自己的一个主要方式。我认为在分析中发生的退行在神经层次就是一个重新揭露的例子，它通常跑在心理重组之前。这就是L先生接下来发生的事。

◎ 梦的改变与心理重组

在他下一次治疗时，他报告过去一直出现的梦改变了。这次，他是回到他的老家，寻找大人的东西，这个梦表示已经死去的部分又开始复活了：

我到一栋房子去，我不知道它是谁的，然而我知道它属于我，我在寻找某一个东西而不再是找玩具，我在找一个大人的东西。外面的雪在融化，冬天已过去。我以为这栋房子没人住，是空房，但是我的前妻（她对我像个好妈妈似的，我却离开了她）突然从后面的房间出现了，后面的房间在淹水，她看到我很高兴，很欢迎我，我感到非常高兴。

他正慢慢从孤立中脱身出来，这个梦表示他的感情正在像雪一样慢慢融化，一个像妈妈一样的人在屋子中陪着他，这栋屋子正是他童年最早的家。这个家不是空的，里面有人住。他继续同样的梦，在梦中他找回了他的过去、他自己的感受，以及他曾经有过妈妈的感觉。

有一天，他提到一首诗，是有关一个饥饿的印第安母亲，在给了她孩子最后一口食物后自己饿死的故事。他不能了解为什么这首诗让他这么感动，然后停顿了一下，号啕大哭起来说："我妈妈为了我牺牲了她的生命。"他大哭到身体都震动，安静下来，然后大喊："我要我的妈妈！"

L 先生并没有歇斯底里，他是在重新经历他的防御墙倒下后的情绪痛苦，重新经历他当孩子时的思想和感觉，他在回溯，重新打开旧的记忆系统，甚至回到他小时候的说话方式，但这还是在较高层次心理重组后才会出现的现象。

在承认他很想念母亲后，他第一次到母亲的墓地去。过去他心里始终坚持着他母亲还活着，现在，他终于接受了这个事实，她已经死了。

◎ 治疗改变了 L 先生的生命

第二年，L 先生在他成年后，第一次谈恋爱，他也第一次感到嫉妒。他现在了解为什么女人会为他的保持距离和不肯做承诺而感到愤怒，他觉得悲伤、有罪恶感。他也发现了他有一部分和他母亲连在一起，当母亲过世时，这一部分也丢掉了。他还发现了过去曾爱过一个女人的这部分自己允许他现在可以去爱别人。

然后他做了在分析治疗中的最后一个梦：

> 我看到我母亲在弹钢琴，我出去接一个人，当我回来时，她已躺在棺材里了。

当他在谈这个梦时，他很惊奇地发现他脑海里有一个影像：他曾经被人高举起来去看躺在棺材中的母亲，伸手去摸他母亲，被她完全没有反应的巨大恐惧所淹没。他发出巨大的哭嚎声，被他原始的悲伤所击倒，他的整个身体剧烈震动了10分钟，等他安静下来时，他说："我想这就是我对母亲守灵夜的记忆，那是在打开的棺材旁进行的仪式。"

L先生感觉好多了，而且变得不一样了。他现在与一位女士有着稳定、亲密的爱情，他跟他孩子的关系也变深了许多，不再遥不可及。在他最后一次来治疗时，他说他跟哥哥联络上了，哥哥告诉他在母亲的葬礼上的确有打开棺木，他也的确在场。当他离开我的诊所时，他表现出明显的悲哀，但不再沮丧或因永久分离的想法而感到麻痹。从他完成分析治疗到现在已经10年了，他的抑郁症没有复发，他说治疗改变了他的生命，给了他自我控制权。

◎ 婴儿并非没有记忆

很多人因为童年失忆症（infantile amnesia）会怀疑L先生怎么可能回忆到这么早期的事，因为大家都这么认为，所以没有人做实验去检验一下这个说法究竟正不正确。不过最近有研究显示一岁和两岁大的婴儿的确可以储存这种创伤事件，虽然外显记忆在生命的头几年并没有发展完成。卡罗琳·罗夫-科利尔（Carolyn Rovee-Collier）的实验显示，这种记忆即使在会说话前或刚会说话的婴儿身上也存在。经由提醒，婴儿是可以记得生命最初期那几年的事情的，大一点的孩子可以记住他们会说话前所发生的事情，在他们会说话以后，可以把这些记忆用语言说出来。L 先生就是把他所经历的事情第一次用语言说出来，有的时候他是把外显记忆中的密码解开，让那些记忆显现出来，例如"妈妈为我牺牲了她的生命"，或是他在替母亲守灵的记忆，这个记忆后来也被他哥哥证实了。他还把程序性记忆转换成外显记忆。很有趣的是，他核心的梦似乎是知道他的记忆有问题，即他在寻找一个东西，但是不记得是什么，但是他自己知道，假如他找得到他就认得。

■ 梦是大脑在进行可塑性的改变

为什么梦对心理分析这么重要，它跟大脑可塑性的改变有什么关系？病人常被他们重复出现的创伤经验梦境所迫害、萦绕、纠缠，惊恐地从噩梦中醒来。只要这个病人还在生病，他的梦基本结构就不会改变。代表这些创伤经验的神经通路（像 L 先生在梦中总是在找某一样东西）会持续地活化，没有经过转录。假如这些病人的情况改善，这些噩梦慢慢就不再这么吓人，直到最后病人的梦变成"一开始时，我以为噩梦又回来了，但不是，它已经过去了，我活过来了"。像这样慢慢改变的梦让我们知道心智和脑也慢慢在改变。病人知道他现在是安全的。这个情况要发生，神经回路必须"去学习"，解开某些记忆联结，就像 L 先生"去学习"，解开分离和死亡之间的联结，改变了既有的突触联结，使新的学习可以产生。

有什么样的生理证据可以说明梦是大脑在进行可塑性的改变，像 L 先生一样，改变了深埋在心中的情绪记忆？

最新的脑造影扫描显示，当我们做梦时，大脑中处理情绪、性、生存和攻击本能的部位是活化的。与此同时，前额叶皮质这个抑制我们情绪和本能的地方是比较不活化的。当本能被激发而抑制的力量下降时，做梦的大脑便显现出平常被知觉所阻挡的冲动了。

有几十个研究显示睡眠帮助我们巩固学习和记忆，而这影响大脑的可塑性改变。当我们在白天学会一个新的技能时，假如我们晚上好好睡一觉，第二天这个技能的表现会更好。梦可以解决很多白天解不开的问题看起来是有道理的。

马科斯·富兰克（Marcos Frank）所带领的团队也证实了关键期的睡眠可以强化神经的可塑性，因为那是可塑性改变最多的时候。还记得前面提过休伯和威塞尔在关键期把小猫的一只眼睛缝住使它看不见东西吗？他们发现这只眼睛的大脑地图被好的那只眼睛拿过去用了，这是典型用进废退的例子。富兰克的团队对两组小猫做了同样的实验，一组不让它们睡觉，一组爱睡多少睡多少。他们发现小猫睡得越多，大脑地图的改变越大。

做梦阶段也强化了可塑性的改变。睡眠分成两个阶段，大部分的梦发生在快速眼动期（Rapid-Eye-Movement,REM）。婴儿花在快速眼动睡眠上的时间比成年人多很多，而且在婴儿期神经可塑性的改变最快，事实上，婴儿期的快速眼动睡眠是大脑可塑性发展的必要条件。杰拉尔德·马克斯（Gerald Marks）所领导的团队做了一个跟富兰克相似的实验，探讨快速眼动睡眠对小猫大脑结构的影响。马克斯发现被剥夺快速眼动睡眠的小猫，视觉皮质的神经元比较小，所以快速眼动睡眠似乎对神经元的正常发展是必要的。研究也发现快速眼动睡眠对情绪记忆非常重要，它使海马回把白天发生的短期记忆转换成长期记忆（也就是使记忆变得比较永久，导致大脑结构性的改变）。

在进行心理分析的每一天，L 先生致力于他冲突的核心，也就是他的记忆和创伤，到了晚上时，他就做梦。他的梦让我们看到的不但是他埋藏已久的情绪，连大脑强化他所做的学习和去学习都显现出来了。

■ 创伤与海马回的改变

我们现在了解 L 先生在开始心理分析时为什么没有生命头 4 年的意识记忆：他这个时期的记忆大部分是潜意识的程序性记忆（一些情绪互动经验的自动化序列）及一些外显痛苦的记忆，因为太痛苦，这些记忆被他压抑到潜意识中去了。在治疗过程中，他重新进入他 4 岁前的内隐和外显记忆，但是为什么他不记得他青春期的记忆呢？一个可能性是他把一些青春期的记忆也压抑到潜意识中了。通常当我们把一个大灾难的记忆压抑到潜意识去时，我们也会把一些跟这件事有关的记忆一起压抑了，以确保我们不会接触到原始的记忆。

但是，可能还有另外一个原因，最近的研究发现早期的童年创伤会引起大脑海马回的巨大改变，它会使海马回缩小，新的长期记忆就无法形成。当把一只初生的动物从母亲怀中拉开时，它会发出绝望的叫声，然后进入一个把一切都关掉的阶段，这时身体内会分泌一种叫作糖皮质激素（glucocorticoid）的压力荷尔蒙。糖皮质激素会杀死海马回的神经细胞，使它不能产生联结，因此就无法产生学习和外显的长期记忆。早期的压力经验使这些没有母亲的动物一生都容易产生跟压力有关的疾病。当它们经历长期的分离时，糖皮质激素分泌的基因被启动了，并维持在启动状态很长一段时间。婴儿期的创伤会使大脑调节糖皮质激素的神经元特别敏感，这是一个大脑可塑性的改变。最近研究显示童年有受虐经验的成人也有对糖皮质激素过度敏感的现象，虽然他离当年受虐已经很久了。

海马回会因创伤经验而缩小是一个重要的发现，这可能可以解释为什么 L 先生对他青春期以前的事情记得这么少，抑郁、沮丧、高压力和童年创伤都会使糖皮质激素大量分泌出来，杀死海马回的细胞，使得记忆流失。一个人抑郁得越久，他的海马回就越小。遭受到青春期前童年创伤的抑郁症患者，他们的海马回比未受童年创伤的抑郁症患者小了 18%。这是大脑可塑性的阴暗面：为了对付疾病，我们失去了皮质珍贵的不动产。

假如紧张和压力是短暂的，那么海马回的缩小也是暂时的，但假如拖得太久，这个伤害就会变成永久的了。当病人从抑郁症中恢复时，他们的记忆也会恢复，研究发现他们的海马回也会长回来。事实上，海马回是大脑中神经细胞可以再由我们自己的干细胞变成新细胞两个地方之一[日]。假如 L 先生的海马回受到伤害了，他在 20 几岁恢复后，他又可以开始形成外显记忆了。

抗抑郁药物可以增加干细胞变成新的海马回细胞的数量，服用百忧解 3 周的大鼠，它们的海马回细胞的数量增加了 70%。一般来说，人类抑郁症患者服药后需要 3 ～ 6 周才会见效，或许这只是巧合，但是新的海马回细胞要成熟，伸出它们的轴突和树突，跟别的神经元联结，正好就需要这么长的时间。所以促进大脑可塑性的药物可能正好也能帮助抑郁症的病人，经过心理治疗而改善记忆的病人，可能也是由于治疗刺激了他们海马回神经元的生长。

■ 可塑性的矛盾：改变与僵化

L 先生的改变可能连弗洛伊德都感到惊讶，弗洛伊德用"心智的可塑性"来形容人的改变能力，而且承认整体而言每个人的改变能力是不同的，他也观察到"可塑性的耗尽"（depletion of the plasticity）比较容易发生在老人身上，使他们变成"不可改变的、固定的、僵化的"人。他把这归因到"习惯的力量"，他写道："然而，有些人却能维持心智的可塑性远超过一般人的年龄限制，其他人却早早就失去了。"他观察到，这种人即使经过心理治疗也很难去

ө 在海马回的齿回（dante gyrus）。——译者注

除他们的神经质毛病，他们可以活化移情机制，却无法改变。L先生在这过去的50年都有着固定的人格结构，他又是怎么做到改变的呢？

这个答案是我称之为"可塑性的矛盾"谜题的一部分。我认为这个谜题是本书最重要的主题之一。所谓"可塑性的矛盾"是允许我们改变大脑以产生比较有弹性的行为的这项机制，同时也是使我们僵化不能改变的机制。所有人一出生都有可塑性的能力。有些人成长为有弹性的孩子，一直到长大成人皆如此。另外一些人在童年时很有创意，很会即兴创作，没人能预测他下一步要做什么，长大后却变得一成不变，每天固定走同样的路，做同样的事，变成一个固执、不可改变的人。任何跟没有变化的重复动作有关的行为（我们的职业、文化的活动、技能，及神经质的行为）都能使我们变得僵化固执、不可改变。的确，正是因为我们的大脑有可塑性，我们才会发展出这些僵化、不可改变的行为来。就如帕斯科－里昂的隐喻所说的，神经可塑性就像山上的雪，当我们乘着雪橇往下滑时，可以选择要走哪一条路，因为山上的初雪都很柔软，随便哪一条都可以。但是假如第二次、第三次都选择走同样的路时，雪橇轨道的痕迹就开始出现了，很快，我们就会卡在这个轨道中，不用动脑子就走这条路了。我们的路线现在变得很固定了，就像神经回路，一旦建立了，它就会自我维持，因为我们神经的可塑性既可以导致心智的弹性，也可以导致心智的僵化。我们常低估了心智的弹性程度，大部分人只有偶尔一刹那间感受到这种弹性，好像闪电一样，稍纵即逝。

当弗洛伊德说丧失可塑性跟习惯的力量有关时，他是对的。神

经质的人常受到他们习惯的力量所控制，因为他们会不自觉地一直
重复某些行为，使自己几乎无法终止或重导这个行为的方向。一旦
L 先生了解他平日防卫性习惯的原因之后，他对自己及这个世界的
看法就不同了，这时他就可以运用他天生的可塑性来改变，虽然这
时他已 50 多岁了。

■ 把心中的鬼魂变成过去

当 L 先生刚开始做心理分析时，他觉得母亲像个看不见的鬼魂，
一个既是生又是死的存在，一个他愿意表示忠诚却又不知其是否真
的存在的对象。在接受他母亲真的已经死亡之后，他不再觉得她是
个鬼魂，反而知道他真的曾经有过一个实际存在的母亲，一个好妈
妈，爱他、照顾他，直到她死亡。直到他认为的鬼魂变成一个爱他
的祖先时，他才从这个桎梏中解放出来，使他可以与活着的女子形
成亲密关系。

心理分析常做的事就是把心中的鬼魂变成祖先，即使对那些没
有失去最爱的人的病人也是一样，我们常常不自觉地被过去重要人
际关系的魅影缠绕而影响现在的人际关系。在治疗的过程中，它们
逐渐从魅影变成我们过去的历史。我们可以把那些鬼魂变成祖先，
是因为我们可以把内隐记忆转换成外显记忆，使原本直到它突然冒
出来才能感觉到其存在的内隐记忆，变成有明显情境、很容易被回
忆及体验的过去的一部分。

今天，神经心理学上最著名的病例 H. M. 仍然活着，他已经 70

多岁了，但是他的心智仍然锁在 20 世纪 40 年代，在他动手术、切除两边海马回之前的那个时代[⊖]。H. M. 的病例让我们了解海马回就像个一关卡，记忆通过它才能变成长期记忆，被保存起来。假如不能将短期记忆转换成长期记忆，他大脑的结构和记忆，他心智和身体的自我影像，就冻结在他动手术之前。很悲哀的是，他连镜中的自己都不认得，因为他的自我影像是年轻的。坎德尔跟 H. M. 是差不多同时代的人，他持续不断地研究海马回及记忆的可塑性，一直深入到分子层面的改变。他将自己在 20 世纪 30 年代被纳粹迫害的痛苦记忆写成一本发人深省的回忆录《追寻记忆的痕迹》（*In Search of Memory*）。L 先生现在也是 70 多岁，他不再锁在 20 世纪 30 年代的情绪中，因为他能够将 60 年前发生的事带回到意识中，将它们转译，在这个过程中，重新改变了自己大脑的回路。

⊖　他的手术是1953年做的，时年27岁，但是手术后，记忆只回到25岁左右，手术之后的人生是一片空白。——译者注

第10章

返老还童

神经干细胞的发现及如何永保大脑的功能

90岁的斯坦利·卡伦斯基（Stanley Karansky）医生不相信只是因为他的年纪大了，他的生活就必须走下坡路。他有5名子女、8名孙子女、6名曾孙子女。他结婚53年的老伴在1995年因癌症而过世，他现在与第二任太太海伦住在加利福尼亚州。

他1916年生于纽约市，1942年在杜克大学医学院完成他的住院医生训练，第二次世界大战诺曼底登陆时，他是一名救护兵。他曾在陆军中做医官，驻扎在欧洲的一家戏院中，然后移防到夏威夷，后来他就在夏威夷定居下来，做麻醉科医生直到70岁退休为止。但是他的个性不适合退休，所以他又重新训练自己成为家庭医生，在一家小诊所里看诊直到他80岁。

我在他完成一系列梅策尼希团队所发展的大

脑训练后访问他。卡伦斯基医生并没有认知退步的现象，不过他说："我的书写能力还是很好，但是没有以前那么好。"他来参加这个大脑训练纯粹是希望维持大脑的最佳状态。

他在 2005 年开始听觉记忆训练，他将一片光盘放入计算机中开始练习，他觉得这个程序"蛮有意思，设计得很好"，这个练习需要他判断听到的声音是上扬还是下降，在几个音节中依频率作序列排列，在一组声音中辨识出相同的声音，听一个故事然后回答相关的问题，这些作业都是要使大脑地图边界敏锐，刺激调节大脑可塑性的机制。他一周有 3 天做这个练习，每次一小时零 15 分钟，总共做了 3 个月。

"在结束练习的头 6 周，我并没有发现有什么不同，在第 7 周时，我开始注意到我比以前更警觉，我注意到在练习中，我答对的次数增加了，我对周围事务的感觉变好了。我开车时的警觉性，不管是白天还是晚上，都进步了。我跟别人说话的次数增多了，说话好像变容易了。过去几个星期里，我感到我的书写能力有进步，当我在签名时，我觉得我签字的方式好像跟 20 年前一样。我的太太海伦告诉我：'我认为你比以前更警觉、更有活力，反应更快。'"他想等几个月以后，再做一次这个练习，以维持大脑的最佳状态。即使这些练习只是针对听觉记忆，但他大脑的一般功能都得到了改善，就像做 Fast ForWord 练习的孩子一样，因为它所刺激的不只是听觉记忆，同时也刺激了调节可塑性的大脑中心。

同时他也做身体运动，"我太太与我一周 3 次用健身器材做肌肉运动，然后再骑 30 ～ 35 分钟的运动脚踏车。"

卡伦斯基医生形容他自己是一个终身学习的自我教育者。他读数学方面的书籍，喜欢玩游戏、字谜、前缀诗句⊖和数独。

"我喜欢读历史，"他说，"我会为了某个原因对某个时期的历史产生兴趣，然后就开始挖掘那个时期的历史，直到我觉得已经足够了，我才会去读其他的东西。"或许有人认为这是不务正业，但是这使他一直接触新奇的东西，这种新奇感使得调节可塑性的系统及分泌多巴胺的神经元不会萎缩。

每一个新的兴趣变成一种专注的热情，"五年前，我开始对天文产生兴趣，我买了一副望远镜，因为那时我住在亚利桑那州，看天象的环境非常理想⊜。"他也收集了许多岩石，花了很多时间在矿区中搜寻矿石。

"你家族中有长寿的基因吗？"我问。"没有，"他说，"我母亲40多岁就死了，我父亲60多岁时过世——他有高血压。"

"你的健康情况怎么样？"

"我死过一次，"他笑着说，"你要原谅我，我是一个语不惊人死不休的人。我曾经迷上长跑，1982年我65岁时在一次长跑时，心室纤维颤动（ventricular fibrillation）突然发作，这是一种会致命的心律不齐，我其实已经死在路旁的人行道了。幸好跟我一起跑的人够聪明、够机警，他马上在路边帮我做心肺复苏术（CPR），其他长跑的人打电话叫救护车来，他们很快就来到现场，给我做心脏电击，

⊖　如中国的平头诗，诗句每行的第一个字连起来是一个字或一个词。
　　——译者注

⊜　亚利桑纳州大部分为沙漠，没有光害，适合观察天象。——译者注

使我的心跳恢复正常韵律，把我送到医院。"在那里，他做了心脏绕道手术，他主动地复健，很快就复原了。从那以后，他不再参加竞争性的赛跑，但是每周跑 25 英里，跑得比较慢，但是距离不变，在2000 年他 83 岁，又有一次心脏病发作。

他有很多朋友，但是不参加大型聚会。"我不再去鸡尾酒会，人们只是随便碰在一起聊聊那种，我不再喜欢那种聚会，宁可坐下来跟有共同兴趣的人促膝深谈而不愿讲些泛泛的应酬话。"

他说他和太太不喜欢旅行，但是他在 81 岁时学了俄文，参加了俄国的科学探险队，去了南极。

"为什么去南极？"我问。

"只因为它就在那里。"

过去几年里，他去了犹加敦（Yucatán）、英国、法国、瑞士和意大利，在南美玩了 6 周，去阿拉伯联合大公国探望他的女儿，去了安曼、澳洲、新西兰、泰国和中国香港。

他永远在寻找新事情，一旦他找到了，他会全神贯注地投入——这是大脑可塑性改变的必要条件。"我很愿意全心全意去做我认为有趣的事情，当我到达比较高的境界，不必再花同样的注意力来做这件事时，我会开始再度寻找，将章鱼般的触角送出去搜寻我会感兴趣的东西。"

他的人生哲学、乐观进取的态度同时也保护了他的大脑，他不会因小事情而钻牛角尖。这其实很重要，因为压力会产生糖皮质激素，而这会杀死海马回的神经细胞。

"你似乎比一般人更不焦虑、不紧张。"我说。

"我知道这样对人比较有益。"

"你是一个乐观者吗?"

"并不全然,但是我了解或然率,知道事情会偶然发生,不在我的操控之内。我不能控制它的发生,我只能控制我对它的反应。过去,我曾花了很多时间去担忧我不能控制的事,现在我只担忧我可以控制并可以影响结果的事。我终于学到了如何去应付事情的人生哲学。"

■ "没有神经元可以再生"

在 20 世纪刚开始时,世界上最杰出的神经解剖学家、诺贝尔生理学或医学奖得主卡哈奠下了神经结构的根基 ,他注意到人类的大脑不像蜥蜴的大脑,不能在受伤后自行恢复。但是这种无法补救的情形并不适用于人类其他的器官,我们的皮肤在被切伤后,可以自行愈合,我们的骨头在裂开后,可以自行复原,我们的肝和小肠内壁可以自行修补,失去的血液可以再生,因为我们骨髓里有造血干细胞,可以生成红细胞或白细胞。只有我们的大脑似乎是个例外,当我们年老时,千百万的神经元会死去。当别的器官用干细胞长出新的组织时,大脑无法这样。这个现象的主要解释是大脑在演化过程中变得如此复杂和具有特殊性,它失去了制造补充或替换细胞的能力。此外,科学家问:一个新神经元怎么可能进入既存的复杂神经网络,创造出 1 000 个突触联结而不引起网络系统的混乱? 人类的大脑在过去是被假设成一个密闭系统的。

卡哈的后半生主要用于寻找大脑和脊髓可以改变的迹象，但是他没有看到任何大脑可以再生、重组结构的任何痕迹。

1913 年，他发表了影响后世 100 年的巨著《神经系统的萎缩与再生》（*Degeneration and Regeneration of the Nervous System*）。他写道："在成人大脑中，神经回路是固定的、不可改变的，所有的神经元都会死亡，但是没有神经元可以再生。假如有可能的话，只有等待未来的科学去改变这个严酷的法则。"

这件事就这样决定了。

■ 神经干细胞的再生

我现在正在全世界最先进的实验室，加利福尼亚州拉荷亚（La Jolla）沙克研究院（Salk Laboratories）弗雷德里克·盖吉（Frederick Gage）的实验室中，俯首看着一个活的人类神经干细胞。1998 年盖吉和瑞典的皮特·艾力克森（Peter Eriksson）共同发现了海马回中有这些神经干细胞。

我所看到的神经干细胞充满了活力，它们被称为神经干细胞是因为它们可以分裂、分化成神经元或是在大脑中支持神经元的神经胶质细胞（glial cell）。我现在正在看的干细胞还没有分化成哪一种细胞，也还没有特异化，所以它们看起来都一模一样。虽然这些干细胞看起来缺少个性，它们却可以用长生不老来弥补这个缺点。干细胞不必专业化，它们可以不断地分裂，制造另一个自己，它们可以持续不断地这样复制下去而没有任何老化的征象出现。因为这个原因，干细胞被形容为大脑中永恒年轻的婴儿细胞。这种返老还童的历程叫作神经再生（neurogenesis），会一直进行到我们死去为止。

■ 发现神经干细胞

神经干细胞长久以来都被忽略了，一部分原因是它们跟理论不合，当时认为大脑是一部复杂的机器或是一部计算机，而机器是不会长出新零件的。1965 年，当麻省理工学院（MIT）的约瑟夫·奥特曼（Joseph Altman）和达斯（Gopal D. Das）发现老鼠大脑中有神经干细胞时，没有人愿意相信他们的发现。

到 20 世纪 80 年代，专门研究鸟类的动物心理学家费尔南多·诺特邦（Fernando Nottebohm）发现鸣禽每一季都唱新歌。他发现每一年春天，鸟类开始唱歌求偶时，它们的大脑长出新的神经细胞，而且正好在学习唱歌的大脑区域[⊖]。因为鸟类是人类的祖先，如果大鼠和鸟类都有这个现象，那么人类呢？科学家开始在其他跟人类比较接近的动物大脑中寻找这个现象，普林斯顿大学（Princeton University）的伊丽莎白·高尔德（Elizabeth Gould）是第一个在灵长类动物身上看到神经干细胞的人。后来艾力克森和盖吉找到了一个非常聪明的方式用 "BrdU" 为脑细胞做记号，他们征求临终病人的同意，注射 BrdU 进入身体内，在病人死后检验他们的大脑。假如神经元是在注射 BrdU 之后才长出来的话，这个细胞在显微镜下会亮起

⊖ 诺特邦注意到鸣禽大脑中掌管唱歌的两个神经元RA和VHC在秋天生育季节结束后萎缩，在春天又长出来。——译者注

来。结果他们发现在海马回的齿回，有发亮的神经元在显微镜下出现，所以科学家发现人的大脑一直到死亡前都会一直不停地长出新的神经细胞。

他们继续在大脑中找新的神经干细胞，到现在为止，只有在处理嗅觉信息的嗅球（olfactory bulb）中发现，他们在隔膜（septum，处理情绪的地方）、纹状体（striatum，处理动作的地方），以及脊椎的地方发现了冬眠不活动的干细胞。盖吉和他的团队在研究如何唤醒冬眠神经干细胞的方法，他们也想知道这些冬眠干细胞是否可以移植到大脑受伤的区域去做修补工作，或者甚至不要用外科手术去移植，而是诱发它们自己移动到待修补区域去。

■ 运动产生新的干细胞，学习延长了它们的寿命

盖吉的研究团队更想知道神经再生是否可以强化心智功能，所以他们想找出促进神经干细胞产生的方法。盖吉的同事坎卜曼（Gerd Kempermann）在刺激丰富的环境中饲养了一批年老的老鼠，给它们玩各种玩具，如球类、长的管子（老鼠喜欢钻东西）、像人类跑步机一样的跑步转轮（running wheel），这样 45 天以后，把它们杀掉，解剖它们的大脑。坎卜曼发现与在一般笼子中长大的老鼠相比较，它们的海马回容积增大了 15%，神经元数目也增加了 15%，即 40 000 个新神经元。

老鼠一般可以活两年。当研究团队解剖成长到 1 岁才有机会进入丰富刺激的环境，然后在里面又过了 10 个月的老鼠时，他们发现

这些老鼠海马回的神经元数量是一般老鼠的 5 倍。这些老鼠在学习、探索、动作和其他测量老鼠智力的测验上都比在缺乏丰富刺激环境中长大的老鼠强。它们长出了新的神经元，只是没有年轻老鼠长得那么快而已，这证明了长期的丰富刺激环境对年老的大脑神经再生有巨大影响。

这个团队的下一步是看哪一些活动会引起老鼠大脑细胞的增加。他们发现有两个方法可以增加大脑神经元的数量：一是创造新的神经元，二是延长既有神经元的寿命。

盖吉的同事凡布拉格（Henriette Van Praag）表示，增加新神经元最有效的方式是在跑步转轮上跑。在跑转轮一个月后，老鼠海马回新神经元的数量增加了一倍。盖吉告诉我，老鼠并不会真的在转轮中跑，它们只是看起来在跑，其实只是走得很快而已，因为轮子的阻力很小，稍微一着力就开始转。

盖吉的理论是：在自然环境中，长期地快走会使动物进入一个新的、不同的环境，新环境需要新学习，撞击出他所谓的"预期的细胞增殖"（anticipatory proliferation）火花。

"假如我们只在这个房间内生活，"他说，"这个房间就是我们全部的经验，我们不会需要神经再生，我们已经知道这个环境的每一件事情，我们现有的知识就会使我们过得很好了。"

这个理论，即新的环境可以激发神经再生，与梅策尼希的发现相符，为了使大脑保持最佳状态，我们必须学习新的东西，而不是每天重复已经做得很熟练的事情。在这些实验上，我们看到终身学习的必要性。

　　前面提到还有第二个方法可以增进海马回的神经细胞数量：延长既有神经元的寿命。研究团队发现学习去玩其他的玩具、球和长的管子，并不能产生新的神经元，但是可以使这个区域的新神经元活得长些。高尔德也发现，即使在缺乏丰富刺激的环境中，只要是学习，都可以延长干细胞的寿命。所以运动和学习是互补的：前者产生新的干细胞，后者使它们的寿命延长。

■ 教育创造了"认知储备所"

　　虽然发现神经干细胞的存在是很重要的事，但它只是年老的大脑返老还童、改善它自己的方法之一。很矛盾的是，有时神经元死亡可以增进大脑的功能，就像青春期时，没有跟其他神经元联结的神经突触和神经元会被修剪掉，这是最戏剧化的用进废退例子。继续为没有用的神经元提供血液、氧和能量是一件浪费的事，把它们修剪掉会使大脑目标集中、效率好。

　　到老年持续有某些神经再生的现象并不能否认我们的大脑像身体其他的器官一样会慢慢退化。但是即使在功能退化下降的时期，大脑仍然有可塑性的重组能力，这可能是为了适应大脑神经细胞的死亡。加拿大多伦多大学的研究者斯普林格（Mellanie Springer）和格雷迪（Cheryl Grady）发现，当我们年老时，我们会用跟年轻时不同的大脑区域去做同一件事情。他们用脑造影技术发现 14 ～ 30 岁的年轻受试者在做各种认知测验时，颞叶大量活化起来，他们受教育程度越高，颞叶的活化程度越大。

但是 65 岁以上的受试者，活化的区域就不一样了。脑造影图片显示，他们在做同样认知作业时，活化的主要是他们的额叶，他们受教育程度越高，额叶的活化越厉害，这点跟年轻人的形态不一样。

大脑功能区域的改变是大脑可塑性的另一个证明——处理区域从一个脑叶改变到另一个脑叶是很大的迁移。没有人知道为什么大脑要做这样的搬迁，或是为什么这么多的研究都发现受试者的受教育程度越高，他们心智下降的速度就越慢或概率越小。教育为什么可以保护他们？最流行的理论是说，教育创造出一个"认知储备所"（cognitive reserve），更多的神经回路投身到从事心智活动上，所以当大脑老化时，我们有储备的回路可用。

另外一个巨大的神经重组发生在我们年老时。我们前面已经看到，许多大脑的活动是侧化的（lateralized）。大部分的语言在左边处理，大部分的视觉－空间历程在右脑处理。但是杜克大学的卡巴萨（Roberto Cabeza）及他的团队最新的研究显示，有些侧化现象在我们年纪大时会失去。过去在一边脑前额叶处理的事情，现在是两边前额叶一起处理了。我们不知道为什么会这样，一个观点是当我们年老时，一边的脑半球开始觉得力不从心，呼唤另一边来帮忙，这显示大脑重新组织来应付它自己的弱点。

■ 如何减少心智退化的概率

我们现在知道在动物身上，运动和心智活动可以产生新神经元及维持旧神经元的生命。现在也有很多的实验确认心智活动越活跃的人，他们的大脑功能越强，我们所受到的教育程度越高，越常跟别人来往，社交生活越丰富，每天运动的量越多，受到的心智刺激越丰富，我们越不容易得阿尔茨海默病或老年痴呆（dementia）。

但不是所有的心智活动效果都一样，研究发现只有真正全神贯注的活动才会减少心智退化的概率，例如学一种新的乐器、玩桥牌、打麻将、阅读和跳舞都可以帮助神经元的活化。跳舞需要学新的动作，它既是身体的，也是心智的运动，需要大量的注意力。其他像打保龄球、看顾小孩、打高尔夫球所需要的活动力及专注力比较少，就无法减少得阿尔茨海默病的概率。

这些研究只是建议，但是并没有证明我们可以用大脑练习来预防阿尔茨海默病。这些活动跟阿尔茨海默病发病的概率有关，但是相关并不是因果关系。有可能是那些早期的阿尔茨海默病病人，还没有被确诊他们有阿尔茨海默病，但是他们的日常生活活动开始慢下来，不再活跃。所以我们顶多只能说大脑练习和阿尔茨海默病之间的关系极有可能存在，但还未被证实。

梅策尼希的研究显示与老化有关的记忆丧失常与阿尔茨海默病混淆在一起，但是前者可以用大脑练习来改善记忆。虽然卡伦斯基医生并没有抱怨他一般认知能力的下降，但他的确体验到一些老年人的情况，这是跟年纪有关的记忆丧失。他去做听觉记忆训练的确帮助他改善了其他认知功能，只是他以前没有注意到这些认知功能已经在走下坡路。

■ 人老脑不老

卡伦斯基医生可以算是老年人的模范，他做了所有正确的事去抵抗与年纪老化有关的记忆丧失，我们都应该向他看齐，维持自己心智的年轻。

身体的运动很重要，不但因为它能创造新的神经元，而且因为心智的活动要靠大脑，而大脑需要氧。散步、骑脚踏车或心肺运动都能强化跟提供大脑氧气有关的器官，使人们觉得心智敏锐，就如 2 000 年前罗马哲学家塞内加（Lucius Annaeus Seneca，约公元前 4 ~ 公元 65 年）所说的一样。最近的研究显示运动可以刺激神经生长因子 B D N F 的分泌，前面第 3 章已经提过。这个神经生长因子重新设计了大脑，在大脑可塑性的改变上，扮演了关键性的角色。事实上，不论什么方式，只要能使心脏和血管维持最佳状态都会使大脑受益，我们不需要过度地健身，过和不及都不好，如前面凡布拉格和盖吉所发现的，只要每天以适当的速度散步就能刺激新神经元的生长。

运动刺激你的感觉和运动皮质区，维持大脑的平衡系统。这些功能在我们年老后开始退化，使我们容易摔跤而待在家中不敢出门，大脑最怕的就是人留在相同的环境中不动，这样会使大脑萎缩得更快。单调不动会减少多巴胺的分泌，破坏维持大脑可塑性的注意力系统。一个强调认知的身体活动，如学习新的舞步，可以帮助我们避免平衡问题，增加我们社交的机会，如前所示，社交对维持大脑健康很重要。太极拳需要高度的专注及身体的运动，虽然尚未经过详细的研究，但是应该对大脑健康有好处，尤其它可以刺激大脑的平衡系统。太极同时有坐禅的功效（因为专心无杂念）。现在已知坐禅可以减轻压力，所以它可以保护海马回的神经元，保存记忆。

卡伦斯基医生一直在学习新的东西，这跟老年人的快乐和健康有很大的关系。哈佛大学的精神科医生乔治·范伦特（George Vaillant）如此主张，他应该最有资格如此说，因为他主持了一个大型、长期的人类生命研究计划，他研究了 824 名受试者，从青春期后期到老年。他的受试者为可分为三组，一组是哈佛毕业生，一组是贫穷的波士顿人（哈佛大学在波士顿），第三组是智商非常高的女人，这些人有的已经 80 几岁，被追踪超过 60 年了。范伦特总结说年纪大不一定如年轻人以为的代表着下降、衰退的历程。许多老年人学习新的技术，人生经验丰富，使他们在社交场合适应得比较好，态度从容，谈吐有智慧⊖。这些老年人其实比年轻人更不容易得抑郁症。

挑战心智的活动可以增加海马回神经元存活的概率，所以，老年人可以采用已经被认证为有用的大脑训练，如梅策尼希发展出来的那一套训练。但生命是为了生活，并不是为了做练习，所以最好的方式是去做你一直想要做而没有机会做的事。只有做自己想做的事才会产生强烈的动机，而动机才是关键。法山诺（Mary Fasano）89 岁才拿到哈佛大学的学士学位；以色列的第一任总理戴维·本 - 古里安（David Ben-Gurion）在老年时，自学希腊文以阅读经典的原文。我们可能会想："干什么呀？我在骗谁呀？我的一只脚已经

⊖　中国人说姜是老的辣，许多老年人比他们年轻时，对自己更有信心。
　　——译者注

在坟墓中了。"但是这种想法是会自我实现的预言（self-fulfilling prophecy），只会加速心智的衰退，因为大脑是用进废退的。

美国著名建筑师赖特（Frank Lloyd Wright）在 90 岁时，设计了古根海姆博物馆（Guggenheim Museum）。富兰克林（Benjamin Franklin）在 78 岁时，发明了双焦眼镜（bifocal spectacles）。李曼（H. C. Lehman）和西蒙顿（Dean Keith Simonton）在研究创造力时，发现 35～55 岁是大多数领域创造力的高峰，60 岁和 70 岁的人，虽然他们动作比较慢，但是他们跟 20 岁的人一样有生产力。

当大提琴家帕布罗·卡萨尔斯（Pablo Casals）91 岁时，有一位学生问他："大师，为什么你还持续不断在练习？"卡萨尔斯回答说："因为我还持续不断在进步。"

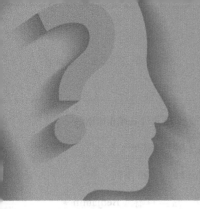

第11章

比部分的总和还多

只有半个脑也可以拥有完整人生的女人

　　坐在桌子对面跟我开玩笑的女人天生只有半个大脑，当她在母亲肚子里时，一个没有人知道原因的大灾难发生了。医生说不是中风，因为中风摧毁的是健康的组织，而米歇尔的左脑根本没有发育出来，医生怀疑是她左边的大动脉被阻塞了，无法提供血液到左半球，使她的左脑无法发育。出生时，医生给她做一般性的测验，告诉她母亲卡洛，她是正常的婴儿。即使到今天，神经学家如果没有进行大脑扫描也看不出来她是整个左半脑都没有的人。我发现我自己一直在想，究竟这世界上有多少人是只有半个脑就过了一生，而他自己或别人都不知他有这个缺陷？

　　我去访谈米歇尔是想知道人类大脑的神经可塑性改变可以达到什么样的程度。米歇尔的例子严重地挑战过去大脑功能区域特定论的教条，因为那个理论是说每一个脑半球先天就设定了它特有的机制和功能，是不能改变的。然而米歇尔却可以只用半个脑而生活得很好，我想不出还有哪一个例子比她的更适合来说明大脑可塑性或验证大脑的神经可塑性理论。

虽然米歇尔仅有右脑半球，她却不是依靠呼吸器才能活的可怜人。她今年 29 岁，她的蓝眼睛透过厚厚的玻璃镜片，炯炯有神地望着我。她穿着蓝色的牛仔裤，卧室漆着蓝色的墙壁，她的谈吐非常正常。她有着一份兼职的工作，喜欢阅读、看电影，跟她的家人在一起。她可以做这些是因为她的右脑接管了左脑的工作，重要的心智功能（如说话和语言）移到她的右脑来处理了。她的发育让我们清楚地看到神经可塑性并不是一件不重要的小事，它使米歇尔能够达成最大程度的大脑重组。

米歇尔的右脑不但要负担左脑的主要功能，同时还得做它自己右脑的工作。在正常的大脑中，左右半球会相互帮忙将对方的发展调节到最理想，它们用送出电流信号，来通知对方自己的活动，使两者可以协调功能，一起共事。在米歇尔的例子，右脑没有左脑的帮助，只能自己独自发展，学习如何靠自己运作。

米歇尔有超乎异常的计算能力（天才的能力），她可以像闪电一样计算并得出答案。但是她也有特殊的需求和能力限制。她不喜欢旅行，在不熟悉的环境中很容易迷路。她很难理解某些抽象的句子或想法。但是她的内心生活是很活跃的，她可以阅读、祈祷并爱别人。她的口语表达很正常，除非当她受到挫折。她很崇拜美国电视的喜剧明星卡罗尔·伯纳特（Carol Burnett），她每天听新闻及棒球赛转播，选举时一定去投票。她的人生印证了整体大于部分的总和，而且半个脑并不代表只有半个心智。

■ 人为什么需要两个脑半球

140 年前，法国医生布罗卡开启了大脑功能区域特定论的时代。他说："人用左脑说话。"他不但提出了大脑功能区域特定论，同时也开创了脑侧化的相关理论。这个理论是寻找左、右半球功能和结构上的不同。左脑被认为是语言的区域，负责与符号相关的活动，比如语言、算术计算；右边则是负责非语言功能，包括视觉－空间的活动（如我们在看地图或在空间导航），一些想象力和艺术的能力也被认为是在右脑处理的。

米歇尔的例子让我们看到我们对人类大脑的最基本功能是多么无知。当两个脑半球的功能必须相互竞争同一块大脑区域时，会怎么样呢？假如必须牺牲某一方时，又怎么样呢？如果只是要生存下去，究竟需要多大的脑？假如要发展机智、同理心、品位、精神上的需求及见微知著的能力，又需要多大的脑？假如我们少了一半的大脑组织也可以生存下来，为什么一开始要有两个脑半球？

最后还有一个问题：像她这样会是什么感觉？

◎ 脑壳内的空洞

我现在在米歇尔家的客厅，在弗吉尼亚州瀑布教堂市（Falls Church）一个中产阶级小区的一幢房子里。我在看她核磁共振的片子，这是可以看出大脑结构的一种脑造影技术。我看到她右脑是正常的，但是左边只有小小一条薄薄的半岛形状的灰质飘浮在黑色的空洞中。米歇尔自己从来没有看过这张片子。

她把这个空洞叫作"我的胞囊"（cyst），当她在说"我的胞囊"，或直接说"胞囊"时，听起来好像它已经变成实质的东西了，像科幻电影里面一个恐怖的角色。的确，看她的大脑扫描图是有恐怖的感觉，但当我看着米歇尔时，我看到她整个面孔，看到她的眼睛和她的笑容，我会不由自主地想象面孔后面的大脑应该也是同样的对称。这张大脑的扫描片子真是一声无情的响钟，惊醒你的幻觉。

◎ 缺少一个脑半球的表现

米歇尔的身体的确显示出她缺少一个脑半球的象征。她的右手腕是弯的，有一点扭曲，但是可以用——虽然一般来说，几乎所有对右边身体的指令都是来自左脑。或许从她的右脑发展出非常细的一股神经纤维连到右手。她的左手是正常的，她惯用左手，当她站起来走路时，我注意她穿着铁鞋来支撑她的右腿。

大脑功能区域特定论者会说我们在右视野（right visual field）所看到的每一个东西都是在左脑处理的⊖。但是因为米歇尔没有左半球，她没办法看到来自右边的东西，她的右视野是盲的，她的弟弟常常

⊖　右视野是两只眼睛左半边视网膜所看见的东西，并不是在右眼，这两者有很大的差别，不可混淆。我们两只眼睛的视神经在视叉（chiasma）相交，汇集两只眼睛视网膜左半边和右半边送过来的信息后，才左边的信息送往右脑，右边的信息送往左脑去。——译者注

从她的右边偷她的薯条吃，但是她会抓到他们，因为视觉所缺少的，她的听觉把它补偿起来了。她的听觉非常敏锐，甚至当她在楼上时，都可以听到她父母在楼下另一端厨房所讲的话。这种超敏锐的听力在全盲的人身上常常可以看到，这是大脑有能力为了改变的环境去调适的证明。不过这种超级敏感的听力是要付出代价的，在马路上，如果有人按喇叭，她会立刻用双手遮住耳朵，以避免感官负荷过量。在教堂中，她不能听管风琴的声音，听到后她会立即溜到门外。学校防火演习使她惊吓，一方面是很大的噪声，另一方面是人群移动所造成的视觉混乱。

她同时也对触觉超级敏感，卡洛把米歇尔衣服的标签剪掉，使她不会感觉到摩擦。这好像她的大脑缺少把不需要的感觉筛掉的过滤器，所以卡洛常常必须替她做筛选来保护她。假如米歇尔有第二个脑半球的话，那就是她的母亲。

■ 不对劲的孩子

"你知道，"卡洛说，"我以为我永远不可能有小孩的，所以我们领养了两个孩子。"米歇尔的哥哥比尔和和姐姐莎朗。就像常常发生的一样，在领养孩子后，卡洛怀孕了，生下完全正常的儿子史帝文。卡洛和她先生希望有更多的孩子，但是自从生了史帝文以后，卡洛很难受孕。

有一天，卡洛觉得不舒服，像是害喜，所以她去验孕，出来结果是阴性的。卡洛有点不太相信这个结果，所以她又验了几次，每一次在前两分钟都显示是阴性的，再过 10 秒之后，才转成阳性的。

在这期间，卡洛有间歇性的出血，她告诉我："在验孕后第三个星期，我回去找了医生。他说：'不管试纸怎么说，你已经怀孕三个月了。'当时，我什么都没想到，现在事后回想，我相信是因为米歇尔在子宫中受到了损伤，所以我的身体努力想让这个孩子流产，但是没有成功。"

"感谢上帝，没有成功！"米歇尔说。

米歇尔生在 1973 年 11 月 9 日，初生的头几天对卡洛来说记忆模糊，因为她从医院把米歇尔带回家的那一天，一直跟她们住在一起的卡洛的母亲中风了，家中一片混乱。

等到危机过去后，卡洛才察觉到不对劲：米歇尔的体重没有增加，她不好动，也几乎没有发出任何声音，她也不会用眼睛去追踪移动的物体。于是卡洛开始不停地往医院跑、看医生。米歇尔 6 个月大时，医生第一次开始怀疑她的大脑受伤了。卡洛以为米歇尔眼球肌肉有问题，所以不能追踪物体，她带米歇尔去看眼科医生，医生发现米歇尔两只眼睛的视神经都受损了，所以告诉卡洛，米歇尔的视觉永远不可能正常，戴眼镜也没有用，因为受损的是视神经，而不是水晶体。更糟糕的是医生认为这个问题出在米歇尔的大脑，是大脑病变使米歇尔的视神经萎缩。

就在这个时候，卡洛注意到米歇尔不会自己翻身，右手无法伸直。进一步检验证实了她是偏瘫（hemiplegic），表示右半边的身体有一部分是瘫痪的。她右手扭曲的方式看起来跟右脑中风的人很像。大部分的孩子在 7 个月左右开始爬，但是米歇尔坐在地上，不动如山。如果她真的想要什么东西，她会用她好的那只手去抓。

虽然她不属于任何已知的病别，但她的医生还是开出了比尔综合征（Behr Syndrome）的诊断证明，使她可以得到医疗照护和残障补助。的确，她是有一些比尔综合征的症状：视神经萎缩、神经性的平衡协调问题。但是卡洛和她先生知道这是不对的，因为比尔综合征是一个非常稀有的遗传疾病，而卡洛和她先生的家庭都没有任何人有这个疾病。3 岁时，米歇尔被送到治疗脑性麻痹（cerebral palsy）孩子的医院去，虽然她并没有被诊断为脑性麻痹。

◎ 仍有希望

当米歇尔在婴儿期时，计算机断层扫描（computerized axial tomography, CAT）才刚刚发明出来，这种精密的 X 光仪器可以照很多的大脑断层图片，将数据传送到计算机。骨头是白色的，大脑组织是灰色的，身体的空隙是漆黑的。米歇尔曾在 6 个月大时，接受过计算机断层扫描，但是早期的扫描分辨率非常差，她大脑的扫描图片只是一团灰，医生无法从其中作出任何判断。

卡洛对她的孩子永远不可能正常的看法感到非常难过。有一天，卡洛正在餐厅喂米歇尔吃早饭，她先生正好经过餐厅，卡洛注意到米歇尔的眼睛可以随着人体的移动而移动。

“装谷片的碗被我抛到天花板上了，我太高兴了。”卡洛说，“因为这表示米歇尔并不是完全看不见，她还有残留的视觉。”几个星期以后，当卡洛跟米歇尔坐在门廊底下时，一辆摩托车经过，米歇尔用眼睛追随那辆车。

　　然后，有一天，当米歇尔大约 1 岁时，她平时紧握在她胸前的右手打开了。

　　当她两岁时，这个平常几乎不讲话的孩子突然对语言有兴趣了。

　　"我回家时，"米歇尔的父亲说，"她会说ＡＢＣ！ＡＢＣ！"坐在父亲的腿上时，米歇尔会用手触摸她父亲的嘴唇，以感受到他说话时口腔的震动。医生告诉卡洛，米歇尔没有学习障碍，事实上，她的智力看起来是正常的。

　　但是米歇尔到了两岁仍然不会爬，她的父亲知道女儿喜欢音乐，他会放米歇尔最喜欢的唱片，当唱片唱完时，米歇尔会叫："呜呜呜，再一次！"她的父亲会坚持要她爬到唱机旁，他才会再放一遍。米歇尔整个学习的形态现在变得很明显了：发展上显著的迟缓。医生要他父母试着适应这些问题，但是，不知怎地，米歇尔每一次都能使她自己超越那个障碍。卡洛和她先生变得对米歇尔更有信心了。

　　1977 年，当卡洛第三次怀孕怀着米歇尔的弟弟杰弗里时，她的医生说服卡洛让米歇尔再做一次计算机断层扫描。他说卡洛应该想知道米歇尔在她子宫里究竟发生了什么事，这样才可以防止同样的事发生在现在这个胎儿身上。

　　到 1977 年时，计算机断层扫描的技术已经进步了许多，当卡洛看到新的扫描照片时，她说："片子清楚地看到一边有脑一边没有脑，就像白天和黑夜一样清楚。"她非常震惊。她告诉我："假如米歇尔六个月大时的照片就是如此的话，我想我一定没有办法承受这个打击。"但是现在米歇尔已经 3 岁半了，她已证明她的大脑可以适应和改变，所以卡洛觉得事情可能没有那么糟，米歇尔可能仍然有希望。

■ 当右脑承担了左脑的工作

米歇尔知道美国国家卫生研究院约旦·格拉夫曼（Jordan Grafman）医生的团队在研究她。卡洛曾经带米歇尔到国家卫生研究院去，因为她读到一篇有关神经可塑性的文章，在文章中，格拉夫曼医生反驳了许多关于大脑问题的观点。格拉夫曼认为只要给予帮助，大脑可以终其一生都不断地发展和改变，即使在受了伤以后仍然可以。但是当地医生告诉卡洛说米歇尔的心智发展到 12 岁左右就会停止了，现在米歇尔已经 25 岁了。假如格拉夫曼医生是对的，米歇尔已经失去了许多宝贵的时间，她其实可以做许多对她可能有帮助的治疗。这个想法带给卡洛罪恶感，但是同时也带给她希望。

卡洛和格拉夫曼医生所做的第一件事就是帮助米歇尔了解她自己的情况，使她比较能够控制自己的情绪。

米歇尔对她的情绪非常诚实，"许多年来，"她说，"只要我没有达到我的目的，我就会大吵大闹，自我小时候以来一直如此。去年，我厌倦了人们总是认为应该顺着我的意思，不然我的胞囊会控制我。"然后她说："去年以后，我告诉我父母，我的胞囊可以应付必要的改变。"

虽然她可以重复格拉夫曼医生的解释，即她的右脑现在承担左脑的工作，如说话、阅读和计算，但她有时谈到这个胞囊的方式又好像它是一个实质的东西，是一个有人格和意志力的异物，而不是她脑壳中本来应该有左脑的一个空洞。这个矛盾显现出她思考的两种倾向：她对具体事件的记忆是超强的，她记得所有的细节，但是她的抽象思考有问题。对具体事件的记忆强有些好处，米歇尔的拼字能力超强，而且可以记得字母在纸页上排列的方式，因为就像很多具体事件的思考者一样，她可以把事件记录在记忆中，维持它们的鲜明和生动程度，就像她第一次看到这个事件时一样。但是她觉得去理解一个潜藏着道德观念、主题或没有说明重点的故事很困难，因为这需要抽取出故事的中心意图。

我一再碰到米歇尔将抽象符号具体化的例子。当卡洛在说她初次看到米歇尔没有左半球的那张计算机断层扫描，她是多么震惊时，我听到一个声音。坐在旁边听的米歇尔开始玩她刚刚用来喝水的瓶子，在瓶子里吸吸吹吹。

"你在做什么？"卡洛问道。

"呃，嗯，我在把我的感情吹进这个瓶子里。"米歇尔说，好像她觉得感情真的可以灌输到这个瓶子中似的。

我问米歇尔，她母亲形容计算机断层扫描片子的方式会不会使她不舒服。

"不会，不会，不会。呒，你看，把它说出来是一件重要的事，我只是在控制我的右半边。"这个例子显示米歇尔相信当她不高兴时，她的胞囊就接手把主控权抓过去了。

有的时候，她会讲很多无意义的词，她并不是为了沟通，而是为了发泄她的感情，她曾提到她很喜欢玩字谜和猜字游戏，甚至在看电视的时候也玩。

"这是为了增加你的词汇量吗？"我问道。

她回答道："事实上，ACTING BEES! ACTING BEES! 我在看电视连续剧时这样做，使我的心里不会无聊。"

她大声地唱："ACTING BEES!"把一些音乐注入她的回答中。我请她解释。

"这完全是无意义的，当，当，当，当，当我被问到使我感到挫折的问题时。"米歇尔说。

她选择使用一些词常常不是因为它们的抽象意义，而是因为它们的物理性质或有相似的韵母——这是她喜欢具体事件的证据之一。有一次，当她从汽车中钻出来时，她突然大声唱"TOOPERS IN YOUR POOPERS"。她常在餐馆中扯着喉咙大声唱，使人们都转头看她。在她开始唱歌之前，她会紧紧地咬住下巴。有一次她感到挫折，咬得太用力，咬断了两颗大门牙，也曾好几次咬断后来装的义齿。大声唱无意义的歌可以帮助她戒掉用力咬的坏习惯。我问她唱无意义的歌是否能使她平静下来。

"I KNOW YOUR PEEPERS!"她唱道："当我唱歌时，我的右边控制我的胞囊。"

"它能使你平静吗？"我问道。

"我想是吧！"她说。

◎ 对重复行为的喜爱

这些无意义的词通常有开玩笑的性质在内，好像她用好笑好玩的词进入某一情境。但是这通常发生在她觉得她的心智不行了，她不懂别人在说什么的时候。

"我的右半边，"她说，"不能做别人右半边可以做的事。我可以做简单的决定，但是不能做那些需要很多主观思考的决策。"

这是为什么她不但喜欢而且爱上重复的、可能会让其他人抓狂的行为，如输入数据。她目前输入了她母亲做事的教区 5 000 多名教友的姓名、数据，所有的信息。她给我看计算机中她喜欢的消遣游戏——接龙，当我望着她玩时，我很惊讶她竟然可以玩得那么快，这个游戏不需要主观的评估，所以她非常有决断力。

"噢！噢！看，噢，噢，看这里！"她高兴地尖叫，叫出每一张卡片的名字，把它们放在应该放的地方，开始唱歌。我发现她的大脑中已呈现出 52 张扑克牌的样子，她知道每一张牌的位置和名字，不论它是正的或反的。

另一个她很喜欢的重复作业是折东西。每一个星期，她脸上挂着微笑，像闪电一样，折叠 1 000 张教会的通告，只要半个小时就做好了，而且只用一只手。

◎ 抽象思考的困难

在了解抽象概念方面的问题是她右脑太过拥挤最大的代价，为了了解她对抽象概念的理解能力，我请她解释一些格言给我听。

我问："不要为打翻的牛奶哭泣是什么意思？"

她说："它是说不要浪费你的时间去担忧一件事。"

我请她再多解释一些，希望她能说出对已经发生的不幸事件不要再去想了，因为于事无补。

她的呼吸变得沉重，开始用不愉快的声音唱："DON'T LIKE PARTIES, PARTIES, OOOOO."

然后她说她知道一个象征性的句子："That's the way the ball bounces."她说这个句子的意思是："That's the way things are."

接着我请她解释一个她不曾听过的格言"住在玻璃屋中的人不可以丢石头ⓔ"（People in glass house shouldn't throw stones）。

她的呼吸又开始沉重起来。

因为她上教堂，所以我问她有关耶稣说的话："让那个不曾犯过罪的人丢出第一块石头"（Let he who has not sinned cast the lst stone.）我跟她讲了耶稣说这句话时的情境。

她叹了一口气后，呼吸沉重地唱："I AM FINDING YOUR PEAS! 我必须好好地思考这个问题。"

我继续问她物体的异同，这还是抽象的测验，但是不像解释格言或寓言那样用到很长的符号序列，所以比较没有挑战性，异和同与细节有关，比较物体的异同其实具体多了。

她果然在这方面做得比别人快。椅子和马有什么相同的地方？她马上接着说："它们都有四条腿，都是给人坐的。"那么差异呢？"马是动物，椅子不是，马自己可以走动，椅子不能。"我让她做了好几个这种测验，她每一个都拿到满分，而且速度像闪电一样，这次，她就没有唱那些无意义的歌。我给了她一些算术题及记忆题，她也

ⓔ　自取灭亡之意。——译者注

都拿满分。她告诉我学校的算术都非常简单，她都做得很好，所以他们把她从特殊教育班转出来，回到普通班去了。但是到 8 年级时，老师要教代数，这是比较抽象的，她觉得很难。历史也是一样，一开始时，她表现得很好，像颗闪亮的星，但是当 8 年级开始介绍历史观念后，她就觉得很难掌握了。她的记忆也是如此，细节记得很清楚，但抽象的思考就不行了。

■ 星期五是个煎锅

我开始怀疑米歇尔在某些心智能力上是一个天才，在我们谈话时，她会非常正确、非常有自信地改正她母亲说的某一件事情发生的时间。她母亲提到去爱尔兰旅行，问米歇尔那是什么时候。

"1987 年 5 月。"她想都不想，立刻回答。

我问她怎么做到的，她说："我记得大部分的事情……我想它们是很生动或什么的。"她说她的生动记忆可以回溯到 20 世纪 80 年代中期，我问她是否有什么方法来记住这些日期，有许多天才有他们自己的一套公式，她说她并没有经过计算只是记住了时间和事件，但是她知道日历是有规则可循的，每 6 年循环一次，然后变成 5 年循环一次，看闰年是什么时候。"假如今天是 6 月 4 日星期三，那 6 年前的 6 月 4 日也是星期三。"

"还有别的规则吗？"我问，"3 年前的 6 月 4 日是星期几？"

"星期日。"

"你用到规则了吗？"

"没有，我只是回溯我的记忆。"

我很震惊，我问她是否曾经对日历着迷。她一口回绝："没有。"我问她是否喜欢记事情。

"只有某些事我喜欢。"

我问她几个日期，然后我回去确认。

"1985 年 3 月 2 日？"

"星期六。"她立即回答，而且是正确的。

"1985 年 7 月 17 日？"

"星期三。"快速又正确。我发现对我来说随便想个日子出来问她，比她回答我还困难。

因为她说她可以记得 20 世纪 80 年代中期的日子而不需要用到公式，我就想把她的记忆推得更远，我问她 1983 年 8 月 22 日是星期几。

这次她花了半分钟，而且很明显在计算，轻声对自己讲话，而不是从记忆中提取。

"1983 年 8 月 22 日，嗯，是星期二。"

"这比较难是因为？"

"因为在我心中，我只能回到 1984 年的秋天，从那时起我开始把事情记得很好。"她解释给我听，她对每一天都有清晰的记忆，那天在学校里发生了什么事，她用这些日子作为基准。

"1985 年 8 月开始于星期四，所以我的方式是倒回去两年，1984 年 8 月开始于星期三。"

然后，她笑着说："我错了，我说 1983 年 8 月 22 日是星期二，它其实是星期一。"我查了一下，她后来的改正是对的。

她的计算速度很令人惊异，但更令人惊异的是她对过去 18 年来所有发生事件的生动记忆。

有的时候，这些"白痴天才"（savants）[⊖]有他们自己的方式来代表经验。俄国的神经心理学家鲁利亚曾经研究过一个记忆很好的人 S 先生，他可以回忆一长串无意义的数字组合，后来他以表演记忆术为生。S 先生的记忆像照片一样，而且可以回溯到婴儿期，他很有趣的地方是，他的感官神经回路是混在一起的，没有完全分化，这种现象叫感官混合症[⊜]（synesthete）。有高层次的感官混合症的人可以体验到抽象概念，如星期一是什么颜色，星期二是什么颜色，这使他们对某些事情有特别生动、显著的记忆。S 先生的某些数字是有颜色的，他也像米歇尔一样，常抓不到问题的重心。

我跟米歇尔说，有些人当他们在想星期几时，会有颜色出现，这使得他们的记忆更生动，他们的星期三可能是红的，星期四是蓝的。

"噢，噢！"她叫道。我问她是否有这能力。

"不是颜色那种，"她是看到景象，'星期一是我在儿童发展中心的教室。'哈啰'这个词，让我看到贝尔·威拉德（Belle Willard）大厅左边那个小房间。"

"我的天！"卡洛喊道。她解释米歇尔在 14 个月大就去贝尔·威

⊖　这个名词是专门用来指智商低于正常人，却有专门能力高过一般的人，并没有歧视意味在内，有时候英文也用 idiot savant。——译者注

⊜　有这种现象的人各不相同，全世界大约有 40 多人，他们中有的人听到大提琴声音，某个颜色就浮现；汤太淡了，他说加些三角形。——译者注

拉德特殊教育中心上课，直到她 2 岁 10 个月止。

我继续问她星期几的事，每一个日子都有一个场景。星期六，她解释她看见一个玩具，浅绿色的底，黄色的头，上面有好几个洞，是游乐场的旋转木马。她想象她"坐"[⊖]在旋转木马上。星期天[⊜]是跟阳光的景色连在一起。但是其他的景色她就不能解释了，星期五是从空中俯视做煎饼的煎锅[⊛]，她们家整修前的厨房中有一个，但是 18 年前就丢掉了。

■ 格拉夫曼与神经可塑性

美国国家卫生研究院的格拉夫曼医生是一位研究大脑方面的科学家，他想找出米歇尔的大脑是怎么运作的。卡洛是在读到他所写的有关大脑可塑性的文章后跟他联络的，把米歇尔带去给他看。从那以后，米歇尔就经常过去做测验，他也用他所发现的新知识帮助米歇尔适应她的情况，也让她了解她自己的大脑是怎么发展的。

格拉夫曼是美国国家神经疾病及中风研究院认知神经科学组的主任。他有着温暖的笑容，像唱歌似的声音，浅色的头发，他 6 英尺高的身躯一下子塞满了他在国家卫生研究院狭小的办公室。他有两个研究兴趣：了解额叶的功能，及了解神经可塑性。这两个兴趣

⊖　sat（坐）是Saturday（星期六）的第一个音节，这可能是为什么她把
　　星期六的经验联结到游乐场上。——译者注

⊜　星期天是Sunday，而阳光是sun。——译者注

⊛　或许她把Friday（星期五），跟fry foods（煎食物）连在一起了。——
　　译者注

合在一起正好可以解释米歇尔特殊的能力和她认知上的缺陷。

20 年来，格拉夫曼是美国空军生物医学科学中心的上尉，他因为领导越南战争头部伤害研究而得到奖章，他可能是世界上看到最多额叶受伤病人的医生。

他的私人生活也一样令人留下深刻的印象，当他还在小学时，他父亲严重中风，引起大脑受损，当时医生对中风，或是说大脑，还不是十分了解，中风改变了他父亲的人格。他会情绪突然爆发，也就是在"失去社会抑制"（social disinhibition）的情况下释放出攻击性、性欲这些原本受到控制的本能。他父亲也失去了掌握别人说话重点的能力。格拉夫曼当时并不知道他父亲为什么会这样，他的母亲和父亲离了婚，他父亲第二次中风时死于芝加哥一家旅馆里。

格拉夫曼在这个打击之下，小学辍学，变成不良少年。但是他心中有更多的渴望，所以他开始在早上去图书馆读书，他发现了陀思妥耶夫斯基和其他人的小说。下午他去艺术学院，直到他发现那个地方对年轻的男孩不安全。晚上他去旧城的爵士乐酒吧，他学会了街头生存之道。为了避免被送进圣查尔斯感化院，那其实是收容16 岁以下少年的监狱，他在少年之家及教养院花了 4 年时光。在那里他接受社工人员的心理辅导，这拯救了他，使他知道以后的人生要怎么走。高中毕业后，他逃离了阴暗的芝加哥，来到了加利福尼亚州，他爱上了约塞米蒂国家公园（Yosemite）而决定做一个地质学家。在一个偶然的机会里，他选修了一门讲梦的心理学课，改变了他的初衷，从此变成了一个心理学家。

■ 脑细胞死亡后的奇迹恢复

他在 1997 年第一次接触到神经可塑性。那时他在威斯康星大学
（University of Wisconsin）的研究所，研究一位大脑受伤的非裔美籍
妇女，因为她的恢复在别人眼里是奇迹。蕾内塔在纽约的中央公园
遭到攻击勒颈窒息，而且被弃之不顾差点死去，她的大脑因为缺氧
太久，造成神经细胞死亡。格拉夫曼第一次看到她时，是她受到攻
击的 5 年后，她的医生放弃了她，认为不会有改进了。她的运动皮
质区受到严重伤害，所以几乎不能动，由于长期坐在轮椅中，她的
肌肉都萎缩了。医生认为她的海马回可能也受伤了，因为她有记忆
的困难，只能读简单的东西。自从被攻击后，她的生活质量一路往
下滑，她无法工作，失去了所有的朋友。过去，像蕾内塔这样的病
人是被假设没有希望改进的，因为缺氧会使大脑细胞死亡，大多数
的医生认为一旦大脑细胞死亡，大脑就无法恢复了。

即便如此，格拉夫曼的团队还是给蕾内塔密集的训练，即那种
复健科医生通常给受伤后第一个星期的病人所做的复健。格拉夫曼
曾经做过记忆的研究，知道复健是什么，他在想如果把这两个领域
综合起来，效果会如何。所以他建议蕾内塔开始做记忆、阅读和思
考的练习。格拉夫曼完全不知道巴赫－利塔的父亲 20 年前曾经受到
同样训练程序的帮助。

她开始动得更多，更愿意跟别人沟通，更能集中注意力、思考，
可以记得当天发生的事，最后，她可以回到学校念书，找到工作，
重新进入这个世界。虽然她并没有完全康复，但格拉夫曼对她的进

步已经够惊奇的了，他说："这些练习治疗使她的生活质量增进到一种令人震惊、不敢相信的地步。"

■ 受伤士兵的大脑重组研究

美国空军资助格拉夫曼完成博士学位，他被授以上尉的军衔，并被任命为越南战争头伤研究神经心理组的主任，这是他第二次接触到大脑的可塑性。因为士兵总是面向战场，所以他们受伤的部位很多都在额叶，这是大脑的一个重要协调中心，使心智集中在现在发生的事情的重点上，形成目标，并且快速作出决定。

格拉夫曼想找出影响受伤额叶恢复正常的主要因素，所以他开始收集士兵受伤前的健康情况、基因、社会经济地位、智商，来看哪一项可以预测士兵复原的概率。因为入伍的新兵一定要做军人资格测验（Armed Forces Qualifications Test，相当于 IQ 测验），所以格拉夫曼可以研究受伤前和受伤后智商的改变，他发现除了受伤的部位和伤口的大小，士兵的智商最能预测他将来恢复的情况。大脑有越高的认知能力（备用的智力），越能对严重的伤作出适当反应。格拉夫曼的证据显示智商更高的士兵似乎更能重组他的认知能力来支持受损部位的功能。

我们前面谈过，根据狭义的大脑功能区域特定论，每一个认知功能都在一个先天设定的地方处理。假如这个地方被子弹破坏了，这个功能就永久地丧失了，除非大脑有可塑性，可以适应，并创造出新的结构来取代旧的、已受损的结构。

　　格拉夫曼想知道可塑性的极限，大脑重组结构要多久，也想知道有没有不同种类的可塑性。因为每个人大脑受伤的位置跟严重程度都不一样，他认为做个案研究效果应该比团体研究来得好。

■ 四种可塑性

　　格拉夫曼的看法是非教条式的大脑功能区域特定论与大脑的可塑性理论的综合。

　　大脑分成好几个区域，在发展的时候，每个区域都有它自己主要负责处理的某种心智活动。如果是复杂的心智活动，那么必须有好几个区域互相沟通来协调工作。当我们阅读时，词的意义是储存在大脑的一个区，字母的外表形状又是储存在另外一个区，字音又在另一个区。每个区域都有网络联结，所以当我们遇到一个词时，我们可以看见它、听见它和了解它。每个区域的神经元都必须同时被活化，我们才看得见、听得到，而且立刻了解它是什么意思。

　　储存所有信息的规则反映出用进废退的原则。我们用这个词的次数越频繁，就越容易提取出来。即使处理文字的区域受损的病人提取受伤前常常用的词比很少用的词来得快。

　　格拉夫曼认为在负责处理某一个行为的大脑区域（如储存词的区域）中，位于中心的神经元是最投入这个作业的，在区域边缘的神经元是比较不投入或不专注的。所以邻近的大脑区域就相互竞争来抢夺这些位于边界的神经元，每一天的活动决定哪一块区域会赢。对邮局里每天看地址的工作人员来说，他们常常只是看信封上的地址而不去想它们的意义，所以在视觉区边界和意义区边界的神经元就变成负责"看"词的工作。而一个对词的意义感兴趣的哲学家，这些边界神经元就会去负责词的意义。格拉夫曼认为，我们从脑造影所学到关于边界神经元的新知识都显现出它们可以快速地扩展，在几分钟之内数量快速增加，以应付我们临时的需求。

从他的研究中，格拉夫曼找到 4 种可塑性。

第一种是"地图的扩张"（map expansion），即上面所说，为了满足日常生活需求，边界的神经元实时地作出工作性质的改变，以处理当下的工作。

第二种是"感官的重新分配"（sensory reassignment）。当一种感官被阻挡了（如眼盲），这种情形就会发生。当视觉皮质没有正常的刺激进来时，它可以接受其他感官（如触觉）送进来的新信息。

第三种是"补偿性的欺骗"（compensatory masquerade），这种可塑性是来自大脑可以用不只一种的方法去执行一个作业，例如有人用地标来认路，有人可以用方向感来认路，因为他们有很强的空间方向感。假如他们因脑伤而失去了空间方向感，还可以回头去用地标来达到同样目的。在大家承认大脑有可塑性之前，补偿性的欺骗⊖（如阅读有困难的人用听的、用录音带或有声书来学习知识）曾是帮助学习障碍孩子最主要的方式。

第四种可塑性是"相对应区域的接手"（mirror region take-over）。当一个脑半球有些地方不能正常工作时，另一个脑半球相对应

⊖　又叫作代偿作用〔compension〕或替代策略〔alternative strategies〕。
　　——译者注

的区域可以把这项工作接过来做，虽然可能做得没有原来的那么好，但是它可以调适，尽量做得跟原来一样。

◎ 保罗的左脑接替了右脑

最后这一项来自格拉夫曼和他同事利瓦伊（Harvey Levin）对保罗的研究成果。保罗7个月大时出了车祸，头部受到重击使他头骨的碎片插入了右脑顶叶，这是在额叶后面、大脑顶端的部分。格拉夫曼第一次看到保罗时，他已经17岁了。

令人惊讶的是，保罗有计算和数字处理上的问题。一般来说，右脑顶叶受伤的人应该会有视觉－空间处理上的问题。大家都以为左边顶叶是储存数学知识和做计算（包括简单算术）的地方，但是保罗的左顶叶并没有受伤。

计算机断层扫描显示保罗在他受伤的右脑有一个胞囊。格拉夫曼在保罗做简单的数学问题时用功能性核磁共振扫描他的大脑。脑造影图片显示他的左脑顶叶几乎没有活化。

他们从这个奇怪的结果得到的结论是：左脑在做算术时活化得很少，是由于现在它在处理视觉－空间的信息，因为受伤的右脑已经不能处理这些了。

保罗出车祸时只有7个月大，他还没有学数学，因此，是在左脑变成处理计算的专家之前。在7个月到他开始学习算术的6岁之间，对他来说，空间比较重要，他需要视觉－空间处理能力，所以视觉－空间活动先在左边顶叶跟右脑相对应的区域抢到位置。因此保罗可以在这个世界中自由地行走，不会走失，但是他也付出了代价，当他要学算术时，左边顶叶中央的地区已经被视觉－空间处理抢过去用了。

■ 脑半球的专长不是先天固定的

格拉夫曼的理论为米歇尔的大脑发展提供了一个解释。米歇尔的左脑组织在她的右脑承担任何功能之前便丧失了，因为可塑性在幼年的时候最高，米歇尔没有死亡可能是因为，她大脑的受损发生得那么早：当大脑还在生长时，她的右脑有时间在子宫中做调整；生后，她又有好妈妈照顾她。

所以有可能她本来处理视觉－空间的右脑现在可以处理语言，因为米歇尔是半盲，又不会爬，在她学会看和走之前，先学会了语言，语言在竞争上赢过了视觉－空间，就像保罗的视觉－空间赢过了计算一样。

心智功能可以迁移到另一边的大脑上，因为在发展的初期，大脑的两边是很相似的。一些婴儿的功能性核磁共振图显示新奇的声音是在两边脑处理的，两岁时，新奇的声音就到左边去处理了，这时左脑开始专门处理语音。格拉夫曼怀疑视觉－空间能力是否像语言一样，一开始时，是两边大脑都处理的，然后左边的处理被抑制住，因为右边处理得比较好。换句话说，每一个脑半球都有它的专长，但是这个专长并不是先天就固定的。我们学习某一项心智能力的年龄强烈地影响处理它的区域。在婴儿期，我们是慢慢地接触外面的世界，当我们学新技能时，比较合适的大脑区域因为还没有承担任何功能，就会被用来处理这个技能。

"这表示，"格拉夫曼说，"假如你去看100万个大脑的同一个地方，你会看到它们多多少少都负责处理同一种功能。"但是他又加了一句："它们不见得是完全相同的区域，而且它们也不应该是，因为我们每一个人的生活经验都不同。"

■ 抑制是大脑重要的工作

米歇尔的特殊能力和缺陷之间的谜被格拉夫曼的额叶研究解开了。他的研究让我们看到米歇尔为了生存所必须付的代价。前额叶是人类最特殊的地方，因为跟别的动物比起来，人类的前额叶要大多了。

格拉夫曼的理论是：在人类演化的过程中，前额叶皮质发展出撷取信息并长时间保存的能力，使人类可以发展出远见和记忆。左边的额叶专门储存个人事件的记忆，而右边的专长是抽取出主题，或从一系列事件中找出重点或组织成一个故事。

要有远见必须能从一系列还没有完全展开的事件中抽取主题。这对生命来说非常重要：知道老虎什么时候要扑上来，对我们祖先的生存很重要。有远见之人不需要经历整个事件就知道接下来要发生的是什么。

右前额叶受损的人没有远见。他们可以看电影，但是抓不到电影的主题，也看不出剧本故事要怎么走。他们没有办法做计划，因为计划需要把一系列的事件排列起来，使它们朝向想要的结果或目

标。右额叶受伤的人也不能完善地执行计划，因为他们不能专注在
重点上，很容易分心。他们在社交场合常常举止不恰当，因为抓不
住社交互动的重心——社交互动也是一系列事件的组合。他们不太
能了解隐喻和明喻，因为这也需要从许多细节中抽取重点或主题。
假如一首诗说"婚姻是战场"，你必须知道作者的意思并不是说婚姻
中真的有爆炸和尸体，而是指先生和太太的剧烈争吵。

　　所有米歇尔有困难的地方——抓住重点、了解格言、隐喻、观
念和抽象的思考——都是右脑前额叶的功能。格拉夫曼用标准心理
学测验证实了她在计划上有困难，在社交场合中分析出谁与谁的关
系有困难，了解别人的动机（这是抓住主题，应用到社交生活上的一
个层面）有困难，在同理心及预见别人下一步的行为上都有困难。格
拉夫曼认为她的缺乏远见增加了她的焦虑感，使她更难以控制她的
冲动。从另一方面来说，她有"白痴天才"的能力，可以记住个别
事件及它们所发生的日期，这是左前额叶的功能。

　　格拉夫曼认为米歇尔同样有相对应区域的功能取代现象，就像
前面提到的保罗一样，但是发生的地区域是在前额叶皮质。因为我
们通常是先学会记录事件的发生，才学会抽取它们的主题，所以事
件的记录（这是左前额叶的功能）就抢先占据了她的右前额叶，使得
主题的抽取根本没有机会发展。

　　我在见过米歇尔以后去访问格拉夫曼时，我问他，为什么她对
事件的记忆比我们好这么多，为什么不是只有普通的能力？

　　格拉夫曼认为她的超强事件记忆能力可能是因为她只有一个脑
半球。一般来说，两个脑半球会不停地沟通，不但告诉对方自己在

做什么，同时还纠正对方的错误，规范对方，使对方不要妄自尊大，大脑用这个方法保持两边的平衡。但是假如一边脑半球受损，不再能抑制它的伙伴时，会怎么样呢？

　　加利福尼亚大学旧金山校区的米勒（Bruce Miller）医生描述了一个非常戏剧化的例子。米勒医生发现额颞叶心智退化症（frontotemporal lobe dementia）的病人如果是左边受损，他们就会失去了解词义的能力，但是同时会发展出不同寻常的艺术、音乐和押韵的能力（这项能力通常是在右颞叶和右顶叶处理的），他们变得非常会画细节。米勒认为左脑通常是个恶霸，抑制和禁止右脑。当左脑自顾不暇时，右脑未被压抑的能力就表现出来了。

　　格拉夫曼认为米歇尔超强的事件记忆是因为一旦事件的记录在她的右脑抢下了地盘，又没有左脑去抑制它，她对事件的记忆能力就大大增强了（一般人是一旦主题被抽取出来，细节就不重要，可以忘却了）。

　　因为大脑同时有千百件事情在进行，我们需要抑制、控制和调整的力量以维持我们心智的正常，不会发疯。这种抑制的功能在大脑中非常重要，没有它，我们的思想和行为会同时向四面八方进行。我们以为大脑病变最可怕的事情是把我们的某个认知能力清除掉，但是同样可怕的是大脑疾病会使我们表现出我们希望不存在的部分（人有一部分的自己是不希望被别人知道的）。抑制是大脑重要的工作，当我们失去抑制的能力时，自己不想要的欲望和本能统统都跑出来了，会使我们羞耻、发窘，破坏我们的人际关系和家庭。

几年前，格拉夫曼从医院拿到父亲的病历，中风使他父亲失去抑制的能力。他发现父亲中风的位置在右额叶皮质，正是他花了 1/4 世纪研究的区域。

■ 米歇尔的天堂

在我离开之前，我去参观了米歇尔的心灵休憩之处。"这是我的卧室。"她很骄傲地说。房间漆成蓝色的，堆满了她所收集的填充玩具。在她的书架上，有几百本青春期少女所看的保姆俱乐部（Baby-Sitters Club）的书，她收集了全套伯纳特的影集。看到她的房间后，我开始想她的社交生活不知是什么样。卡洛告诉我米歇尔孤独地长大，没有朋友，她用书取代朋友。

她对米歇尔说："你好像不希望有旁人在你身边。"有一个医生认为米歇尔有自闭症的行为，但她不是自闭症。我也可以看出来她不是自闭症。她很好奇，知道有别人来访，她很热情，跟父母的关系很好。她希望（应该说渴望）跟别人有联结，当别人不看着她的眼睛说话时，她会觉得受伤。这种情形在"正常人"遇见残障者时常常出现。

听到有人说她是自闭症，米歇尔发话了："我认为是我喜欢独自一个人，因为这样我不会引发任何问题。"她有许多尝试跟别的孩子玩的痛苦回忆，他们也不知道如何跟像她这样残障的人一起玩，尤其是她对声音这么敏感。我问她有没有任何朋友是她一直保持联系的。

"没有。"她说。

“没有，一个都没有。”卡洛悄悄地说。

我问米歇尔，在8年级和9年级时，男女生来往更频繁时，她喜不喜欢去约会。

“没有，没有，我没有约会过。”她说她从来没有对哪一个男孩子倾心，她从来没有真正对男孩子有兴趣。

“你有没有梦想过你会结婚？”

“我想没有。”

她的喜好、品位和渴望都有一个主题。保姆俱乐部的书、伯纳特无伤大雅的幽默、收集的填充玩具以及我在她房间所看到的每一样东西都显示她处于发展上的一个阶段——性潜伏期（latency），这是在青春期风暴之前一个安静的时期。我认为米歇尔有许多潜伏的热情，我不知道缺少左脑是否影响她荷尔蒙的发育，虽然现在她是一个发育完全的女人。或许她的喜好是被保护长大的结果，或许她了解别人动机的困难使她退缩到一个世界去——在那里，人的本性是安静的，幽默是温和的。

卡洛和她先生都是热爱孩子的父母，他们认为在离开人世之前必须先替米歇尔做好打算。卡洛尽力安排其他的子女来照顾米歇尔，使米歇尔不必独居。她希望米歇尔能在本地的殡仪馆找到输入数据的工作。

卡洛有癌症。米歇尔的哥哥比尔出过很多意外，他妈妈形容他是追求刺激的人。他被选为橄榄球队长的那一天，他的队友把他抛在空中庆祝他当选，结果他头朝地摔下，摔断了颈子，很幸运的是，有一个第一流的外科医生团队救了他，使他免于全身瘫痪。当卡洛在告诉我，她怎样去医院告诉比尔这是上帝正在引他注意时，我看了看坐在旁边的米歇尔，她很平静、安宁，脸上挂着微笑。

"你在想什么，米歇尔?"我问道。

"我很好。"她说。

"但是你在微笑，你觉得这很有趣吗?"

"是的。"她说。

"我敢说我知道她在想什么。"卡洛说。

"什么?"米歇尔问。

"天堂。"卡洛说。

"是，我想是。"

"米歇尔，"卡洛说，"是个信仰虔诚的人，在许多方面来说，这是一个很简单的信仰。米歇尔对天堂有她自己的看法，当她想到天堂时，你就会看到那种微笑。"

"你晚上会做梦吗?"我问道。

"会，"她回答道，"有一点，但不是噩梦，大部分是白日梦。"

"梦到什么?"我问道。

"大部分梦到天堂。"

我请她告诉我她的梦，她开始兴奋起来。

"好，"她说，"有一些我很尊敬的人，我很希望这些人会住在一起，男生一边，女生一边，都很靠近，其中两个男人会同意让我跟女生住在一起。"她的父母亲也在那儿，大家都住在高高的公寓中，但是父母住在更低层，而米歇尔跟其他的女人一起住。

"她有一天告诉我这些。"卡洛说，"'我希望你不要在意，但是我们都上天堂时，我不希望跟你住在一起。'我说，'没问题。'"

我问米歇尔那些人有什么娱乐。她说："就跟他们在度假时做的事一样，你知道，像玩游乐型的高尔夫球，不是工作的那些事。"

"那些男生和女生可以约会吗？"

"我不知道，我知道他们会聚在一起，但只是为了做好玩的事情。"

"你认为天堂有实质物品，像树和鸟吗？"

"噢，当然，另一个有关天堂的事是天堂所有的食物都是无油、无卡路里，我们可以吃所有的食物而不必付钱。"然后她又加了一句她母亲一直告诉她的，"在天堂人永远是快乐的，在天堂没有疾病，只有快乐。"

我看到那个微笑，满溢着内在的宁静。在米歇尔的天堂有着她所有渴望的东西：更多的人类接触，男女之间安全的人际关系，这一切带给她快乐。但是这一切都发生在往生以后，她会更独立，她可以在附近找到她所爱的父母，她没有疾病，也不会只有半个脑，她在天堂一切都没有问题，就像她现在在人间一样。

他们看到了声音。
——《出埃及记20：18》

THE BRAIN THAT CHANGES ITSELF

文化塑造的大脑

不但大脑塑造文化，文化也塑造大脑

脑跟文化之间的关系为何？

一般科学家的看法是人脑通过思想和行动，创造了文化。但是基于我们对神经可塑性的了解，这个答案就不再令人满意了。

文化不仅仅是被大脑所创造的，它也会通过定义一连串的行动塑造心智。《牛津英文字典》（*Oxford English Dictionary*）对"文化"的定义是："耕耘或发展……心智、态度、行为等……通过教育和训练增进或完善心智、品位和风度。"我们通过各种不同的活动训练变得有文化，如民俗、艺术，跟别人互动，科技的运用，理念、信仰的习得，哲学观念的共享和宗教。

神经可塑性的研究让我们看到每一个实质的活动都会改变大脑及心智，这些活动包括身体上的活动、感官上的活动、学习、思考和想象。文化的想法和活动也不例外，我们的大脑因为我们从事的文化活动而改变，不论是阅读、研究音乐还是学习新的语言，都会改变大脑。我们每一个人都有被文化调节过的大脑，所以当文化演进时，它会持续改变我们的大脑。就像梅策尼希所说的："我们的大脑在细节上非常不同，在文化发展的每一个阶段……每一个人都要学习复杂的新技能、新能力，这些都需要很大的大脑改变……我们每一个人在一生中都学会了我们祖先所发展出的技能和能力，这些技能和能力随着文化的发展越来越精细，从某种意义上说，这是通过大脑的可塑性重新创造了文化发展的历史。

所以，神经可塑性的观点对文化和大脑的看法其实是一条双向的马路：大脑和基因创造文化，但是文化也塑造了大脑。有时这些改变是很戏剧化的。

■ 海上的吉卜赛人

海上的吉卜赛人是在泰国西海岸，缅甸沿海热带岛群中游走的民族。他们是流浪的水上民族，孩子通常是还不会说话，便会游泳，有一半的人生是生活在船上，在公海中徜徉。他们的生、死都在船上，以采集蛤类和海参维生。他们的孩子可以潜水到30英尺深的海底去采集食物，包括很小的海洋生物。几百年来他们都是这样生活着，他们学会降低自己的心跳速率，以便能潜水更久，他们可以在海底停留的时间通常是一般人的两倍长。他们潜水时并没有用任何潜水设备，有一种海上吉卜赛人叫苏录人（Sulu），他们可以潜 75 英尺去采珍珠。

他们的孩子跟我们的孩子最大差别在于，他们不需要戴潜水镜就可以很清楚地看见海底的东西，大部分人在水底看不清楚东西，因为水中的折射率与空气中不同，阳光透过水时会产生折射，造成视觉偏差。

一位瑞典的研究者吉士林（Anna Gislén）请海上吉卜赛儿童在海底读扑克牌，发现他们比欧洲孩子的正确率高了两倍以上。这些吉卜赛的孩子学会了控制他们的水晶体（lenses），更厉害的是可以控制他们瞳孔的大小，缩小 22%。这真是一个惊人的发现，因为人的瞳孔在海底其实是会变大的，而且过去常常认为瞳孔调节是先天设定、天生的反射行为，是由大脑和神经系统所控制的。

海上吉卜赛人在海底能够看东西的能力并非完全是基因上的关系。吉士林从那以后开始教瑞典小孩收缩他们的瞳孔在海底看东西，这是另一个大脑和神经系统展现意料之外的训练效果的例子，它竟然可以改变过去认为是固定、不可改变的神经回路。

■ 文化活动改变大脑结构

海上吉卜赛人的海底视觉只是文化活动可以改变大脑神经回路的一个例子。在这例子里，我们看到一个新的、不可能的视觉改变。虽然研究者还没有扫描海上吉卜赛人的大脑，但现在已有别的研究显示文化活动可以改变大脑结构。音乐就对大脑有很多负荷，当一位钢琴家在演奏弗朗茨·李斯特（Franz Liszt）的帕格尼尼第六练习曲第十一变奏曲时，必须每分钟弹奏 1800 个音符，陶伯等人对音乐家的大脑扫描研究发现小提琴家练习得越久，他左手在大脑地图上占的地方就越大[⊖]。脑造影图显示音乐家的大脑有好几个地方（如运动皮质区和小脑）与非音乐家有显著的不同。在 7 岁以前学习乐器的音乐家，他们连接两个脑半球的胼胝体也比较大。

瓦沙力（Giorgio Vasari）这位艺术史学家告诉我们，当米开朗基罗（Michelangelo）画西斯廷教堂（Sistine Chapel）时，他搭了一个几乎跟天花板一样高的鹰架，站在上面画了 20 个月。瓦沙力写道："这个姿势非常不舒服，他要站着，头往后仰，所以他的眼睛受伤了，有好几个月，他只有在那个姿势才能读和看。"这可能是大脑重新组织了它自己，它使自己适应了只有在很奇怪的姿势下才可以看。瓦沙力的说法看来令人不敢相信，但是研究显示当请受试者戴颠倒的棱镜片，把世界整个翻转过来时，在很短的时间之内，受试者适应了，他们的大脑改变了，将视觉中心翻了过来，所以他们看外在世界不是正的了，甚至还可以阅读倒着拿的书。当他们把棱镜拿掉以后，他们看世界又是颠倒的，要重新适应才行，就像米开朗基罗一样。

并不是只有高层次的文化活动才会改变大脑的回路。伦敦出租车司机开车的年资越久，他们掌管空间地图的海马回后端就越大。即使休闲的活动也会改变大脑结构，冥想者和冥想教师的脑岛（insula）比较厚，脑岛跟集中注意力的行为有关。

　　⊖ 拉小提琴是左手按弦，右手拉弓。——译者注

海上吉卜赛人跟出租车司机、冥想者和音乐家都不同，因为他们的文化是打猎－采集的文化，他们一生都在水面上度过，都拥有海底视觉的能力。

在所有文化中成员常做同样的行为，这叫作"文化的签名活动"（signature activities of a culture）。对海上吉卜赛人来说，这个活动是在海底看东西；对生活在信息时代的我们来说，阅读、写作、使用计算机和电子媒体是我们的签名活动。签名活动跟人类共有的活动（如看、听、走路）不同，共有的活动的特点是只要一点提示、一点鼓励就会发展出来，而且是全人类都有的，即使是那些少数在文化之外长大的人也有。签名活动则需要训练和文化经验，它使我们发展出一个新的、有特殊联结的回路。人并没有进化出在水底看得见东西的能力，我们祖先从水里爬上陆地时，把我们水生动物的眼睛，跟我们的鳞片及鳍都抛下了，我们进化出在陆地上看得清楚的能力。海底视觉并不是进化的礼物，大脑的可塑性才是礼物，这使我们可以适应各种不同的环境而生存下去。

■ 我们的大脑还停留在更新世吗

对于我们大脑可以作出各种不同的文化活动有一个很流行的解释，它是一群进化心理学家所提出的，他们认为人类大脑都有共同的基本模块（大脑中的区域）或硬件，这些模块发展成擅长执行不同特定文化作业，有的负责语言，有的负责求偶，有的负责分类等。这些模块在更新世（Pleistocene）时发展出来，大约是 180 万年前到

1万年前，当人类以打猎－采集方式生活时，模块通过本质上没有改变的基因被传了下来。因为我们都共享这些模块，所以人性和心理的基本层面是全人类都具备的。然后这些心理学家又补充说，成年人的大脑在结构上自更新世以来就没有再改变过。这个补充说得太过头了，因为它没有把大脑的可塑性及一些基因的遗传性考虑进去。

打猎－采集的大脑跟我们现在的大脑一样有弹性，它绝对不是"陷在"更新世的时代动弹不得，而是能够随着生活情况的改变而重新组织它的文化结构和功能。事实上，就是因为它有改变调整自己的能力，我们才能从更新世中脱身，继续往前进化。这个历程被考古学家史蒂文·米森（Steven Mithen）叫作"认知的流动性"（cognitive fluidity）。我认为这个历程的机制就在于大脑的可塑性，我们大脑的所有模块在某个层次上都有可塑性，在一个人一生的经验中，可以被组合或分化来执行许多功能，就像帕斯科－里昂的实验，他把老师的眼睛蒙起来不到一个星期，就发现这些老师的视觉皮质可以处理声音和触觉了。要适应现代世界，模块一定要能改变，因为我们靠打猎－采集维生的祖先从来不曾接触过像我们现在生活的情境。有一个功能性核磁共振的实验显示，我们现在用来辨识汽车和卡车的模块跟我们用来辨识脸孔的是同一个模块。显然打猎－采集的大脑并不是进化来辨识汽车和卡车的，脸部辨识模块在处理形状上是最有竞争力的：车灯很像人的眼睛，车的引擎盖很像人的鼻子，水箱透气格栅很像嘴巴，所以只要一点训练和结构的改变，有可塑性的大脑就可以用辨识脸的系统来辨识车子形状和种类了。

孩子用来阅读、写字和计算的大脑模块早在文字发明之前就已经进化出来了，因为人类文字的发明才几千年而已。文字的传播那么快，大脑不可能进化出以基因为基础的模块来处理阅读。毕竟在一个世代之内便可以教会本来是文盲的打猎－采集部落识字，而在这样短的时间内是不可能在全部落发展出阅读模块基因的。今天的孩子在学习阅读时，是重新经历一次文明的发展史。3 万年前，人类学习在洞穴的壁上画图，画图需要视觉功能（处理影像）和运动功能（指挥手的运动）联结的形成和强化，到了公元前 3 000 年左右，人类发明了象形文字（hieroglyphic），用一些简单、标准化的图形来代表外界的物体，这不是很大的改变，因为洞穴上的画也代表外界的物体。下一步，这些象形文字被转换成字母，拼音的字母首度被发明出来代表声音而不是视觉影像。这个改变需要处理字母影像的神经元、处理声音和意义的神经元以及移动眼睛的运动神经元全部联结起来共同完成一个功能。阅读的经验越多，这些回路的联结被强化得越多，阅读速度便越快。

梅策尼希和塔拉的实验就让我们知道可以在大脑中看到阅读的回路。这些带有特色的文化签名活动使得大脑的回路也带有特色，而这回路并不存在于我们祖先的大脑中。梅策尼希说：“我们的大脑跟之前所有人类的都不同……因为我们的大脑发生了大幅度的改变，无论是生理上还是功能上，每一次我们学会一个新的技术或发展出一个新的技能都会改变它。大幅度的改变则与我们现代文化的专业化有关。”虽然因为大脑有可塑性，不是每一个人都用同样的大脑区域来阅读，但阅读还是有典型的神经回路在处理它，这是文化活动导致大脑结构改变的生理证据。

■ 为什么人类变成了卓越的文化传承人

我们很自然会想知道：为什么是人类，而不是其他的动物，发展出了文化？其他动物的大脑也有可塑性，黑猩猩也有基本的文化形式，它们可以制造工具，也可以教下一代去使用工具，它们会用符号做基本的运算。但是它们所能做的非常有限。神经学家沙波斯基（Robert Sapolsky）指出这个答案其实在人与黑猩猩之间非常小的一点点基因上的差异。我们和黑猩猩共享 98% 的基因。人类基因体的解码使得科学家可以知道究竟是哪些基因造成人和黑猩猩的差别，结果发现有一个基因是决定我们应该有多少神经元的基因。我们的神经元基本上和黑猩猩一模一样，甚至和海蜗牛也一样。在胚胎时，所有的神经元都来自一个细胞，它分裂成二，再成四，再成八，等等。有一个调节的基因会决定什么时候这个分裂应该停止，人的这个基因与黑猩猩的不同。这个分裂的程序在人类身上一直进行，直到我们有 1 000 亿个神经元后才停止。黑猩猩身上的这个程序停止较早，所以它们的大脑只有我们的 1/3 大。黑猩猩的大脑也有可塑性，但是我们跟它们之间神经元数量上的差异造成了神经联结成等比级数的差异，因为每一个神经元可以有几千个神经元的联结。

诺贝尔生理学或医学奖得主埃德尔曼指出：光是人类皮质就有 300 亿个那么多的神经元，可以产生 1 000 兆的突触联结。埃德尔曼写道："假如我们考虑所有可能的神经联结，看到的会超越天文数字：10 后面至少有 100 万个零（目前宇宙已知有 10 后面 79 个零那么多的粒子）。这个数字解释了为什么人类的大脑可以被称为宇宙间最复杂的已知物体，这也是为什么它可以不停地、大量地做微结构的改变，能够做这么多不同的功能和行为，包括不同的文化性行为。

■ 改变大脑结构的非达尔文方式

在大脑的可塑性发现之前，科学家都认为改变大脑唯一的方式是经由物种的进化，而物种进化是需要千百万年的。现代达尔文进化的理论认为新的生物大脑结构上的改变来自基因的突变，假如某个突变有生存上的价值，就很可能传到下一代去。

但是可塑性创造了另一个新的方式：在基因突变之外，引进了一个用非达尔文主义的方式改变个体大脑结构的新方法。当父母亲阅读时，他们大脑的微层次结构就改变了。父母可以教孩子阅读，阅读也改变了孩子大脑的结构。

大脑的改变可以有两种方法：模块之间神经回路的精细改变以及原始打猎-采集大脑模块的改变。因为在有可塑性的大脑中，一个区域或大脑功能的改变会流动（flow）到整个大脑，改变跟它联结的所有模块。

梅策尼希的实验显示听觉皮质的改变，即增加神经元发射的速度，引起跟它有联结的额叶改变。他说："你不可能只改变主要听觉皮质区而不改变额叶皮质区。这是完全不可能的事。"大脑并没有一套只能用在某一部分的可塑性规则，又有另一套只能用在另一部分的可塑性规则（假如是这样，大脑的不同部位就不能互动了）。当两个模块因为文化活动而以新的方式联结在一起时（如阅读将不曾连

在一起的视觉和听觉模块连起来），这两个功能的模块都因为这个联
结而改变，创造出一个新的整体，其功能大于个别功能的总和。结
合大脑可塑性和功能区域特定论的观点，是把大脑当作一个复杂的
系统，就像埃德尔曼所说的：小的大脑部件形成一个成分混杂的大
部件，这些小部件或多或少都有相当的独立自主性。但是当这些部
件互相联结，变成更大的模块群时，它们的功能会相互组合在一起，
得出一个跟组合的层次有关的新功能。

同样地，当一个模块失败时，也会牵连到跟它联结的模块。当
我们失去一种感官（如听力）时，其他的感官会变得更活跃、更正
确，以补偿这个模块的损失。它们增加的不只是处理的量，同时也
改变了质，使现存的模块变得比较像失去的那个。专门研究可塑性
的内维尔（Helen Neville）和劳森（Donald Lawson）发现聋哑人周边
视觉能力比较强，用来补偿他们听不见远处车子接近的声音，他们
的研究是测量神经元的发射率来决定大脑哪些地方活化了。听力正
常的人用大脑顶叶来处理周边的信息，而聋哑人用他们的视觉皮质
来处理周边的信息。大脑模块的改变（这里是减少输出）导致另一个
模块结构和功能的改变。所以聋哑人的眼睛就变得像耳朵一样，更
能注意到周边发生的事情。

■ 可塑性与升华：如何使我们动物的本性文明化

一起工作的模块会相互影响的原则，或许可以解释我们为何可
以将猎食和支配的残忍本能（这是本能模块在负责的）与认知－大脑

皮质的倾向（这是智能模块所负责的）综合起来，使我们在运动或竞争性的游戏中，如国际象棋或艺术的竞赛中，表现出既有本能，又有智慧，集二者于一身的行为。

像这样的活动叫作升华（sublimation）。这是一个很神秘的历程，残忍的动物本能可以被文明化。升华是怎么发生的，没有人知道。父母教养孩子就是使孩子文明化，教他们怎么把动物的本性通过规范的方式转换成别人可以接受的表达方式，例如身体接触的运动、下棋或电脑游戏、戏剧、文学和艺术。在攻击性的运动中，如足球、冰上曲棍球、拳击和橄榄球，球迷加油的方式通常是残忍野蛮的喊叫（"杀他！扁他！把他生吞活剥！"），但是文明的规则修正了这种本能的表达方式，所以球迷支持的队伍赢了的话，他们就会满足地离去。

100多年以来，受到达尔文进化论的影响，很多人都认为我们体内有野蛮残忍的动物本性，但是他们不能解释为什么这些本能会升华。19世纪的神经学家如杰克逊（John Hughlings Jackson）及弗洛伊德，根据达尔文的进化论，把大脑分成"低等"部分（这是我们跟动物一样有的大脑部分，专门处理残忍动物本性的地方）以及"高等"部分（这部分是人类所独有的，可以抑制我们残忍野蛮本性的表达）。的确，弗洛伊德文明是建立在被压抑的性和攻击本能上的。他也认为我们在压抑这些本能上会太过头，导致神经官能症（neurosis）的病态行为出现⊖。理想的解决方式就是找出让这些本能可以为大家

⊖　有一个方式可以很好地区分出神经官能症和精神病（psychosis）：神经官能症的人知道一加一等于二，但是他不喜欢这个结果；精神病的人不承认一加一等于二，他认为应该是三；前者仍保有世界的真实性，后者已失去了真实性。——译者注

接受的表现方式，最好还能被其他人类所奖励。这是有可能的。因为这些本能本身也有可塑性，可以改变它们的目标。弗洛伊德把这个历程叫"升华"，但是他自己也承认，他从来没有解释升华是怎么发生的，本能是怎么转换成比较理智的文明动作的。

可塑性的大脑解决了升华发生之谜。进化来从事打猎－采集生存方式的行为，如追踪猎物，可以被升华为竞赛性的运动，因为我们的大脑演化来把不同的神经元和模块以新奇的方式联结在一起。没有什么理由大脑本能部分的神经元不能跟认知皮质的神经元联结在一起，再连到我们的快乐中心，从而形成新的整体。

这个新整体比组成它的部件总和还多，也跟组成它的部件不同。梅策尼希和帕斯科－里昂都认为大脑可塑性的一个基本原则是当两个区域开始相互组合在一起时，它们彼此影响而形成一个新的整体。当一个本能（如追踪猎物）跟一个文明的动作（如把对方的国王逼到国际象棋棋盘的角落）连在一起时，在大脑中本能的神经回路也会跟文明智慧的神经回路连在一起，下棋仍然有打猎时那种兴奋的情绪，但是它不再是嗜血的追踪。低等的本能大脑跟高等的皮质大脑的二分法开始消失。当低等和高等互相转换沟通而形成一个新的整体时，我们把它称为"升华"。

文明是一系列的技术进步，在进步过程中，打猎－采集的大脑教导它自己、重组它自己。文明是高等和低等大脑功能组合的一个悲哀的证明就是：当文明崩溃时，会产生内战，残忍的动物本性就会跑出来，奸淫掳掠、杀人放火变成普遍的行为。因为可塑性的大脑永远都允许结合在一起的功能再分开，所以退回到野蛮永远都有可能，因此文明必须代代相传，持续不断。

■ 夹在两个文化中间的大脑

被文化所影响的大脑当然也受到可塑性矛盾的规范（见第 9 章），我们可能更有弹性，也可能更为僵化，这是现在多元文化的世界所面临的一个主要问题。

迁移（移民）对有可塑性的大脑来说是件痛苦的事。学习一种文化是一个有益的经验，学新的东西，可以使新的神经元联结，并使神经元成长。但是可塑性也可能有削减的效果，它可以把神经剪掉，例如青春期时，大脑修剪掉没有跟其他神经联结过的神经元，也将没有再用到的神经回路修剪掉。每一次有可塑性的大脑学习新的文化，而且一直用它，这时都要付出代价：大脑会失去一些既有的神经结构，因为可塑性是很有竞争性的。

西雅图华盛顿大学（University of Washington）的库尔（Patricia Kuhl）教授做了一个脑波的实验，显示婴儿可以听出人类几千种语言中任何语音的差异。但是一旦听觉皮质发展的关键期关上门后，在单一文化中长大的婴儿就失去了辨识这些语音的能力，没有再用到的神经元就被修剪掉了。最后，这个文化所使用的语言决定了大脑地图。现在这个大脑会过滤掉几千种的声音，把它认为不相干的都去除以节省大脑处理的能源。日本 6 个月大的婴儿可以分辨英文中的 r 跟 l 的差异，表现得跟美国婴儿一样好，到 1 岁时，日本婴儿就不会了。假如这个婴儿长大后，移民到美国，他对分辨英文的

r 和 1 音一样有困难。

移民对成年的脑而言，是一个无止境的辛苦工作，需要大量的神经元重新组合，也需要大量的皮质资源。它比学习一种新事物困难得多，因为新的文化在与关键期就发展好的母文化进行神经回路上的竞争。要成功融合到新文化中至少要经过一代，当然也有例外。只有还在关键期内就接触到新文化的孩子才会觉得移民不那么混乱和受创伤。对大多数人来说，文化的冲击就是大脑的冲击。

文化的差异性很难克服，因为当我们习得我们的母文化时，它被联结到我们大脑中，变成"第二本能"，就像我们天生而来的许多本能一样自然。文化所带来的品位差异（在食物上、在家庭形态上、在感情上、在音乐上）常被认为是"自然"的事，虽然它们其实是学习而来的。我们的非语言沟通方式对我们来说是很自然的，因为它们深深设定在我们的大脑中，例如我们应该跟别人站得多近，说话时该以怎样的韵律和音量，别人谈话时，我们要等多久才能去打断它，这些都跟我们从小的学习有关。当我们改变文化时，会惊讶地发现这些习俗根本就不是天生的，即使我们做最小的改变，如搬到一栋新房子里去，就会发现这么基本的空间感觉竟然都要花时间去学习。我们过去认为理所当然的、天生就有的空间移动方式现在都得慢慢改变，因为我们要等大脑重组它自己。

■ 感官和知觉的可塑性

"知觉学习"是大脑对如何更敏锐地知觉事物的学习，如海上吉卜赛人的例子，在这个过程中会发展出新的地图和新的结构。知觉学习也有以可塑性为基础的大脑结构改变，我们在前面看到梅策尼希的 Fast ForWord 可以帮助有听觉分辨困难的孩子，其实就是帮助他们发展出更精致的大脑地图，使他们可以清楚地听到正常说话速度的语言。

过去我们都假设人类是通过每个人都有的知觉器官在吸收文化，但是知觉学习让我们看到这个假设并不完全正确。其实，文化决定了我们能知觉到和不能知觉到什么。

最早想到大脑可塑性可以改变我们对文化看法的人包括加拿大的认知心理学家梅林·唐纳德（Merlin Donald）。他在 2000 年提出文化会改变我们功能性的认知结构，他的意思是说，就像学习阅读和写字，心智功能要重新组合。我们现在知道心智功能要改变，生理结构也必须改变才可以。唐纳德认为复杂的文化活动，如文学和语言，改变了大脑的功能，但是我们最基本的大脑功能（如视觉和记忆）是没有改变的。"没有人认为文化会改变视觉的基本机制或基本的记忆容量，但是，文学的功能性结构不能改变就显然是不对的，语言的功能性结构不能改变可能也是不对的。"他说。

而几年以后，我们可以看到就算是视觉处理和记忆容量这些基本的大脑功能，在某种程度上也是有神经可塑性的。文化可以改变基础的大脑活动（如视知觉）是一个非常前卫的看法。尽管几乎所有社会科学家，如人类学家、社会学家、心理学家，都认为不同文化对世界的解释不同，但是大部分的科学家和外行人几千年来的假设，就像密歇根大学（University of Michigan）的社会心理学家理查德·尼斯贝特（Richard Nisbett）说的，"一个文化中的人和另一个文化中的人信仰不同，这些不同不可能来自他们有不同的认知历程，而一定是来自他们接触到不同层面的世界或接受了不同的教导。"20世纪中叶最著名的欧洲心理学家皮亚杰（Jean Piaget）以欧洲儿童为研究对象，发现每个人的知觉和推理在发展上的进度是一样的，而且这个历程是有普遍性的。没错，学者、旅行者及人类学家很早就观察到东方人（受到中国文化的影响）和西方人（受到希腊文化的影响），看东西的方式是不同的，但是科学家假设这个不同是来自对同样东西的解释不同，而不是在知觉器官和结构的微层次上有所不同。

例如，我们常说西方人用"分析"的态度来看事情，把所看到的东西分解成个别的零件，从零件的成分开始了解。东方人喜欢用整体的态度去看事情，强调部件之间的交互关系，他们看的是整体，不是零件。人们也说西方的分析法和东方的整体观可以反映在大脑的两个半球上，两者是平行的，左半球更倾向于序列性和分析性的处理，右半球则更倾向于同时性和整体性的处理。这些看待事情方法上的不同是因为解释上的不同，还是东方人和西方人看的事情本来就不同？

这个答案并不清楚，因为几乎所有的知觉研究都是西方学者用西方人做的，即大多数研究是用美国的大学生为受试者，直到尼斯贝特采用实验来比较美国、日本、中国、韩国的学生在知觉上有无不同。但他其实认为不论哪国人看事情的方式和推理方式都是相同的，所以并不情愿这样做。

在一个典型的实验中，尼斯贝特的日本学生增田（Take Masuda）

给日本和美国学生看 8 段鱼在水里游的动画。每一段动画都有一只主角鱼，或游得比较快，或体型比较大，或颜色比较鲜艳，它比其他一起游的鱼特殊，更引人注意。

当实验者要受试者描述刚刚看过的动画时，美国人会更多地描述主角鱼，日本学生则会注意到比较不显著、不突出的鱼，以及背景的岩石、植物和其他动物等，日本学生在这些方面的描述比美国学生多了 70%。然后实验者把这些物体单独抽出来给受试者看。美国人不管是否在原始的情境，都一样能辨认出这些物体；日本人是在原始的情境中辨识才比较好，他们看物体是和它的背景连在一起看的。尼斯贝特和增田同时也测量受试者的反应时间，看他们可以多快辨识出物体来。这个测验是想知道他们的视觉处理过程有无自动化。当物体被放在一个新的背景中时，日本人会犯错，美国人则不会。这些知觉的层面不是由我们的意识系统所控制的，它取决于受过训练的神经回路和大脑地图。

这些和其他类似的实验证实了东方人对整体的知觉性高，看东西时是看它和背景的关系或它和其他事情的关系，而西方人看事情是单独看。东方人看东西是从广角镜头看出去，而西方人是用窄但聚焦清楚的镜头来看。从我们对可塑性的了解可以知道如果用不同的方式来看事情，每天重复几百次的大量练习一定会改变跟它有关的神经网络。如果用高分辨率的扫描仪器在东西方人感觉和知觉东西时去扫描他们的大脑就可以解开这个问题了。

尼斯贝特团队后来的实验确认当人们改变文化时，他们是学习用新的方式去知觉。在美国住了好几年后的日本人看东西的方式开始跟美国人一样，所以，这种知觉上的差异很明显不是来自基因。
生活在美国的亚洲移民的孩子看事情的方式反映出两种文化，因为
他们在家里受到东方文化的影响，在学校受到西方文化的影响。他
们有时以整体的方式去处理信息，有时却聚焦到特别突出的物体上。
有一个研究显示在两个文化中长大的人在东方和西方的知觉中转换，
不停地改变他们的知觉方式。中国香港是处于英国和中国文化的影
响之下的，我们可以用实验的方法，给受试者看米老鼠或美国首都
的图片，诱发他偏向西方的知觉方式，用庙或龙的图片来诱发他偏
向东方的知觉方式。所以尼斯贝特和他的同事是第一个用实验的方
法显示"跨文化"知觉学习的科学家。

　　文化可以影响知觉学习的发展，因为知觉不是一件被动的事，
不是如一般人假设的那样从下而上（bottom up）的历程，不是当刺
激从外面世界接触我们的感官细胞时，感受体把这信号传到较高的
知觉中心而已。事实上，大脑的知觉是主动的，永远在调整它自
己。触觉需要行动，我们会用手指去滑过物体的表面以决定它的材
质和形状，视觉也是，一双静止不动的眼睛是不可能看到复杂的
东西的。我们的感觉皮质和运动皮质都在知觉上扮演着重要的角
色。神经科学家法尔（Manfred Fahle）和托马素·波吉奥（Tomaso
Poggio）已经用实验证明高层次的知觉会影响低层次大脑感官部分的
神经可塑性。

　　不同文化在知觉方式上的差异并不能证明一个知觉的行为会跟
下一个行为一样好，或是说在知觉上每件事都是差不多的。显然在

某些情境，我们需要比较窄的视角，有些情境则需要广角镜头、比较整体的看法。海上吉卜赛人用他们对海的经验及整体的知觉两者的组合来生存。他们对海洋的情景如此熟悉，当 2004 年 12 月 26 日海啸发生时，他们存活了下来（那次海啸重袭印度洋国家，死了 20 几万人）。他们看到海水不正常地退去，大象开始往高处爬，他们听到蝉突然不叫了。海上吉卜赛人开始告诉族人他们祖先传下来的有关吃人海浪的故事，告诉族人，吃人的海浪又来了。在现代科学还不知道怎么回事之前，他们纷纷弃舟上岸，往最高的山头爬。他们所做的只是把所有不寻常的事件放在一起来看，用一个非常大的广角镜来看整个事情，这个能力即使用东方的标准，也是很特殊的，受到分析科学方法论影响的现代西方人更加做不到。的确，当海啸发生时，缅甸的渔人也在海上，他们就没有存活下来。有人问一位海上吉卜赛人，缅甸的渔人也是一样熟悉海，为什么他们没有逃过此劫？

这个人回答："他们在看鱿鱼，他们没有在注视（look at）任何东西，所以他们什么都没有看（see）到，他们不知道该怎么注视。"[⊖]

■ 神经的可塑性与社会僵化

耶鲁大学（Yale University）的精神科医生及研究者魏克斯勒（Bruce Wexler）在他的《大脑与文化》（*Brain and Culture*）一书中认为当我们年纪大时神经的可塑性会相对减少这个事实，可以用来解

⊖　look和see在中文虽然都是看的意思，在英文中的意思不同，look是主
　　动搜寻，see是被动接受。——译者注

释很多社会现象。在童年时，大脑随时因外面世界塑造它自己，发展出神经心理的结构，这些结构中包括我们对世界的看法。这些结构形成我们知觉学习和信仰乃至复杂理念的神经基础。就像所有的可塑性现象，这些结构常在很早就被强化，假如一直重复的话，它就可以自我维持。

当我们年纪大了，可塑性下降时，要我们改变自己去适应外面的世界就越来越难了，即使我们愿意做，也常心有余而力不足。我们喜欢熟悉的刺激，我们去找有相同想法的人做朋友，研究显示我们倾向于忘记、忽略、不相信跟我们信念不合的证据，因为用不熟悉的方法去知觉或思考这个世界是很困难、很费精力的事。所以老年人就会保存他内在已有的结构，当内在的认知神经结构跟外在世界有不相符的地方时，他会想办法去改变世界。他开始去经营他的环境，去控制它，使它变得熟悉。但是这个过程常常使整个文化团体想把他们对世界其他文化的看法强加于别人头上，而因此变得暴力，尤其是在现代世界地球村的情况下，不同文化的人变成了邻居，加剧了这个问题。魏克斯勒的看法是：我们所见到的跨文化冲突其实是大脑可塑性下降的后果。

我们还可以加上一句，极权主义的政府有个直觉，即过了某个年龄，人就非常难改变了，这就是为什么极权主义政府要很早就开始用教条为小孩子洗脑。

魏克斯勒是说在我们年纪大时，可塑性会有相对的退减。但某些宗教团体用洗脑的方式让我们看到有时个人的自我概念在成人后仍然可以被改变，即使这个人并不愿意改变，他也没有办法，因为洗脑遵循了神经可塑性的规则。人们可以破坏也可以发展（或至少是外加）认知神经结构，假如能控制他们 100% 的日常生活行为的话，就可以用奖励、严厉惩罚及大量练习的方法来达到这个制约的目的，例如强迫他们每天大声重复或在心中复诵各种教条。有的时候，这个过程可以使他们"去学习"以前的心智结构，如弗里曼所见的。假如成人的大脑没有可塑性，这些不愉快的结果就不可能出现。

■ 媒体如何重新组织大脑

> 互联网只是现代人可以在上面进行几百万个"练习"的东西之一。1000年前的人绝对不可能想象这个东西的存在，我们的大脑已经被互联网大大地重新塑造过了。不过我们的大脑也受到阅读、电视、视频游戏机、现代电子仪器、现代音乐及现代工具的影响，而重新组织了。
>
> ——梅策尼希，2005年

我们讨论了为什么大脑的可塑性没有早一点被发现的几个原因，例如缺少观察的窗口、大脑功能区域特定论简化版的出现，但是还有一个原因我们没有看到，这个原因跟文化影响的大脑关系很大，就如同唐纳德所写的，几乎所有的神经科学家都把大脑看成一个孤立的器官，好像一个放在盒子里的东西。他们相信"心智存在于大脑，也完全在大脑中发展，它基本的结构是来自生物的规则（基因）"。行为主义者和很多生物学家都很支持这个看法。唯一反对这个看法的是发展心理学家，因为他们大致知道外在的影响可以伤害大脑的发展。

　　看电视是一个我们文化的签名活动，它与大脑问题有关。最近一项研究调查了 2 600 名刚会走路的婴儿，发现 1 ～ 3 岁时看电视的行为，与后来入学后的注意力缺失、冲动控制及纪律问题有关。刚会走路的婴儿每天看电视的时间每增加一小时，他们在 7 岁时有注意力缺失问题的概率就会多增加 10%。如心理学家尼葛（Joel T. Nigg）所说，这个实验中有些会影响看电视行为及以后注意力缺失之间相关的可能因素并没有完全被控制。我们可以说有注意力缺失孩子的父母更经常把孩子放在电视机前面，才是真正的原因。即便如此，这个实验结果还是很有参考价值，因为现在美国看电视的人口正在增加，应该再做实验厘清。调查发现美国两岁以下的儿童有 43% 每天看电视，有 1/4 的儿童房间里有电视，在电视普及化 20 年之后，小学老师开始注意到学生变得更加焦虑不安、坐不住，要他们上课注意听越来越困难。希利（Jane Healy）在她的书《遭受危险的心智》（*Endangered Mind*）中指出这些改变是孩子大脑可塑性改变的后果。当这些孩子进入大学后，教授抱怨必须把课程改得更简单才行。因为现在学生越来越喜欢视频剪辑（sound bites），而害怕任何长度的阅读。同时，这些问题被“分数膨胀”（grade inflation）所遮掩，又因学校推行教室计算机化而更加速恶化，这个计划使学校的注意力放到如何增加计算机的速度的容量，而忽略了增加学生注意力的广度和记忆的容量。哈佛精神科医生哈洛威尔（Edward Hallowell）是注意力缺失症（attention deficit disorder, ADD）的专家，他把这个毛病链接到电子媒体上，认为现代人口中的注意力缺失症的增加不是先天基因上的问题而是电子媒体的问题。罗伯森（Ian Robertson）和欧康奈（Redmond O'Connell）用大脑练习来治疗注意力缺失的孩子，效果似乎不错，我们有理由对治疗这个症状抱有希望。

大部分人认为媒体所制造的危险是来自媒体的内容。但是在 20 世纪 50 年代首先作媒体研究的马歇尔·麦克卢汉（Marshall McLuhan）曾经早在互联网被发明出来之前 20 年，就预测媒体会改变我们的大脑，不管它的内容是什么。他最有名的一句话是"媒体就是信息"（The medium is the message）。麦克卢汉认为每一个媒体都用它特殊的方式重新组织我们的大脑和心智，而重新组织的后果远比内容和信息的效果更严重和更具杀伤力。

卡内基梅隆大学（Carnegie Mellon University）的迈克尔（Erica Michael）和佳斯特（Marcel Just）做了一个大脑扫描的实验来看媒体是不是信息。他们知道大脑处理听跟读是在不同的区域，听和读有不同的理解中心。佳斯特说："大脑从读和听所建构的信息有所不同，其中的含义是媒体是信息的一部分。听一本有声书跟阅读那本书所留下的记忆是不同的，在收音机上听到新闻跟在报纸上读到同样一则新闻，虽然是同样的话，但处理的过程不同。"这个发现反驳了对理解的一般理论。一般理论认为大脑中有单一的理解中心来理解话语，不论信息是怎么进入大脑的（经由什么感官或什么媒介都没有关系），都会在同一地方，接受同样的处理。迈克尔和佳斯特的实验显示不同媒介会创造不同的感觉和意义的经验——我们可以再加上一句，在大脑中发展出不同的回路。

　　媒介的变化会导致我们个别感官平衡上的改变。增加某一些，就得牺牲另一些，麦克卢汉认为史前时代的人生活在一个听觉、视觉、触觉、嗅觉和味觉都自然平衡的情境里，文字的发明使史前时代的人从声音的世界转移到视觉的世界，因为他们从说话转移到阅读；打字和印刷加快了这个过程。现在电子媒体又把声音带回来了，从某些方面来说，重新恢复了原始的平衡。每一个新的媒介都会创造出一个独特的觉知形式，在这个形式里，有些感觉升级了，有些被降级了。麦克卢汉说："我们感官的比例改变了。"我们从帕斯科－里昂对受试者眼睛的研究知道感官的重组发生有多快了。

　　要说一个文化的媒介（如电视、收音机或互联网）改变了感官的平衡，并不表示它就是有害的。电视和其他电子媒介，如音乐录像带和电脑游戏，带来的坏处来自它们对注意力的影响。儿童和青少年坐在打架或打仗的电脑游戏前专注于大量的练习上，而且得到很多奖赏。像网络A片一样，视频游戏完全符合大脑可塑性地图改变的所有条件，伦敦哈默－史密斯医院（Hammer-smith Hospital）的研究团队设计了一款典型的电脑游戏，一部坦克车里面有个人会对敌人射击，同时躲避敌人的炮火。这个实验显示在玩这个游戏时，多巴胺会在大脑中大量分泌。多巴胺是奖赏的神经传导物质，会上瘾的药物也会引发多巴胺的分泌。对游戏上瘾的人有其他上瘾行为的所有症状：一停下来就渴望再打，忽略所有其他的活动，在电脑前就进入极乐境界，会否认或低估他们打游戏的时间。

　　电视、音乐录像带和视频游戏都是用电视技术展开一个比真实生活更快速的虚拟世界，而且现在的游戏越来越快，这使得人们发展出对高速的胃口。电视媒体的呈现形式如剪接、放大、移动拍摄、缩小俯视和突然出现的噪声改变了大脑，因为它活化了巴甫洛夫所谓的"定位反应"（orienting response）。当我们感觉到身旁的世界突然改变，尤其是突然的动作，我们会本能地停止原来在做的事，将注意力转到会动的东西上面。定位反应会进化出来最主要的原因是我们的祖先既是猎食者，也是猎物，必须对可能是危险的环境作出立即的反应，也需要对提供食物或性的机会作出立即的反应。这个反应是生理上的，会有 4 ～ 6 秒的心跳速率降低的情形。电视会引发这种反应，而且比我们在日常生活中所体验到的快很多，这是为什么我们的眼睛会一直盯着电视屏幕看，移不开，即使在跟别人说话也是一样。这也是为什么人们看电视的时间会比原先计划的时间长。因为音乐录像带、连续镜头及电视的广告每一秒都引发定位反应，因此看它们会使我们持续不断地在定位反应之中，没有机会休息。难怪人们觉得看完电视后更累了。然而，我们已经习得了对它的胃口，觉得比较慢的改变很无聊，我们付出的代价是觉得阅读、深度的谈话和聆听演讲都变得更困难了。

麦克卢汉的洞见是他看到了传播媒体既扩大又向内破坏我们的大脑地图。他的第一个媒体法则是所有媒体都是人各个层面的延伸：当我们用纸和笔去记录我们的思想时，写作延伸了我们的记忆；车子延伸了我们的脚；衣服延伸了我们的皮肤；电子媒体延伸了我们的神经系统（电报、收音机、电话延伸了我们的耳朵；电视台的摄影镜头延伸了我们的眼睛；电脑延伸了我们中央神经系统的处理能力）。他认为这些延伸我们神经系统的过程同时也改变了它。

　　媒体向内进入我们、影响我们的大脑这件事是比较不明显的，但是我们已经看到很多例子了，当梅策尼希和他的同事设计耳蜗移植时，他是把声音译成电流的脉冲，通过这个媒介，病人的大脑重新组织它自己，使它可以听得见这些神经脉冲。

　　Fast ForWord 也是一个媒介，就像收音机或双向互动的计算机游戏一样，它转换语言、声音、影像并在这过程中快速地重组大脑。当巴赫－利塔把摄影机接到盲人身上时，盲人可以看到形状、面孔和方向角度，他显示神经系统可以变成一个更大的电子系统。所有的电子仪器都重新组织了大脑。在电脑上打字的人常不知道该怎么用手写字或口述，因为他们的大脑不是设定来将思想转换成快速手写文字，或转换成快速的口语。当电脑崩溃了，人们也会有些许精神崩溃（nervous-breakdown），他们说："我觉得我要发疯了"（I fell like I have lost my mind）。那是有几分真实性在内的。当我们用电子媒介时，我们的神经系统向外延伸，而媒介向内延伸。

　　电子媒体在改变神经系统上非常有效率，因为两者都以相同的方式工作，而且基本上是兼容的，所以很容易联结。两者都包含实时的转换，将电子信号转译形成联结。因为我们的神经系统有可塑性，可以改变，它可以利用这个兼容性与电子媒体结合在一起，变成一个单一的、更大的系统。的确，这个系统的本性就是要产生联结，不论它是生物的还是人造的系统。我们的神经系统是一个内在的媒介，从身体的一个部位传递信息到另一个部位去，它进化来为我们这样的多细胞生物做电子媒介为人类所做的事，即将不同的部位连在一起。麦克卢汉用玩笑的方式来表达这个神经系统的电子延伸。他说："现在人类开始把他的大脑放在脑壳外面，把他的神经放在皮肤外面。今天，在 100 年的电子科技之后，我们把中央神经系统延伸到整个地球，就我们星球来说，已废弃了时间和空间的概念。"空间和时间被废弃是因为电子媒介可以立即联结到很远的地方，产生我们所谓的"地球村"。这种延伸能够发生是因为我们有可塑性的大脑可以把它自己和电子系统整合起来成为一个系统。

附录 B

可塑性和理念的进步

大脑有可塑性的想法在以前就曾出现过，只不过像闪电一样，马上又消失了。虽然它到现在才被主流科学接受是一个事实，但其早期的出现的确留下过痕迹，使后人比较容易接受这个观念，即使每一个神经可塑性专家都从他的同事那里遭受到巨大的反对力量。

最早在 1762 年，瑞士的哲学家让－雅克·卢梭（Jean-Jacques Rousseau）就不赞成当时对大自然的机械看法，他认为大自然是活的、有历史的、依时间而改变的。我们的神经系统也不是机械，也是活的，也会改变。在他的书《爱弥儿》（*Émile, or On Education*）（它是世界上第一本详细的儿童发展的书）中，他提出"大脑的组织"会受到我们经验的影响，我们需要"训练"我们的感官和心智能力就像我们训练肌肉一样，卢梭认为即使我们的情绪和热情也是很早在童年就学习了。许多我们认为是固定的人性其实是可以改变的，而这个可塑性正是人格特质的定义，所以他相信教育和文化可以转变一个人。他写道："要了解一个人，去看其他的人（因为物以类聚），要了解人类，去看动物（因为人是从动物演化而来的）。"当他比较人类和其他动物时，他看到他所谓的人类的尽善尽美性（perfectibility）（这使得这个字的法文 perfectibilité 变成流行的词）可以用来形容某个特定的人类可塑性，这个可塑性使我们与动物区分开来。动物出生几个月之后，大部分的身体器官都长好了，以后一辈子都是这个样子，但是人类一辈子都在改变，因为人有变得完美的能力。

他认为是我们的尽善尽美性使我们发展出不同的心智器官，并且改变既存心智器官之间的平衡。但是这可能也会变成问题，因为它中断了我们感官之间的自然平衡。因为我们的大脑对经验非常敏感，它也很容易受到经验的伤害。像玛丽亚·蒙台梭利（Maria Montessori）那样强调感官教育的幼儿学校就是源自卢梭的观察。他也是麦克卢汉的前辈，麦克卢汉在几百年之后，认为某些媒体和科技会改变感官之间的平衡和比例。当我们说实时的电子媒介、电视、音响，创造出超级紧张、挂满了电线、注意力很短的人时，我们用的就是卢梭的语言，我们在讲一个新的环境问题，这个环境干扰我们的认知。卢梭也很关心我们感官之间的平衡，我们的想象力会被错误的经验种类所干扰。

1783 年，查尔斯·邦纳（Charles Bonnet, 1720—1793）这位近代

的卢梭，他在很多地方跟卢梭很像，也是瑞士的哲学家、自然学家，对卢梭的作品都很熟悉。他写信给意大利科学家马拉卡尼（Michele Vincenzo Malacarne, 1744—1816），提出神经组织对训练的反应可能就像肌肉一样。马拉卡尼用实验去测试邦纳的理论，他将同一窝的鸟分开抚养，一半在很丰富刺激的环境中养大，每天都接受训练，另一半不接受任何训练，这样过了好几年，然后把鸟杀死，比较它们大脑的大小。他发现接受训练的鸟，脑比较大，尤其在小脑的地方，这表示丰富的环境和训练可以影响发育中的脑。他也对狗做了同样的实验，结果也是一样。马拉卡尼的研究成果被人忘记了，直到罗森威格等人在 20 世纪重做这个实验，他的名字才再度被人提起，才给了他应有的荣耀。

■ 尽善尽美性：利弊参半

卢梭死于 1778 年，虽然他未能亲眼看到马拉卡尼的实验结果，但他有超人的能力去预测尽善尽美性对人类的意义。他提供了希望，但不全然是福气。因为虽然我们可以改变，但我们却不知道哪些是天生的，哪些是后天文化所习得的。因为我们可以改变，所以我们会被文化和社会过度塑造，假如我们从本性漂流太远，就会变得与自己疏离。

当我们因人性可以改善而浸淫在快乐的气氛中时，人可以变得完美的这个想法捅了道德问题的马蜂窝。

早期的思想家，如亚里士多德，并没有说到大脑的可塑性，而认为人有一个完美的心智发展。我们的心智和情绪官能是大自然所提供的，一个健康的心智发展是靠使用这些官能并使它们趋向完美来实现的。卢梭了解假如人类的心智、情绪生活及大脑是可改变的，那么我们就无法确定正常的或完美的心智发展是什么样的，应该会有许多不同的发展种类。尽善尽美性表示我们不再确定使自己完美是什么意思，卢梭了解到这个道德上的问题，他选用"尽善尽美性"其实是有讽刺的意思。

■ 从尽善尽美性到进步的理念

任何我们对大脑了解的改变都会影响我们如何了解人性，在卢梭之后，"尽善尽美性"这个词很快就跟进步联结在一起。法国哲学家和数学家康多塞（Condorcet, 1743—1794），也是法国大革命主要的参与者，他认为人类的历史就是追求完美的历程，他写道："大自然并没有对人类的器官下任何定义……人的追求完美是永无止境的，人追求完美的进步除了地球寿命之外，也没有任何的上限。"人性不停地在改善，不论在智慧还是道德上皆如此。人不应该划地自限，而不去追求可能的完美（这个看法比起追求终极的完美比较不那么有野心，但是仍然充满了纯真无邪乌托邦式的理想）。"

这个进步和追求完美的理念通过托马斯·杰斐逊（Thomas Jefferson）带进美国，杰斐逊是经由富兰克林（Benjamin Franklin）的介绍而认识康多塞的，在美国的开国元勋中，杰斐逊是最接受这个思想的人。他写道："我是人性本善支持者之一……我认为康多塞的心智是可以完美到我们不能想象的地步。"并不是所有的开国元勋都同意杰斐逊的话，但是1830年，法国的历史学家亚历西斯·托克维尔（Alexis de Tocqueville）访问美国时，很惊讶美国跟其他国家不一样，"相信人有无止境的改善能力"。科学和政治的进步，加上认为人有很大的可塑性，使得美国人热衷于自我改进、自我转型、自我帮助的书籍，同时也对问题解决有着热忱。

虽然这一切听起来非常光明有前途，但是在理论上人类可以无止境地改善自己，在执行上却有它黑暗的一面。一些乌托邦支持者满怀着人是可以被改善的信仰，见到了一个不完美的社会，就去责怪其他人是挡住进步的绊脚石，于是恐怖政治就开始了。我们在临床上也要小心，当我们在谈大脑的可塑性时，不要去责怪那些无法改变的人。虽然神经可塑性告诉我们大脑比我们想象的更有可塑性，但从有可塑性到完美还有很大的落差，这会让病人有错误的期待而造成危险。可塑性的悖论是，可塑性也是许多僵硬、固化、不可改变行为的原因，这些行为甚至到了病态的地步。当现在可塑性变成我们注意的焦点时，我们应该要记住，它有好的一面又有坏的一面——有弹性又僵化，易受伤害又出乎意料的随机应变，能自我修复。

经济学家索威尔（Thomas Sowell）说，当"尽善尽美性"这个词在几百年中逐渐褪色时，它的核心观念仍然存在，直到现在都一样。这个"人非常有可塑性"的观念还是目前许多思想家的核心观念。索威尔的研究《看法的冲突》（A Conflict of Visions）显示，西方主要的政治哲学可以从支持还是反对人有可塑性这个观念以及认为人性受限多还是少来分类。通常右翼或保守派的思想家如亚当·斯密（Adam Smith）或柏克（Edmund Burke）是赞成人性是有限制的，而左翼或自由派的学者如康多塞或戈德温（William Godwin）则认为人性的限制比较少。有的时候，保守派有比较有弹性的看法，而自由派有比较限制性的看法，如最近好几个保守派的人主张性别取向是后天的、有选择性的，是可以用意志力或经验去改变的，是可塑性的现象，而自由派的人说它是天生设定的，是人性不可改变的部分。还有一些人对人是否可改变、可变得完美、可一直不停地进步有着正反混合的看法。

　　仔细研究神经的可塑性及可塑性的悖论，我们现在知道人类大脑的可塑性对人性有着限制和不限制两种效应。所以，虽然两方的政治思想跟不同年龄、不同思想家对人类可塑性的态度有关，假如我们仔细去思考现代的人类可塑性，我们就会发现可塑性实在是太复杂、太精细的事，无法刀切豆腐两面光去支持人性是有限制或没有限制的看法，因为事实上，它跟人类的僵化和弹性都有关系，就看你怎么去栽培、耕耘它了。

习惯与改变

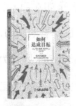

《如何达成目标》

作者：[美]海蒂·格兰特·霍尔沃森 译者：王正林

社会心理学家海蒂·霍尔沃森又一力作，郝景芳、姬十三、阳志平、彭小六、邻三月、战隼、章鱼读书、远读重洋推荐，精选数百个国际心理学研究案例，手把手教你克服拖延，提升自制力，高效达成目标

《坚毅：培养热情、毅力和设立目标的实用方法》

作者：[美]卡洛琳·亚当斯·米勒 译者：王正林

你与获得成功之间还差一本《坚毅》；《刻意练习》的伴侣与实操手册；坚毅让你拒绝平庸，勇敢地跨出舒适区，不再犹豫和恐惧

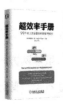

《超效率手册：99个史上更全面的时间管理技巧》

作者：[加]斯科特·扬 译者：李云

经营着世界访问量巨大的学习类博客
1年学习MIT4年33门课程
继《如何高效学习》之后，作者应万千网友留言要求而创作
超全面效率提升手册

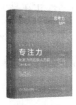

《专注力：化繁为简的惊人力量（原书第2版）》

作者：[美]于尔根·沃尔夫 译者：朱曼

写给"被催一族"简明的自我管理书！即刻将注意力集中于你重要的目标。生命有限，不要将时间浪费在重复他人的生活上，活出心底真正渴望的人生

《驯服你的脑中野兽：提高专注力的45个超实用技巧》

作者：[日]铃木祐 译者：孙颖

你正被缺乏专注力、学习工作低效率所困扰吗？其根源在于我们脑中藏着一头好动的"野兽"。45个实用方法，唤醒你沉睡的专注力，激发400%工作效能

更多>>>

《深度转变：让改变真正发生的7种语言》作者：[美]罗伯特·凯根 等 译者：吴瑞林 等
《早起魔法》作者：[美]杰夫·桑德斯 译者：雍寅
《如何改变习惯：手把手教你用30天计划法改变95%的习惯》作者：[加]斯科特·扬 译者：田岚

理 性 决 策

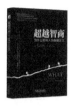

《超越智商：为什么聪明人也会做蠢事》
作者：[加] 基思·斯坦诺维奇 译者：张斌

如果说《思考，快与慢》让你发现自己思维的非理性，那么《超越智商》将告诉你提升理性的方法
诺贝尔奖获得者、《思考，快与慢》作者丹尼尔·卡尼曼强烈推荐

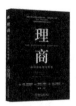

《理商：如何评估理性思维》
作者：[加] 基思·斯坦诺维奇 等 译者：肖玮 等

《超越智商》作者基思·斯坦诺维奇新作，诺贝尔奖得主丹尼尔·卡尼曼力荐！
介绍了一种有开创意义的理性评估工具——理性思维综合评估测验。
颠覆传统智商观念，引领人类迈入理性时代

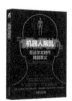

《机器人叛乱：在达尔文时代找到意义》
作者：[加] 基思·斯坦诺维奇 译者：吴宝沛

你是载体，是机器人，是不朽的基因和肮脏的模因复制自身的工具。
如果《自私的基因》击碎了你的心和尊严，《机器人叛乱》将帮你找回自身存在的价值和意义。
美国心理学会终身成就奖获得者基思·斯坦诺维奇经典作品。用认知科学和决策科学铸成一把理性思维之剑，引领全人类，开启一场反抗基因和模因的叛乱

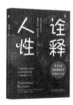

《诠释人性：如何用自然科学理解生命、爱与关系》
作者：[英] 卡米拉·庞 译者：姜帆

荣获第33届英国皇家学会科学图书大奖；一本脑洞大开的生活指南；带你用自然科学理解自身的决策和行为、关系和冲突等难题

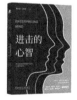

《进击的心智：优化思维和明智行动的心理学新知》
作者：魏知超 王晓微

如何在信息不完备时做出高明的决策？如何用游戏思维激发学习动力？如何通过科学睡眠等手段提升学习能力？升级大脑程序，获得心理学新知，阳志平、陈海贤、陈章鱼、吴宝沛、周欣悦、高地清风诚挚推荐

更多>>> 《决策的艺术》 作者：[美] 约翰·S. 哈蒙德 等 译者：王正林

脑与认知

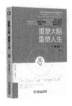

《重塑大脑，重塑人生》

作者：[美] 诺曼·道伊奇 译者：洪兰

神经可塑性领域的经典科普作品，讲述该领域科学家及患者有趣迷人的奇迹故事。

作者是四次获得加拿大国家杂志写作金奖、奥利弗·萨克斯之后最会讲故事的科学作家道伊奇博士。

果壳网创始人姬十三强力推荐，《最强大脑》科学评审魏坤琳、安人心智董事长阳志平倾情作序

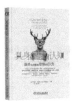

《具身认知：身体如何影响思维和行为》

作者：[美] 西恩·贝洛克 译者：李盼

还以为是头脑在操纵身体？原来，你的身体也对头脑有巨大影响！这就是有趣又有用的"具身认知"！

一流脑科学专家、芝加哥大学心理学系教授西恩·贝洛克教你全面开发使用自己的身体和周围环境。

提升思维、促进学习、改善记忆、激发创造力、改善情绪、做出更好决策、理解他人、帮助孩子开发大脑

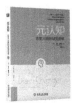

《元认知：改变大脑的顽固思维》

作者：[美] 大卫·迪绍夫 译者：陈舒

元认知是一种人类独有的思维能力，帮助你从问题中抽离出来，以旁观者的角度重新审视事件本身，问题往往迎刃而解。

每个人的元认知能力也是不同的，这影响了学习效率、人际关系、工作成绩等。

通过本书中提供的心理学知识和自助技巧，你可以获得高水平的元认知能力

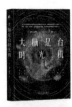

《大脑是台时光机》

作者：[美] 迪恩·博南诺 译者：阎佳

关于时间感知的脑洞大开之作，横跨神经科学、心理学、哲学、数学、物理、生物等领域，打开你对世界的崭新认知。神经现实、酷炫脑、远读重洋、科幻世界、未来事务管理局、赛凡科幻空间、国家天文台屈艳博士联袂推荐

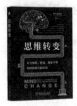

《思维转变：社交网络、游戏、搜索引擎如何影响大脑认知》

作者：[英] 苏珊·格林菲尔德 译者：张璐

数字技术如何影响我们的大脑和心智？怎样才能驾驭它们，而非成为它们的奴隶？很少有人能够像本书作者一样，从神经科学家的视角出发，给出一份兼具科学和智慧洞见的答案

更多>>>

《潜入大脑：认知与思维升级的100个奥秘》 作者：[英] 汤姆·斯塔福德 等 译者：陈能顺
《上脑与下脑：找到你的认知模式》 作者：[美] 斯蒂芬·M.科斯林 等 译者：方一云
《唤醒大脑：神经可塑性如何帮助大脑自我疗愈》 作者：[美] 诺曼·道伊奇 译者：阎佳